Rheumatologie für die Praxis

Rheumatologie für die Praxis

H. J. Albrecht
Chefarzt der Rheumaklinik Oberammergau

Mitarbeiter:
Jutta Ernst, Volkert Gazert, Gerhard Richter, Christl Rücker,
Hanne Seiler, Michael Thiel, Renate Wenig, Wolfram Wenig

2., unveränderte Auflage, 1979
Mit 104 Abbildungen und 8 Tabellen

S. Karger · Basel · München · Paris · London · New York · Sydney

Für die Überlassung von Bildmaterial danke ich Herrn Dr. med. *Bruhin,* Chefarzt der Rheumatologischen Abteilung, Kantonsspital Aarau/Schweiz (Abb. 16) – Herrn Professor Dr. med. *U. Gerlach,* Medizinische Universitätsklinik Münster/Westf. (Abb. 52, 53) – Herrn Professor Dr. med. *H. Krayenbühl,* Neurochirurgische Universitätsklinik, Kantonsspital Zürich (Abb. 32 aus Folia medica, Geigy, Basel 1955) – Herrn Professor Dr. med. *W. Müller,* Vorsteher der Rheumatologischen Universitätsklinik, Felix Platter-Spital, Basel (Abb. 30) – Herrn Professor Dr. med. *M. Mumenthaler,* Direktor der Neurologischen Universitätsklinik, Insel-Spital, Bern (Abb. 32 aus Mumenthaler, Schliack: Läsionen peripherer Nerven) – Herrn Professor Dr. med. *F. Schilling,* Mainz (Abb. 29) – Herrn Professor Dr. med. *F. Wagenhäuser,* Leitender Arzt der Universitäts-Rheumaklinik und Institut für physikalische Therapie, Kantonsspital Zürich (Abb. 101, 102).

Für die Durchsicht des kardiologischen Abschnittes im Kapitel „Rheumatisches Fieber" danke ich Herrn Professor Dr. med. *M. von Lutterotti,* Chefarzt der Inneren Abteilung des Loretto-Krankenhauses, Freiburg im Breisgau.

Die Titelbildaufnahme wie auch manche der im Innern des Buches abgedruckten Röntgenbilder, vor allem der peripheren Gelenke, wurden mit Hilfe der Weichstrahltechnik gewonnen, wie sie in der Rheumaklinik Oberammergau auch für die Darstellung von entzündlichen und degenerativen Veränderungen an den peripheren gelenkbildenden Knochenanteilen verwendet wird.

1. Auflage 1975

Alle Rechte vorbehalten.
Ohne schriftliche Genehmigung des Verlags dürfen diese Publikation oder Teile daraus nicht in andere Sprachen übersetzt oder in irgendeiner Form mit mechanischen oder elektronischen Mitteln (einschliesslich Fotokopie, Tonaufnahme und Mikrokopie) reproduziert oder auf einem Datenträger oder einem Computersystem gespeichert werden.

© Copyright 1979 by S. Karger AG, 4011 Basel (Schweiz), Arnold-Böcklinstrasse 25
Printed in Germany by Sellier Druck GmbH, Freising
Gestaltung: Volkmar Kötter, Lörrach
ISBN 3-8055-3047-1

Geleitwort

Die Rheumatologie hat in den letzten Jahren ein zunehmendes Interesse gefunden. Die Impulse dazu gehen einmal von der Grundlagenforschung aus, die wichtige neue Erkenntnisse über die Pathogenese der rheumatischen Entzündung erbracht hat. Das zunehmende Allgemeininteresse an den rheumatischen Erkrankungen beruht aber vor allen Dingen darauf, daß die große sozialmedizinische Bedeutung dieser Erkrankungen mehr in das Bewußtsein der Öffentlichkeit und der verantwortlichen Politiker getreten ist.

Die Rheumakranken stellen einen nicht unerheblichen Teil in der Sprechstunde des praktischen Arztes dar, auf sie entfallen mehr als 10 Millionen Arbeitsunfähigkeitstage im Jahr, und sie beanspruchen mehr Heilbehandlungen als zum Beispiel Patienten mit Herz- und Gefäßkrankheiten.

Die chronische Polyarthritis und ihre Sonderformen stehen unter den entzündlich rheumatischen Erkrankungen weitaus an erster Stelle. Forschungen der letzten Jahre haben sie als Erkrankung des gesamten Bindegewebes, des Mesenchymsystems, charakterisiert. Ätiologie und Pathogenese sind trotz hoffnungsvoller Ansätze besonders hinsichtlich der Bedeutung der Bindegewebszellreaktion und der immunologischen Prozesse bisher noch nicht befriedigend geklärt. Diagnose und vor allen Dingen die Frühdiagnose der chronischen Polyarthritis sind deshalb immer noch in erster Linie eine echte klinische Aufgabe. Kenntnisse, Erfahrungen und Spürsinn des praktisch tätigen Arztes sind dazu ganz besonders vonnöten. Es ist deshalb so begrüßenswert, daß mit dem vorliegenden Buch mein ehemaliger Mitarbeiter *Albrecht* in hervorragender Weise die Darstellung der chronischen Polyarthritis gerade auf die Belange und Möglichkeiten des praktischen Arztes ausgerichtet hat. Herr *Albrecht* hat durch seine Tätigkeit an der Medizinischen Universitätsklinik und Poliklinik Münster eine hervorragende allgemein-internistische Ausbildung genossen, sich hier bereits in besonderem Ausmaß für rheumatische Probleme interessiert und an der Bindegewebsforschung in unserem Arbeitskreis lebhaften Anteil genommen. Als Chefarzt der Rheumaklinik Oberammergau hat er, täglich mit Problemen rheumatischer Erkrankungen konfrontiert, große Erfahrung in der Diagnostik und der Behandlung dieser wichtigen Volkskrankheit gewonnen.

Man kann nur hoffen, daß das vorliegende Werk einem großen Kreis von praktisch tätigen Ärzten zugänglich gemacht wird.

Münster, im Dezember 1974 *Prof. Dr. W. H. Hauss*

Vorwort

Die große Zahl rheumakranker Patienten erfordert ärztliche und sozialmedizinische Maßnahmen.

Dringendes ärztliches Gebot bleibt die Früherkennung und Frühbehandlung.

Mit der vorliegenden Broschüre soll dem niedergelassenen Arzt eine Übersicht über Diagnose, Differentialdiagnose und Therapie der häufigsten rheumatologischen Krankheitsbilder des Erwachsenenalters, soweit sie in seinen Aufgabenbereich fallen, gegeben werden.

Inhalt und Einteilung dieser Broschüre wurden dabei auf die Praxis abgestellt. Auf einen Klassifikationsversuch rheumatologischer Erkrankungen wurde bewußt verzichtet. Häufige, für die Praxis wichtige Krankheitsbilder wurden gegenüber selteneren in den Vordergrund gerückt. Besonderes Gewicht wurde auf die Darstellung der Frühdiagnose gelegt, nicht zuletzt auch in der Auswahl des Bildmaterials. Die Therapie wurde vor allem im Hinblick auf die Aufgaben des niedergelassenen Arztes dargestellt. Auf therapeutische Maßnahmen, die der Klinik vorbehalten sind, zu denen auch die neueren operativen Verfahren gehören, wurde nur hingewiesen.

Um den etwas strapazierten Rheumabegriff nicht noch mehr auszuweiten, wurden internmedizinische Krankheiten, die mit rheumatischen Beschwerden einhergehen können, nicht in diese Besprechung aufgenommen, sondern allenfalls in differentialdiagnostischen Kapiteln gestreift.

Meinen obengenannten Mitarbeitern, ohne die diese Arbeit nicht zustandegekommen wäre, gilt mein Dank ebenso wie den zahlreichen ungenannten, die mir durch Erstellung des Bildmaterials, Schreib- und Korrekturarbeit behilflich waren.

Die sozialmedizinischen Maßnahmen werden – dem Beispiel einiger anderer Länder folgend – nun auch in der Bundesrepublik Deutschland von der Deutschen Rheumaliga wahrgenommen. Ihre Arbeit bedarf der Mithilfe des niedergelassenen Arztes, zu der diese Broschüre vielleicht auch einen Beitrag leisten kann.

Oberammergau, November 1974 *H. J. Albrecht*

Inhalt

Chronische Polyarthritis und Sonderformen 1

Arthropathia psoriatica 73

REITER-Syndrom 81

Morb. Bechterew
Spondylitis ankylopoetica 83

Kollagenkrankheiten (Kollagenosen) 107
    Lupus erythematodes disseminatus 108
    Progressive Sklerodermie 114
    Polymyositis und Dermatomyositis 119
    Panarteriitis nodosa 122

Rheumatisches Fieber 127

Gicht 139

Chondrocalcinose 159

Arthrosen 163
    Gonarthrose 174
    Coxarthrose 185
    Polyarthrose 209

Wirbelsäulen-Syndrome 221
    Lumbalsyndrome 226
    Thoracalsyndrom 233
    Zervicalsyndrome 234
    Spondylosis hyperostotica 243

Morb. Forrestier
Extraartikulärer Rheumatismus 251
    Tendopathien 253
    Periphere Kompressionssyndrome 257
    Bursopathien 258
    Periarthropathia humeroscapularis 259
    Schulter-Hand-Syndrom 266
    Periarthropathia coxae 266
    Sternocostale Syndrome 267
    Pannikulose 268
    Funktionelle Myopathien 270
    Polymyalgia rheumatica 272

Stoffgruppenverzeichnis 275

Index 281

Chronische Polyarthritis und Sonderformen

Synonyma

Primär chronische Polyarthritis
Progredient chronische Polyarthritis
Rheumatoide Arthritis
Rheumatoid arthritis

Eine Darstellung der chronischen Polyarthritis muß über die Beschreibung des klassischen Krankheitsbildes hinaus das Wissen um die vielfachen Varianten und Sonderformen, vor allem aber die Kenntnis der Frühstadien vermitteln. Nur so können Vorbedingungen für einen frühzeitigen und somit um so wirkungsvolleren Einsatz der Basistherapie geschaffen werden.

Definition

Die chronische Polyarthritis ist die häufigste und bekannteste entzündliche Erkrankung des rheumatischen Formenkreises. Sie stellt eine Allgemeinerkrankung auf dem Boden einer Systemaffektion des Bindegewebes dar. Vorwiegende Manifestationsorte der klassischen Form sind die peripheren Finger- und Vorfußgelenke. Diese werden symmetrisch befallen, wobei es zu Destruktionen derselben und zu charakteristischen Fehlstellungen mit daraus resultierenden Funktionsbehinderungen kommen kann. Die Krankheit verläuft chronisch mit Schüben und zeigt im allgemeinen Progredienz.

Häufigkeit und Vorkommen

Die chronische Polyarthritis kommt ubiquitär vor, lediglich scheint sie in feuchten, kühlen Klimazonen vermehrt aufzutreten.

Über die Häufigkeit der chronischen Polyarthritis innerhalb der Gesamtbevölkerung liegen unterschiedliche Zahlenangaben vor. Sie differieren in den einzelnen Ländern stark und können für Deutschland derzeit noch nicht verbindlich gemacht werden. Holländischen und englischen Statistiken zufolge kann mit einer Häufigkeit der Erkrankung in der Gesamtpopulation von 0,5–1% gerechnet werden.

Unter den entzündlich-rheumatischen Erkrankungen steht die chronische Polyarthritis zahlenmäßig an erster Stelle.

Sie kann in jedem Alter auftreten, bevorzugt zwischen dem 20. und 55., mit einem Häufigkeitsgipfel um das 40. Lebensjahr.

Das weibliche Geschlecht wird vorwiegend und zwar dreimal so häufig wie das männliche Geschlecht befallen. Diese Geschlechtsbevorzugung nimmt mit zunehmendem Alter ab.

Chronische Polyarthritis

Tabelle 1
Klassifikation der c.P. nach Stadien des Krankheitsprozesses
(American Rheumatism Association, nach *Steinbrocker* und Mitarb. 1949)

Stadium	Röntgenbefund	Muskelatrophie	Extraartikuläre Veränderungen (subkut. Knoten) Tendovaginitis	Gelenk-deformation	Ankylose
I	Osteoporose (keine destrukt. Veränderungen)	–	–	–	–
II	Osteoporose (evtl. geringe Destruktion des Knorpels oder subchondr. Knochens)	Umgebung	evtl. vorhanden	–	–
III	Osteoporose, Knorpel- und Knochendestruktion	ausgeprägt	evtl. vorhanden	Subluxation, ulnare Deviation, Hyperextension	–
IV	wie III, mit knöcherner Ankylose	ausgeprägt	evtl. vorhanden	wie III	fibröse oder knöcherne Ankylose

Tabelle 2
Beurteilung der Prozeßaktivität nach *Voit* und *Gamp*

Aktivitäts-grad	Allgemein-symptome (Gewichts-abnahme, evtl. Fieber)	Entwicklung des rheumatischen Prozesses	Entzündliche Gelenksymptome (irreversible Folgezustände bleiben außer Betracht)	Blutsenkungs-geschwindigkeit	Röntgenbefunde
1 inaktiv	–	keine neuen Gelenke betroffen, keine neuen extraarti-kulären Mani-festationen	keine entzünd-lichen Gelenk-symptome	meist 10–20 mm oder weniger	keine Zunahme der Röntgen-symptome
2 wenig aktiv	–	wie 1	nur geringe entzündliche Gelenksymptome	meist 20–60 mm	evtl. Zunahme der Röntgen-symptome
3 mäßig aktiv	gering	evtl. weitere Ausdehnung des Prozesses	mäßig starke entzündliche Veränderungen in einigen Gelenken	meist 20–60 mm	
4 hochaktiv	ausgeprägt	Ausdehnung auf weitere Gelenke, neue extraartikuläre Mani-festationen	ausgeprägte entzündliche Veränderungen in vielen Gelenken	meist 60–80 mm und höher	Zunahme der Röntgen-symptome

Klinik

Das voll ausgeprägte Bild der chronischen Polyarthritis mit den typischen Gelenkdeformierungen ist ohne weiteres erkennbar (Abb. 1). Diagnostische Schwierigkeiten können dagegen die Initialstadien der Erkrankung mit ihren mannigfaltigen Erscheinungsformen, atypische Verläufe sowie Sonder- und Übergangsformen bereiten. Die Frühdiagnose ist aber in therapeutischer Hinsicht bedeutungsvoll.

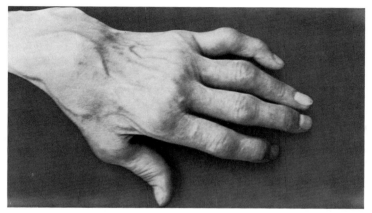

Abb. 1. Typische Fingergelenksdeformierungen bei Polyarthritis im Spätstadium

Stadieneinteilung

Mehrfach sind Stadieneinteilungen nach verschiedenen Prinzipien durchgeführt worden. Solche Einteilungen dürfen nicht allzu schematisch betrachtet werden. Die Übergänge sind oft fließend. Verschiedene Gelenke können unterschiedlichen Stadien entsprechende Veränderungen aufweisen. Auch muß die chronische Polyarthritis keineswegs schicksalsmäßig alle beschriebenen Stadien durchlaufen. Sie kann unter einer wirkungsvollen Basistherapie oder auch spontan ihre Progredienz verlieren. Eine der ersten Stadieneinteilungen erfolgte durch *Steinbrocker*. Diese basiert auf klinischen und röntgenologischen Kriterien (Tabelle 1).

Neben diesem Einteilungsprinzip nach dem Krankheitsstadium ist in gleicher Weise ein Schema zur Festlegung der aktuellen Krankheitsaktivität für die therapeutischen Konsequenzen äußerst wichtig. In den angloamerikanischen Ländern benützt man hierfür den *Lansbury*-Index, im deutschen Sprachraum dagegen das Bewertungsschema nach *Voit* und *Gamp*. Dieses beurteilt die Aktivität nach klinischen, röntgenologischen und laborchemischen Kriterien (Tabelle 2).

Die folgende Einteilung der klassischen chronischen Polyarthritis lehnt sich an die von *Steinbrocker* an. Eine Frühphase mit mehr oder weniger charakteristischen Prodromi geht den eigentlichen Stadien voraus.

Prodromalstadium

Noch vor dem Auftreten der ersten Gelenkschwellungen kann das Allgemeinbefinden des Patienten schon erheblich beeinträchtigt sein. Als allgemeine Prodromi sind rasche Ermüdbarkeit, vermehrte Schweißneigung, subfebrile Temperaturen, Gewichtsverlust und Appetitlosigkeit bekannt. Neben diesen uncharakteristischen Symptomen, die als Zeichen einer Allgemeinerkrankung zu bewerten sind, treten frühzeitig auch spezifische Symptome auf, die auf eine chronische Polyarthritis hinweisen. Hierzu zählt z. B. die Morgensteifigkeit der Hände. Der Patient klagt darüber, daß er nach dem Aufwachen ein Gefühl der Steifigkeit und Spannung in den Händen empfindet. Dazu treten eine Druckempfindlichkeit vor allem der Fingergrundgelenke, die bei starkem Händedruck verspürt wird und als *Gänsslen*'sches Phänomen bekannt ist, sowie eine ausgesprochene Kälteempfindlichkeit. Die Hyperhydrosis der Handflächen ist als Frühsymptom bekannt.

I. Stadium

Klinik:	Gelenkschwellungen Pigmentierung Morgensteifigkeit	Labor:	BSG-Beschleunigung
		Röntgen:	∅ evtl. gelenknahe Osteoporose

Gelenkschwellung

Bei der chronischen Polyarthritis ist die Gelenkschwellung die erste objektiv erkennbare Manifestation der Erkrankung. Bevorzugt werden die Fingermittelgelenke, die Fingergrundgelenke und die Handgelenke befallen. Die Fingerendgelenke bleiben im allgemeinen frei (Abb. 2). Eine Ausnahme von dieser Regel bilden allerdings im weiteren Verlauf die Daumen- und Großzehenendgelenke.

Die betroffenen Gelenke sind geschwollen. In typischer Weise werden die Fingermittelgelenke spindelförmig aufge-

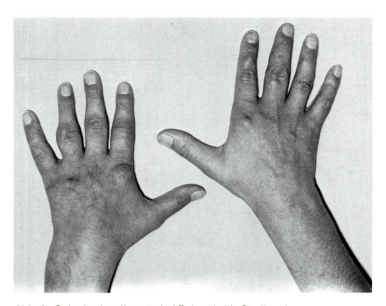

Abb. 2. Gelenkschwellungen bei Polyarthritis Stadium I

trieben. Die normale Hautfältelung ist dabei verstrichen. Zuweilen findet sich eine bräunliche Pigmentierung (Abb. 3). Die Konturen der Fingergrundgelenke verschwimmen. Dabei geht das Wellenrelief, das sich hier normalerweise bei Faustschluß zeigt, verloren (Abb. 4). Die Gelenke sind überwärmt, oft livide verfärbt. Die immer wieder beschriebene Symmetrie des Gelenkbefalls wird keineswegs immer angetroffen.

Die Gelenkschwellungen können anfänglich flüchtig sein und remittieren. Entsprechend der Definition des Krankheitsbildes kann sich ein wellenförmiger schubartiger Verlauf entwickeln.

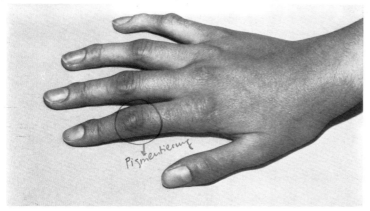

Abb. 3. Hautpigmentierungen über den Fingermittelgelenken

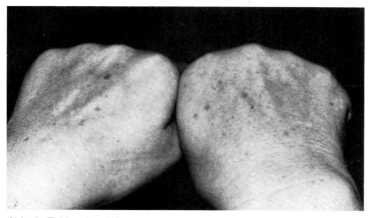

Abb. 4. Fehlendes Wellenrelief über den Fingergrundgelenken bei Faustschluß

Die Morgensteifigkeit der Hände ist jetzt besonders ausgeprägt und langdauernd. Sie verliert sich erst nach mehreren Stunden und unterscheidet sich dadurch grundsätzlich von der Morgensteifigkeit bei Polyarthrose der Fingergelenke. Der Polyarthritiker führt alltägliche Handgriffe, die Fingerfertigkeit erfordern, z.B. das Knöpfen der Kleider,

Morgensteifigkeit

erst im Laufe des Vormittags nach Abklingen der Steife aus. Die Kraftlosigkeit sowie die Unbeweglichkeit der Hände führen zu einem typischen Faustschlußdefizit. Mit Lösung der Steifigkeit im Verlauf des Morgens kommt es parallel auch zu einem Funktionsgewinn. In diesem Frühstadium wird im allgemeinen noch eine vollständige Funktionsfähigkeit erreicht.

Die schon beschriebene Druckempfindlichkeit der Fingergrundgelenke wird provoziert im *Gänsslen*-Test bei radio-ulnarer Kompression. Als weiterer Test dient die Prüfung des sog. Endphasenschmerzes bei Volar- und Dorsalflexion des Handgelenks, wobei allerdings eine Überdehnung vermieden werden muß.

Pathologie

Die entzündliche Gelenkerkrankung beginnt in der Gelenkkapsel im Gegensatz zu den Arthrosen, bei denen die primären Veränderungen im Knorpelgewebe selbst stattfinden. Es kommt zum Austritt von Fibrin und zur Emigration von Zellen (Makrophagen, Lymphozyten, Plasmazellen und wenigen Granulozyten) in das Bindegewebe der Synovialis und in den Gelenkbinnenraum. Diese Emigration erfolgt um so leichter, als die Synovialzellschicht nicht durch eine Basalmembran abgegrenzt ist. Es gibt verschiedene Synovialzelltypen, die man elektronenmikroskopisch unterscheiden kann. Die Synovialzellen vom sog. A-Typ haben die Aufgabe der Phagozytose, wohingegen Zellen vom sog. B-Typ produktiv tätig sind und Hyaluronsäure, Knorpelpolysaccharid sowie Kollagen synthetisieren. Die Zellen des sog. C-Typs sind funktionell noch nicht ausdifferenziert. Das austretende Fibrin reizt die Deckzellen der Synovialis zur Proliferation; dabei entsteht aus der einschichtigen eine mehrstufige Deckzellschicht. In einigen Fällen kann es zu ungewöhnlich starker fast tumorähnlicher Zellproliferation des Stratum synoviale kommen (mesenchymoide Transformation, *Fassbender*).

Röntgen

Im Frühstadium der chronischen Polyarthritis führen Röntgenaufnahmen diagnostisch nicht sehr viel weiter. Trotz eines oft ausgeprägten klinischen Bildes sind die radiologischen Befunde meist unauffällig. Allenfalls findet sich eine gelenknahe Osteoporose, die im Bereich der Epiphysen des Hand- und Vorfußskeletts besonders deutlich werden kann. Die Epiphysen erscheinen hier gegenüber den Diaphysen vermehrt transparent (Abb. 5). Die gelenknahe Osteoporose ist allerdings ein unspezifisches Zeichen und in vielen Fällen schwer beurteilbar. Im Zusammenhang jedoch mit der Klinik unterstützt sie den Verdacht auf das Vorliegen einer beginnenden chronischen Polyarthritis. Die häufig als Frühsymptom erwähnte Gelenkspaltverschmälerung stellt eher ein

II. Stadium

Klinik:	Progredienz des Gelenkbefalls, Muskelatrophien Rheumaknoten und Tendovaginitiden fakultativ
Labor:	Allgemeine Entzündungszeichen positiv Rheumafaktor zunehmend positiv
Röntgen:	Gelenknahe Osteoporose Usuren und Zystenbildungen

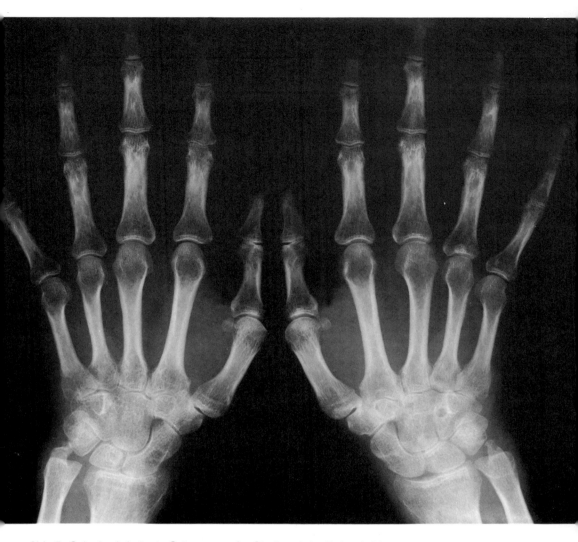

Abb. 5. Gelenknah betonte Osteoporose im Stadium I der Polyarthritis

radiologisches Spätsymptom dar. Anfänglich zu beobachtende Gelenkspaltverschmälerungen sind infolge Fehlstellungen des Gelenkes lediglich projektionsbedingt.

In dieser fortgeschrittenen Krankheitsphase bleiben die Synovitiden meist dauernd bestehen. Eine Vollremission kommt nicht mehr zustande. Die Schwellungen der Hand- und der Fingergrundgelenke führen zusammen mit der bald einsetzenden Atrophie der Musculi interossei zu einer muschelförmigen Exkavation des Handrückens (Abb. 1). Kraftlosigkeit und Gelenkunbeweglichkeit nehmen zu und sind fast über den ganzen Tag anhaltend, wenn keine konsequente Therapie eingeleitet wird.

Bei der Weiterentwicklung der chronischen Polyarthritis schreitet der Gelenkbefall von distal nach proximal fort, wobei der Verlauf sehr stark variieren kann. Gelenke werden übersprungen. Eine Symmetrie fehlt meist. Schließlich können alle Gelenke während dieses Stadiums befallen werden (Abb. 6, 7a + 7b).

Besonderheiten bietet die Beteiligung des Hüftgelenkes insofern, als die Coxitis zuweilen durch eine Femurkopfnekrose kompliziert werden kann, meist jedoch in einer Sekundärarthrose endigt (Abb. 8a + 8b).

Der Prozeß bleibt jedoch nicht nur auf die Gelenke der Extremitäten beschränkt. Temporomandibular- und Cricoarytaenoidgelenke sowie die Synchrondrosis sterni, verschiedene Strukturen im HWS-Bereich und das Sternoclaviculargelenk sind mögliche, für die c.P. typische Lokalisationen (Abb. 9a + b, S. 12).

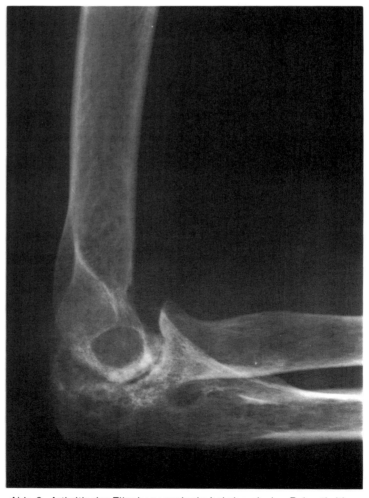

Abb. 6. Arthritis des Ellenbogengelenks bei chronischer Polyarthritis

Chronische Polyarthritis

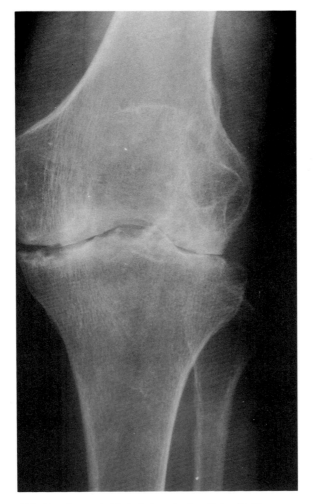

Abb. 7a. Gonarthritis bei chronischer Polyarthritis

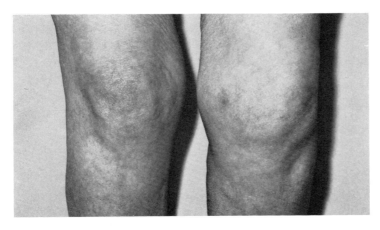

Abb. 7b. Kniegelenkserguß bei Gonarthritis linksseits

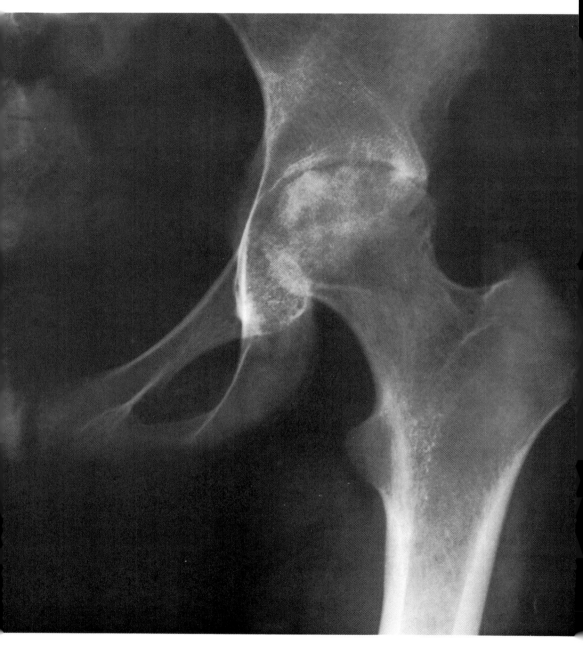

Abb. 8a. Coxitis bei chronischer Polyarthritis mit Übergang in Femurkopfnekrose

Chronische Polyarthritis

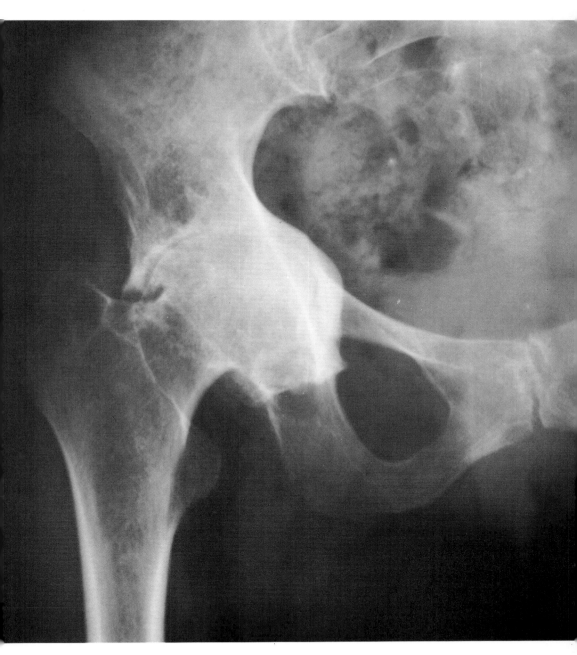

Abb. 8b. Sekundärarthrose bei Status nach Coxitis mit Protrusio acetabuli

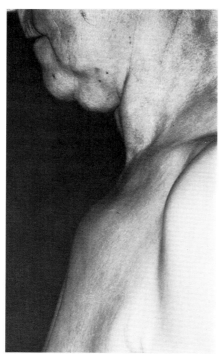

Abb. 9a. Schwellung über der Synchondrosis sterni bei Synchondritis

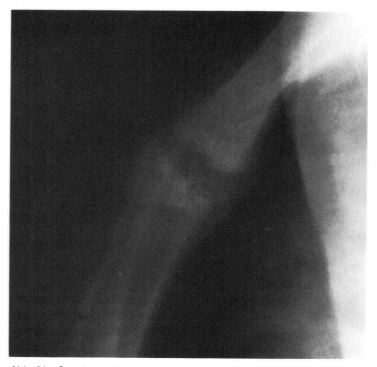

Abb. 9b. Synchondritis sterni

Gerade die HWS erfährt bei der chronischen Polyarthritis vielfältige Veränderungen, weswegen bei entsprechendem Beschwerdebild und bei Einschränkung der HWS-Beweglichkeit hier röntgenologisch nach Manifestationen gefahndet werden muß (siehe Kapitel über radiologische Befunde).

Häufigkeit des Gelenkbefalles während der Erkrankung (nach *Böni*):

Gelenke	Gelenkbefall in % während der Erkrankung bei der adulten chron. Polyarthritis
Proximale Interphalangealgelenke PIP	88%
Handgelenke	87%
Kniegelenke	69%
Metakarpophalangealgelenke	61%
Sprunggelenke	60%
Ellenbogengelenke	41%
Hüftgelenke	32%
Schultergelenke	23%
Distale Interphalangealgelenke DIP	8%
Temperomandibulargelenke (Schläfe-Kiefer)	6%

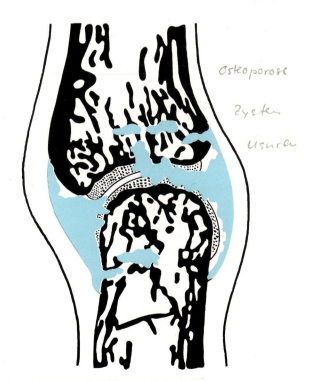

Abb. 10. Histopathologische Veränderungen im II. Stadium der chronischen Polyarthritis

In der Literatur findet man unterschiedliche Angaben über die Häufigkeit des Befalles der verschiedenen Gelenke im Verlauf der Erkrankung.

Pathologie

Aus der exsudativen Entzündung der Synovialis des ersten Stadiums entwickelt sich allmählich ein proliferativer Prozeß. Dieser betrifft nicht nur – wie oben beschrieben – die Deckzellen, sondern auch das darunter-gelegene submesotheliale Bindegewebe (*Fassbender*). Daraus entwickelt sich durch Gefäßeinsprossung ein zellreiches Granulationsgewebe. Dieses stellt je nach Lokalisation den Kapsel- oder Markpannus dar. Der Markpannus bildet sich an der Ansatzstelle der Synovialis am Knochen und durchwächst unter Zerstörung der Knochenspongiosa später den Knorpel. Der Kapselpannus greift dagegen direkt den Gelenkknorpel an (Abb. 10).

In der Tiefe der Synovialis können bei seropositiver chronischer Polyarthritis primäre Nekrosen auftreten, für deren Genese man bislang keine Erklärung gefunden hat, die nach *Fassbender* jedoch unter Wirkung von Antikörpern oder Immunkomplexen zustandekommen könnten. Das Auftreten dieser primären Nekrosen ist jeweils mit positivem Rheumafaktor verbunden.

Röntgen
Gelenke

Röntgenologisch zeigen sich an den gelenknahen Knochenabschnitten die Auswirkungen dieses destruierend wachsenden Granulationsgewebes. Die Corticalis weist an den umschriebenen Stellen der knöchernen Ansatzpunkte der Synovialis anfänglich Verdünnungen, späterhin Arrosionen auf. Diese werden durch Fortschreiten des proliferativen Prozesses zu größeren Defekten – sogenannten Usuren – ausgeweitet. Frische Usurierungen sind immer unscharf begrenzt, ältere können einen durch Sklerosierung geglätteten Rand aufweisen (Abb. 11a + b).

Gelenknahe Zystenbildungen werden häufig angetroffen. Sie sind jedoch nicht pathognomonisch für eine chronische Polyarthritis. Auch in einem normalen Handskelett kann man sie bisweilen finden. Sagittal getroffene Usurierungen imponieren als mehr oder weniger scharf begrenzte zystoide Aufhellungen (Abb. 12).

Prädilektionsstellen für frühzeitig erkennbare Destruktionen im Bereich des Hand- und Vorfußskeletts stellen unter anderem die Processus styloides ulnae und die lateralen Anteile der Köpfchen der Metacarpalia I und der Metacarpalia V dar (Abb. 13a + b, 14 + 11a).

Routinemäßig müssen Röntgenaufnahmen sowohl des Hand- als auch des Vorfußskeletts angefertigt werden. Gerade am Vorfußskelett finden sich zuweilen typische röntgenologische Veränderungen selbst dann, wenn keine entsprechenden klinischen Manifestationen vorliegen. Ein derartiges Vorgehen bewährt sich auch z.B. bei Monoarthritis unklarer Genese und verhilft oft zur Diagnose der chronischen Polyarthritis.

Destruktionen des Knorpels können jetzt erstmals zu echten Gelenkspaltverschmälerungen führen.

Manifestationen am Schultergelenk können mit großflächigen Knochendestruktionen einhergehen, die in der Auf-

Abb. 11a. Frische Usur

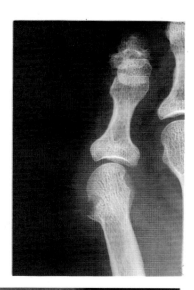

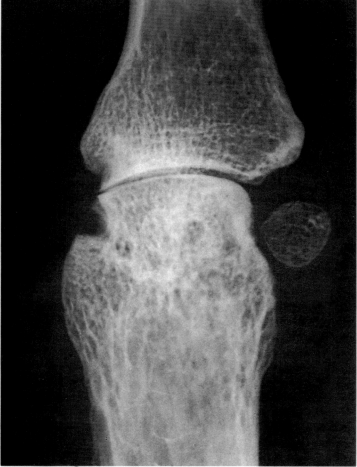

Abb. 11b. Geglättete Usur

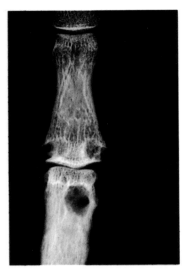

Abb. 12. Sagittal und tangential getroffene Usuren

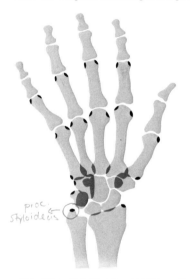
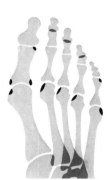

Abb. 13a. Prädilektionsstellen röntgenologischer Frühmanifestationen der chronischen Polyarthritis am Handskelett, modifiziert nach *Martel*
Abb. 13b. Prädilektionsstellen röntgenologischer Frühmanifestationen der chronischen Polyarthritis am Vorfußskelett

sicht wiederum als Pseudozysten imponieren (Abb. 15). An den übrigen großen Gelenken finden sich die typischen Usuren seltener. Hier stehen gelenknahe Osteoporose und Gelenkspaltverschmälerung mehr im Vordergrund.

Wirbelsäule

Die Halswirbelsäule kann mannigfaltige Veränderungen aufweisen (Abb. 16, Seite 18). Entzündliche Veränderungen im Bereich des atlanto-dentalen Gelenkes können eine Insuffizienz des Bandapparates herbeiführen, röntgenologisch erkennbar an einer Verbreiterung der atlanto-denta-

Abb. 14.
Usur am Proc. styloides ulnae

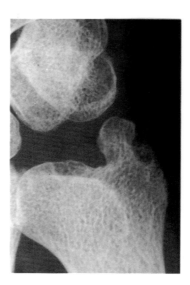

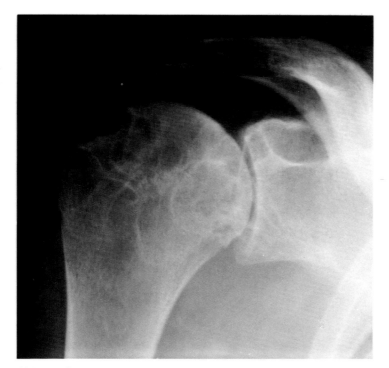

Abb. 15. Omarthritis bei chronischer Polyarthritis

len Distanz über 2,5 mm bei Frauen und 3 mm bei Männern. Hierdurch ist die Gefahr einer Subluxation mit möglicher medullärer Kompression gegeben.

Eine Entzündung der kleinen Wirbelgelenke – die Spondylarthritis – im HWS-Bereich tritt gelegentlich bei der adulten Form auf, wird aber häufiger bei der juvenilen chro-

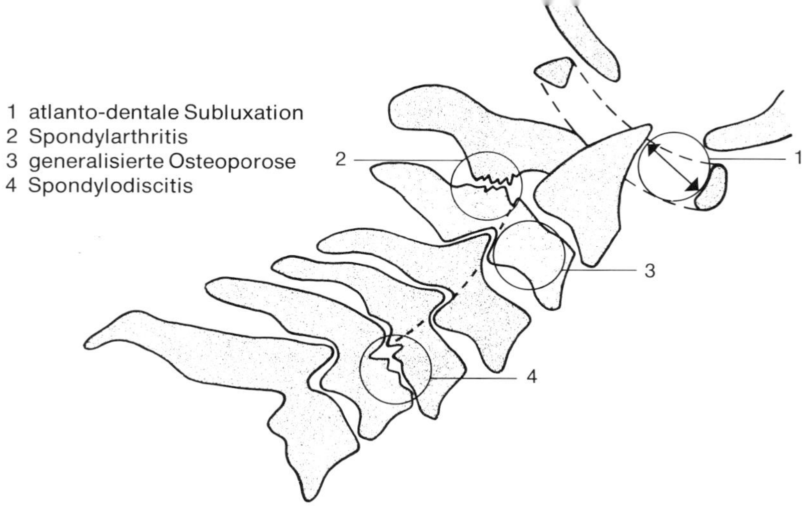

Chronische Polyarthritis

1 atlanto-dentale Subluxation
2 Spondylarthritis
3 generalisierte Osteoporose
4 Spondylodiscitis

Abb. 16. Hauptsächliche Manifestationen der chronischen Polyarthritis an der Halswirbelsäule, modifiziert nach *Bruhin*

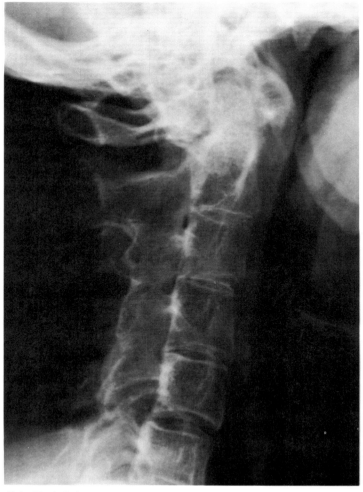

Abb. 17. Ankylosen der kleinen Wirbelgelenke im Bereich der Halswirbelsäule nach juveniler chronischer Polyarthritis

nischen Polyarthritis gesehen. Sie kann dabei zu Ankylosen führen (Abb. 17).

Beteiligungen der Bandscheiben sowie der angrenzenden Wirbelkörperdeck- und -bodenplatten an der Grundkrankheit, die sogenannte Discitis bzw. Spondylodiscitis, werden gelegentlich beobachtet.

Bandansatzverknöcherungen (Enthesopathien) an Dornfortsätzen unterer Halswirbel gelten bei der chronischen Polyarthritis als typisch (Abb. 18).

III. Stadium

Klinik:	ausgedehnte Muskelatrophie evtl. extraartikuläre Weichteilläsionen wie subkutane Knoten oder Tendovaginitiden Deformierungen wie ulnare Deviation und/oder Hyperextensionen mit konsekutiven Funktionseinschränkungen
Labor:	Vermehrung der α- und β- oder der γ-Globuline mit entsprechender BSG-Beschleunigung Rheumafaktor in 80% positiv
Röntgen:	Osteoporose Knorpel- und Knochendestruktionen Subluxationen Achsendeviationen

Mit Fortschreiten der Proliferation auf den Sehnen- und Bandapparat bilden sich infolge Fibrosierungs- und Schrumpfungsprozessen Achsendeviationen und Subluxationen aus.

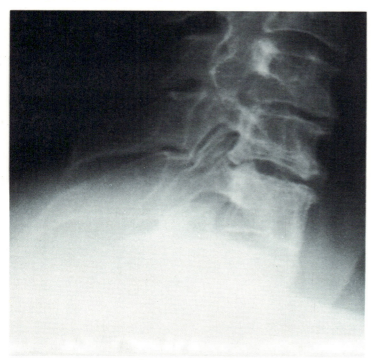

Abb. 18. Enthesopathien der Dornfortsätze der unteren Halswirbelsäule

Im III. Stadium entwickeln sich allmählich Fehlstellungen der Gelenke. Mit dem Übergreifen des entzündlichen Prozesses auf Sehnen, Sehnenscheiden und den Bandapparat entstehen ganz verschiedenartige Bilder. Die bekannteste und charakteristischste Fehlstellung der chronischen Polyarthritis ist die Ulnardeviation der Finger gegenüber den Achsen der Metacarpalia (Abb. 19). Diese wird verursacht durch die Zugtendenz der Sehnen ulnarwärts in Verbindung mit der Atrophie der Musculi interossei und der anatomischen Form der möglicherweise noch zerstörten Köpfchen der Metacarpalia.

Eine Verformbarkeit in Achsenlängsrichtung kennzeichnet die Arthritis mutilans (Abb. 20). Hierbei führen gröbere Destruktionen zu einer Verkürzung der Phalangen, die dann oft teleskopartig ineinandergeschoben werden können.

IV. Stadium

Klinik:	wie Stadium III mit ausgeprägten Funktionseinschränkungen
Labor:	wie Stadium III
Röntgen:	wie Stadium III, zusätzlich mit fibrösen oder knöchernen Ankylosen

Wenn der Pannus schließlich von beiden Seiten der Gelenkflächen her zusammenwächst, entstehen zunächst fibröse und später ossäre Ankylosen. Die häufig auftretenden ankylosierenden Prozesse im Bereich des Handgelenkes lassen die Handwurzelknochen zu einem Block zusammenschmelzen (Abb. 21). Mit der Zeit können sich ausgeprägte Deformierungen entwickeln (Abb. 22, Seite 24).

Das IV. Stadium ist geprägt durch völlige Gelenkversteifung infolge knöcherner Ankylose. Für die Funktion ist die Stellung, in welcher das Gelenk ankylosiert, von großer Wichtigkeit. So bewirkt eine Beugekontraktur der Kniegelenke eine erhebliche Gehbehinderung, während Ankylosen im Bereich der Handgelenke nur wenig die Funktion beeinträchtigen.

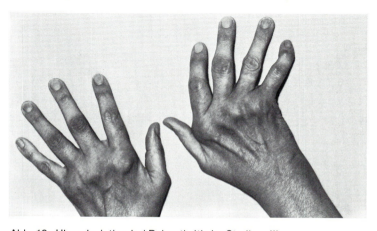

Abb. 19. Ulnardeviation bei Polyarthritis im Stadium III

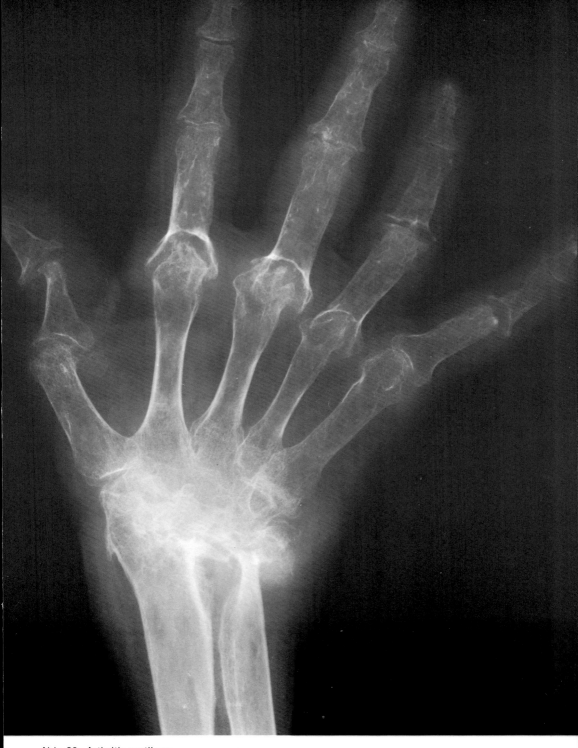

Abb. 20. Arthritis mutilans

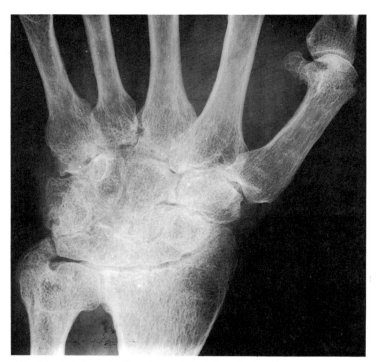

Abb. 21. Ankylose der Handwurzeln bei chronischer Polyarthritis

Im Endstadium beobachtet man Schwellungen relativ selten. Der Prozeß ist gewissermaßen ausgebrannt, kann jedoch erneut in einem scheinbar ausgebrannten Gelenk wieder aufflackern. Die Aktivität der Polyarthritis kann unvermindert jahrelang andauern und praktisch unbegrenzt sein. Eine Prognose läßt sich hinsichtlich Progredienz und Dauer der Erkrankung nicht stellen; jeder Polyarthritisfall verläuft individuell.

Extraartikuläre Manifestationen

Außer den eigentlichen Gelenkmanifestationen, die diesem Krankheitsbild den Namen geben, treten vielfältige extraartikuläre Veränderungen auf.

Rheumaknoten

Sogenannte Rheumaknoten sind derbe, subkutan gelegene Knötchen unterschiedlicher Größe. Man sieht sie bevorzugt an mechanisch beanspruchten Stellen und zwar besonders dort, wo die Haut dem Knochen eng anliegt. Hauptlokalisation sind die Streckseiten der Unterarme in Nähe des Ellenbogens (Abb. 23). Zuweilen treten sie auch in inneren Organen auf. Relativ häufig werden sie in Lunge und Pleura gefunden. Histologisch bestehen sie aus einem nekrotischen Zentrum mit einem umgebenden Zellwall. Dieser wird aus ortsständigen proliferierenden Endothelzellen gebildet. Die Pathogenese derartiger Knoten ist ungeklärt. Bei Vorkommen von Rheumaknoten sind stets Rheumafaktoren nachweisbar.

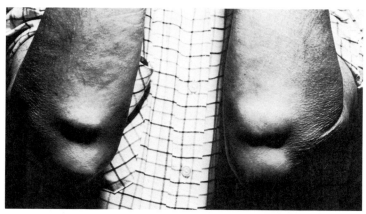

Abb. 23. Rheumaknoten auf der Streckseite des Unterarmes in Ellenbogengelenksnähe

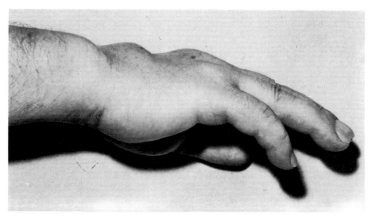

Abb. 24. Tendosynovitis bei chronischer Polyarthritis

Die Häufigkeit solcher Knoten wird unterschiedlich beurteilt. Die Angaben schwanken zwischen 2 und 20%.

Diese Knoten können bei atypischer Lokalisation differentialdiagnostische Schwierigkeiten z.B. gegenüber Gichttophi, Heberden-Knoten oder Hyaluronsäurezysten bereiten. Prädilektionsstellen der Gichttophi sind aber die Gelenke, Sehnenscheiden und Bursen, z.B. über dem Olecranon. Die Tophi sind bei entsprechender Lokalisation und ohne das typische Anfallsgeschehen nur histologisch gegen Rheumaknoten abgrenzbar. Die harten *Heberden*schen Knoten sind meist bilateral, im Bereich der Fingerendgelenke dorsolateral lokalisiert. Die Hyaluronsäurezysten treten solitär, meist dorsal am Fingerendglied auf. Sie sind im Gegensatz zu Heberden-Knoten relativ weich.

Die Manifestationen des entzündlichen Prozesses an Sehnen, Sehnenscheiden und Bursen treten meist erst in den Spätstadien der Erkrankung auf. Lediglich schmerzlose,

Tendosynovitiden

Chronische Polyarthritis

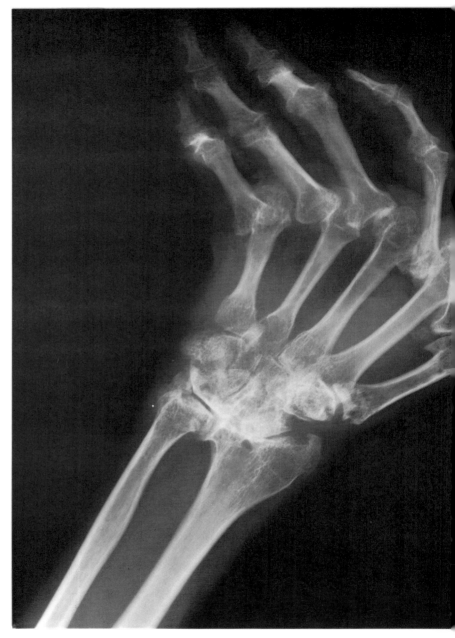

Abb. 22. Deformierungen und Destruktionen im IV. Stadium bei chronischer Polyarthritis

Chronische Polyarthritis

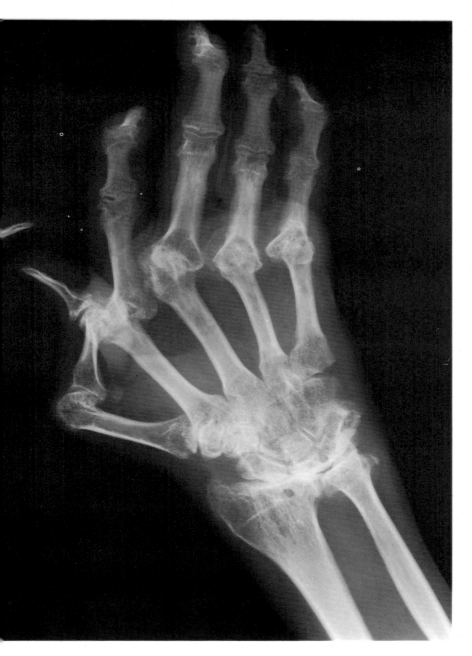

feuchte Tendosynoviditen auf dem Handrücken können als Erstmanifestation der chronischen Polyarthritis beobachtet werden (Abb. 24, S. 23).

Gamp und *Schilling* geben folgende Häufigkeit der Tendopathien und Bursitiden an:

10% Tendovaginitis
 8% Sehnenbefall (Tendinitis, Knoten, Rupturen)
 5% Bursitis.

Caput-ulnae-Syndrom

Unter dem Caput-ulnae-Syndrom versteht man ein stark nach dorsal vorstehendes Ulnaköpfchen (Abb. 25a). Röntgenologisch zeigt sich bei seitlicher Aufnahme neben schweren Destruktionen in diesem Bezirk eine Achsenverschiebung der Hand volarwärts gegenüber Ulna und Radius (Abb. 25b). Diese Dislokation kommt vorwiegend durch Zerstörung der Bänder und der Sehne des Musculus extensor carpi ulnaris zustande, deren stabilisierende Wirkung bei Volarflexionsbewegungen der Hand dadurch verlorengeht. Infolgedessen subluxiert die Hand immer mehr volarwärts.

Das auffallend stark vorspringende Ulnaköpfchen kann außerdem die Fingerstrecksehnen erheblich behindern und sogar zu deren Ruptur führen. Diese Deformierung gehört ausschließlich den späten Stadien an.

Die sogenannte Schwanenhalsdeformität sowie die Knopflochdeformität sind ebenfalls Spätveränderungen.

Schwanenhalsdeformität

Die Schwanenhalsdeformität ist durch eine Beugefehlstellung der Fingergrund- und -endgelenke sowie Überstreckung der Fingermittelgelenke gekennzeichnet (Abb. 26a, b). Diese Deformierung führt zu einer beträchtlichen Bewegungseinschränkung und macht den Faustschluß unmöglich. Ihre Ursache liegt in einer volaren Subluxation der Fingergrundphalangen, wodurch die M. interossei und lumbricales dorsalwärts verschoben werden. Die Folge ist eine Änderung ihrer Zugtendenz, die eine Überstreckung der proximalen Interphalangealgelenke bewirkt. Durch diese Hyperextension kommt es zur passiven Anspannung des M. flexor profundus und dadurch zur verstärkten Beugung der distalen Interphalangealgelenke.

Knopflochdeformität

Das Bild der Knopflochdeformität zeigt eine Beugung der Mittelgelenke sowie Überstreckung der Endgelenke (Abb. 27a + b). Infolge einer Synovitis der proximalen Interphalangealgelenke wird der Streck- und Bandapparat geschädigt. Die Extensoren verschieben sich dabei volarwärts und werden funktionell zu Flexoren. Kompensationsversuche der Muskulatur führen sekundär zur Hyperextension der distalen Interphalangealgelenke. Die Funktionsbeeinträchtigung ist hier im Gegensatz zur Schwanenhalsdeformität weniger gravierend. Der Faustschluß gelingt meist.

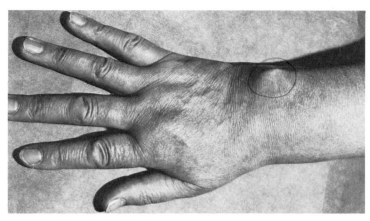

Abb. 25a. Caput-ulnae-Syndrom

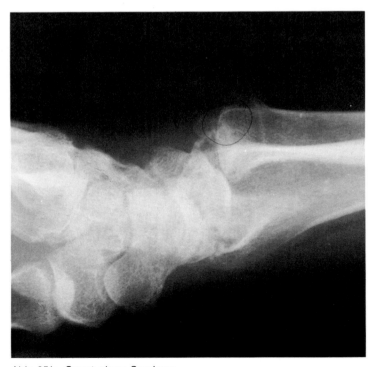

Abb. 25b. Caput-ulnae-Syndrom

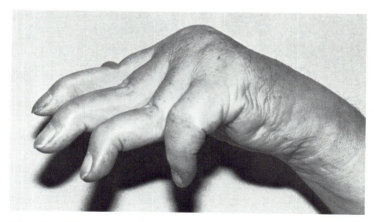

Abb. 26a. Schwanenhals-Deformität

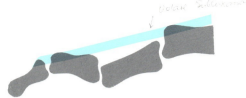

Abb. 26b. Schwanenhals-Deformität

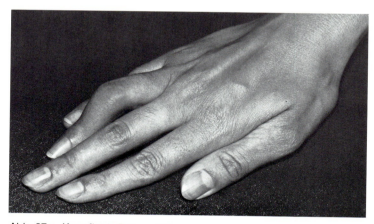

Abb. 27a. Knopfloch-Deformität

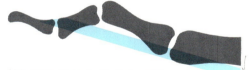

Abb. 27b. Knopfloch-Deformität

Karpaltunnel-Syndrom

Das Karpaltunnel-Syndrom entwickelt sich bei der chronischen Polyarthritis durch Druck tendosynovitischen Gewebes auf den Nervus medianus. Das Syndrom tritt bei der Polyarthritis relativ häufig auf und kann leicht verkannt werden, da sich die Symptome dieses Syndroms vielfältig mit denen der Polyarthritis überschneiden. Beiden Krankheitsbildern sind unter anderem Schmerzen, nächtliche Parästhesien und Morgensteifigkeit gemeinsam.

Die bei der Nervenkompression auftretenden Symptome werden nach *Wessinghage* in verschiedene Stadien eingeteilt:
1. Uncharakteristische Beschwerden im Handbereich.
2. Lokalisierung zunehmender Beschwerden im Medianus-Innervationsgebiet.
3. Starke Funktionsbeeinträchtigung der Finger, verbunden mit erheblichen Schmerzen. Schwellung auf der Handgelenksbeugeseite.
4. Daumenballenatrophie, trophische Störungen, Sensibilitätsverlust.

Die Behandlung erfolgt bei ausgeprägter Symptomatik meist operativ.

Gefäß- und Nervenmanifestationen

Eine Arteriitis bzw. Polyarteriitis der kleinen und mittleren Arterien entwickelt sich nach Literaturangaben in 0,5 bis 5% aller Polyarthritisfälle. Sie sollen in gewissem Zusammenhang mit einer Steroidtherapie stehen. Diese Arteriitis unterscheidet sich grundsätzlich von der primären Kapillarschädigung in der Synovialis zu Beginn der Erkrankung, die auf einem immunpathogenen Mechanismus beruhen soll. Sie tritt bevorzugt auf bei malignen, fortgeschrittenen Verlaufsformen der chronischen Polyarthritis. Folgen der Gefäßmanifestationen sind trophische Störungen an der Haut – wie Atrophien, Blutungen, Purpura, arterielle Unterschenkelgeschwüre und Nekrosen – sowie an viszeralen Organen.

Die zuweilen beobachtete rheumatoide Neuropathie ist Folge von Ernährungsstörungen und beruht ebenfalls auf einer Arteriitis. Sie führt zu Sensibilitätsstörungen. Hauptlokalisation ist die untere Extremität. Die Patienten klagen in typischer Weise über ein Umklammerungsgefühl an den Unterschenkeln. Man findet diese Neuropathie in etwa 5% der Polyarthritisfälle und zwar vorwiegend bei schon jahrelang bestehender Grundkrankheit.

Amyloidose

Die Häufigkeit einer Amyloidose schwankt nach Literaturangaben zwischen 0,5 bis 5%. Die Amyloidose stellt eine schwere Komplikation der chronischen Polyarthritis dar. Sie ist keine zufällige Zweiterkrankung, sondern ernste Folge der chronischen Polyarthritis. Ihre Pathogenese ist bislang ungeklärt. Pathologisch-anatomisch beobachtet man einen signifikanten Unterschied in der Häufigkeit der Amyloidose zwischen Polyarthritikern und normaler Bevölkerung. In der Regel tritt die Amyloidose erst nach jahrelanger Krankheitsdauer der chronischen Polyarthritis auf. Vorwiegend betroffen werden jugendliche männliche Patienten.

Die Amyloidose tritt in verschiedenen Organen in unterschiedlicher Häufigkeit auf.

Tabelle 3
Häufigkeit der Amyloidablagerungen bei der chronischen Polyarthritis in verschiedenen Organen (Bezug: Fälle mit chron. Polyarthritis und Amyloidose = 100%) nach *Beneke*

Niere	85%
Rektum	70–80%
Lymphknoten	60%
Gelenkkapselgewebe	60%
Leber	40–50%

Entscheidend für die Prognose ist die Nierenbeteiligung. Erstes klinisches Zeichen einer Nierenmanifestation ist eine Proteinurie. Allmählich kann sich das Vollbild eines nephrotischen Syndroms entwickeln, zuweilen mit Übergang in eine Niereninsuffizienz. Weitere spezifische Nierenmanifestationen werden nicht gefunden.

Manifestationen an der Skelettmuskulatur

Der Befall der Skelettmuskulatur in Form myositischer Herde tritt ganz selten, vorwiegend bei der malignen chronischen Polyarthritis auf. Ob es sich dabei um eine spezifische Myositis handelt, wird unterschiedlich beurteilt. In letzter Zeit wird vielfach über eine iatrogen bedingte Myopathie infolge einer Corticoidbehandlung berichtet (Dexamethason). Symptome dieser Myopathie sind Schmerzen und Schwäche.

Augenbeteiligung

Augenbeteiligungen treten sehr selten, in rund 1–2% der Polyarthritisfälle auf, im Gegensatz zum häufigen, geradezu pathognomonischen Befall bei der Spondylitis ankylopoetica.

Skleritis und Episkleritis sind die Hauptmanifestationen. Während die Episkleritis in der Regel unbedenklich ist, kann die Skleritis zuweilen in eine knotig-nekrotisierende oder sogar in eine Skleromalacia perforans übergehen und damit schwerwiegende Komplikationen darstellen.

Herzbeteiligung

Die rheumatoide Karditis, unter der man nach *Schilling* eine Myoperikarditis zu verstehen hat, beobachtet man klinisch relativ selten und zwar in rund 2 bis 8% der Polyarthritisfälle. Sie betrifft vor allem die späten Formen. Sie wird auf den entzündlichen Grundprozeß der chronischen Polyarthritis zurückgeführt und ist nicht nur bloße Koinzidenz. *Schilling* unterscheidet 2 Typen: Einen toxischen (diffus entzündlichen) und einen Infarkttyp. Klinisches Zeichen beider ist die Tachykardie. In der Regel hat die rheumatoide Karditis eine günstige Prognose und beeinflußt den Gesamtverlauf der chronischen Polyarthritis nicht.

Pathologisch-anatomisch ist die Häufigkeit einer Herzbeteiligung im Gegensatz zur klinischen sehr viel größer. Die Literaturangaben schwanken zwischen 20 und 50%. Daraus kann geschlossen werden, daß die rheumatoide Karditis in den meisten Fällen symptomlos verläuft und die Manifestation der Polyarthritis am Herzen klinisch praktisch bedeutungslos ist.

Wichtigkeit hat dagegen der ebenfalls sehr seltene Lungenbefall in Form einer interstitiellen Pneumonitis mit möglichem Übergang in eine interstitielle Fibrose. Dadurch können Atmung und Kreislauf funktionell beeinträchtigt werden.

Lungenbeteiligung

Die Lungenbeteiligung beim sogenannten *Caplan*-Syndrom hält man nicht einhellig für eine spezifische Veränderung des rheumatischen Grundprozesses.

Eine Leberbeteiligung wird ganz unterschiedlich angegeben. *Meyer* gibt eine Häufigkeit von 7,8%, *Voit* und *Gamp* hingegen von 25% an. Hauptmanifestation der Grundkrankheit an der Leber ist die sekundäre Amyloidose. *Rau* und *Kühn* haben bei Leberbiopsien von Polyarthritikern in 43% eine reaktive Hepatitis und in 22% eine leichte bis mäßige Leberzellverfettung gefunden. Zellinfiltrationen in den Periportalfeldern, pathologischer Ausfall der Brom-Sulfalein-Teste und Erhöhung der alkalischen Phosphatase scheinen mit der Aktivität des Krankheitsprozesses korreliert zu sein, nicht jedoch mit Dauer und Schwere der Polyarthritis.

Leberbeteiligung

Der Gastrointestinaltrakt zeigt hingegen keine »spezifischen« Veränderungen bei der chronischen Polyarthritis.

Sonderformen

Wenn auch dieser geschilderte Verlauf der sogenannten klassischen chronischen Polyarthritis mit seinem schleichenden Beginn und den symmetrischen Schwellungen der kleinen Gelenke weitaus am häufigsten auftritt, ist die genaue Kenntnis der Sonderformen wegen der diagnostischen und differentialdiagnostischen Schwierigkeiten ebenso wichtig. Die Häufigkeit dieser Sonderformen wird unterschiedlich beurteilt. Die Züricher Klinik gibt sie mit 30% an. Zu diesen werden lediglich diejenigen Polyarthritisfälle gezählt, die wegen ihres atypischen Beginns, Befalls bzw. Verlaufs von der klassischen Form abweichen. Polyarthritiden z.B. bei Kollagenosen, Infekt- oder symptomatischen Arthritiden, werden in dieser Gruppe nicht aufgeführt.

Polyarthritis mit atypischem Beginn

In dieser Gruppe sind Polyarthritisfälle zusammengefaßt mit atypisch akutem Beginn oder mono- bzw. oligoartikulärem Gelenkbefall.

Tabelle 4 zeigt die Häufigkeit dieser Polyarthritisformen in der Züricher Rheumaklinik und Poliklinik.

Tabelle 4
Chronische Polyarthritis mit atypischem Beginn

	Häufigkeit
Akut	16%
Asymmetrisch	7%
Monoartikulär	6%
Oligoartikulär	5%

Maligne Polyarthritis

Die sogenannte maligne Form der Polyarthritis tritt in etwa 10% der Polyarthritisfälle auf. Sie ist gekennzeichnet durch einen besonders rasch progredienten und medikamentös schwer beeinflußbaren Verlauf. Die üblichen Basistherapeutika mit Antimalariamitteln oder Goldsalzen bleiben meist ohne Erfolg. Corticoide wirken höchstens in drei- bis vierfacher Dosis.

Das Allgemeinbefinden ist erheblich reduziert. Gewichtsverlust, Adynamie und Fieber sind die Regel.

Die BSG ist stark beschleunigt, α_2- und gamma-Globuline sind deutlich vermehrt. Im Blutbild herrscht eine Leukozytose vor. Rheumafaktoren sind stets in hohem Titer nachweisbar, und gehäuft findet man antinukleäre Faktoren.

Wegen dieser Serologie wird die maligne Polyarthritis häufig auch als lupoide bezeichnet. Es gibt fließende Übergänge zum Lupus erythematodes. Eine exakte Differenzierung zwischen diesen beiden Krankheitsbildern ist vielfach unmöglich. Ebenso gelingt eine klare Abgrenzung gegenüber der Periarteriitis nodosa (P.n.) nicht immer, da auch bei der malignen Polyarthritis zuweilen eine für die P.n. typische nekrotisierende Arteriitis auftreten kann. Derartige Gefäßprozesse können zu schweren Hautveränderungen, viszeralen Komplikationen sowie Neuropathien führen. Häufig mündet die maligne Polyarthritis nach Jahren in einen Lupus erythematodes oder in eine Periarteriitis nodosa ein.

Alters-c.P.

Während das Prädilektionsalter der sogenannten klassischen Polyarthritis zwischen dem 20. und 55. Lebensjahr liegt, versteht man unter einer Alters-c.P. eine im 6. Dezennium erstmals auftretende Polyarthritis. Sie ist relativ selten.

Bei dieser Form ist die Geschlechtsverteilung etwa gleich; im Gegensatz zur sogenannten klassischen Polyarthritis mit vorwiegendem Befall des weiblichen Geschlechts. Die Alters-c.P. verläuft im allgemeinen blander und weniger progredient. Sie kann jedoch aus geriatrischen Ursachen, wie verminderter Abwehrkraft, altersbedingter Muskelatrophie, Durchblutungsstörungen, zu einer schwerwiegenden Krankheit werden. Differentialdiagnostisch sollte man gerade bei dieser Form stets an eine symptomatische Arthritis bei Neoplasmen denken. Röntgenologisch tritt die gelenknahe gegenüber der altersbedingten generalisierten Osteoporose zurück. Dagegen kommen vermehrt Zystenbildungen und arthrotische Veränderungen vor. Die therapeutischen Konsequenzen entsprechen denen der klassischen Polyarthritis. Mit Corticoiden sollte man jedoch ganz besonders im Alter wegen der bekannten Nebenwirkungen zurückhaltend sein.

Unter der sogenannten Pfropf-c.P. versteht man eine Polyarthritis, die sich in den vorbestehend arthrotisch veränderten Hand- und Fingergelenken entwickelt. Ein derartiges Aufpfropfen eines entzündlichen Prozesses auf einen degenerativen bereitet zuweilen differentialdiagnostische Schwierigkeiten gegenüber aktivierten Arthrosen. Entscheidend für die Diagnosestellung ist in solchem Fall die BSG, der Röntgenbefund und der klinische Verlauf. Das Krankheitsbild dieser Pfropf-c.P. entspricht im wesentlichen demjenigen der Alters-c.P. Häufig lassen sich diese beiden Formen nicht gegeneinander abgrenzen.

Pfropf-c.P.

Unter einer juvenilen chronischen Polyarthritis versteht man eine vor dem 16. Lebensjahr beginnende Polyarthritis. Sie ist eine sehr seltene Erkrankung. Von der juvenilen chronischen Polyarthritis im engeren Sinn ist das *Still*-Syndrom, bei dem die viszeralen Organmanifestationen gegenüber den Gelenkmanifestationen ganz in den Vordergrund treten, zu trennen. Endet dieses nicht letal, geht es später in eine chronische Polyarthritis über, die dann schwerere Gelenkdestruktionen als die juvenile chronische Polyarthritis verursacht und häufiger mit Wachstumsstörungen einhergeht.

Juvenile chronische Polyarthritis und *Still*-Syndrom

Das klassische *Still*-Syndrom umfaßt folgende Symptomatik (nach *Stoeber*):

Arthritis
intermittierendes Fieber
Milz- und Leberschwellung, Lymphknotenvergrößerung
Perikarditis
Polymorphe Exantheme nach Art des Erythema exsudativum
subkutane Knötchen
Rheumatische Iridozyklitis mit Gefahr der Erblindung
interstitielle Myokarditis
interstitielle Pneumonie und Pleuritis
Anämie und Leukozytose
schwerste Beeinträchtigung des Allgemeinzustandes.

Im Gegensatz zur klassischen Polyarthritis beginnt die juvenile in rund 40% akut, hochfieberhaft, meist monoartikulär.

Sie unterscheidet sich von der klassischen adulten Form auch durch ein anderes Gelenkmuster. Zunächst werden vorwiegend die größeren Gelenke betroffen, wodurch – gerade bei monoartikulärem Beginn – häufig die Fehldiagnose einer tuberkulösen Gonarthritis oder Coxitis gestellt wird und die entsprechende Therapie einer Ruhigstellung irreparable Schäden, wie ossäre Ankylosen, nach sich zieht.

Im Unterschied zur adulten Form beobachtet man bei der juvenilen in rund 30% eine Iliosakralarthritis. Hervorzuheben sei noch der relativ häufige Befall der Intervertebralgelenke, jedoch nur im HWS-Bereich, mit Tendenz zur Ankylosierung.

Die Rheumafaktoren sind selten positiv. Nach *Stoeber* ist der Latextest nur in 7% positiv; 81% der juvenilen Polyarthritisfälle bleiben immer negativ. Allgemein kann man sagen, daß sich um so eher Rheumafaktoren nachweisen lassen, je älter die Kinder bei Krankheitsbeginn sind.

Sjögren-Syndrom

Als sogenanntes *Sjögren*-Syndrom bezeichnet man die Trias Xerophthalmie, Xerostomie und chronische Polyarthritis. Ursache der Trockenheit der Schleimhäute der Konjunktiven und des Mundes ist eine sekretorische Insuffizienz exkretorischer Drüsen. Xerophthalmie und Xerostomie werden ebenfalls in Kombination mit einer Arthropathie vom Typ der Kollagenosen angetroffen. Die nosologische Einordnung dieses Syndroms ist wegen seiner Mannigfaltigkeit der Klinik und der Serologie problematisch. Einerseits wird es als Sonderform der chronischen Polyarthritis, andererseits als abgeschwächte Verlaufsform des Lupus erythematodes oder anderer Kollagenosen aufgefaßt. Aufgrund seiner Serologie ordnet man dieses Syndrom den Autoimmunkrankheiten zu. In rund 50% der Fälle besteht eine chronische Polyarthritis schon jahrelang vor den Symptomen der Xerophthalmie und Xerostomie. Fälle ohne Gelenkbeteiligung werden als Sicca-Syndrom bezeichnet. Diese inkompletten Syndrome trifft man weitaus eher an als ein vollständiges, klassisches *Sjögren*-Syndrom. Die häufigste Erscheinungsform ist die Kombination einer Polyarthritis lediglich mit einer Keratoconjunctivitis sicca.

Von diesem Krankheitsbild werden überwiegend Frauen und zwar 9mal häufiger als Männer betroffen. Der Krankheitsbeginn fällt meist mit der Menopause zusammen.

Die Patienten klagen in typischer Weise über ein brennendes, reibendes Gefühl in den Augen, so als ob Sand in den Augen wäre. Vielfach ist der obere äußere Augenwinkel aufgrund einer Hypertrophie der Tränendrüsen geschwollen. Die Xerophthalmie bzw. deren Ursache, die Conjunctivitis filamentosa, läßt sich durch den *Schirmer*-Test, durch die Bengalrotfärbung sowie biomikroskopisch durch die Spaltlampe nachweisen.

Beim sogenannten *Schirmer*-Test wird ein genormter, nach 5 mm geknickter Filterpapierstreifen in den unteren Lidwinkel eingeführt. Gemessen wird die von der Tränenflüssigkeit benetzte Strecke des Filterpapierstreifens nach 5 Minuten. Sie beträgt in Abhängigkeit vom Alter 10 bis 15 mm. Beim *Sjögren*-Syndrom ist diese Strecke wesentlich verkürzt.

Mit der Bengalrotfärbung läßt sich die veränderte Bindehaut beim *Sjögren*-Syndrom anfärben, während die normale Konjunktiva diesen Farbstoff nicht annimmt. Bei dieser Methode verwendet man 1%ige Lösung dieses Farbstoffs und spült anschließend sofort mit physiologischer Kochsalzlösung nach.

Mit Hilfe der Spaltlampe kann man direkt die typischen Veränderungen der Conjunctivitis filamentosa beobachten. Durch das Versiegen des Tränenflusses kommt es zur Schädigung des Epithels, das sich teilweise in Fetzen abhebt und dann als flottierende Fäden sichtbar wird.

Trockener Mund und Durst sind weitere charakteristische Symptome. Kauen und Schlucken bereiten erhebliche Schwierigkeiten. Zunge und Lippen weisen vielfach tiefe Rhagaden auf. Häufig wird auch eine Vergrößerung der Parotiden beobachtet.

Sialographisch lassen sich noch nach 24 Stunden Reste des Kontrastmittels in den Ausführungsgängen des Ductus Stenoni als Ausdruck einer stark verzögerten Exkretion nachweisen.

Die Histologie zeigt neben Lymphozyten- und Plasmazellinfiltrationen eine Atrophie der Drüsenacini sowie eine Hypertrophie der Epithelien der Ausführungsgänge.

Rhinitis, Pharyngitis, Laryngitis sowie Ösophagitis sind weitere fakultative Manifestationen. Der Befall der Magenschleimhaut führt zur Achylie. Trotz ihrer histologischen Ähnlichkeit mit den Speicheldrüsen kommt es selten zur Beteiligung der Bauchspeicheldrüse.

Serologisch ist die Vielzahl verschiedener Autoantikörper charakteristisch. Rheumafaktoren lassen sich meist auch ohne Vorkommen einer Polyarthritis nachweisen. In rund $^2/_3$ der Fälle findet man antinukleäre Antikörper und in $^1/_3$ der Fälle sogar Thyreoglobulin-Antikörper. Das Blutbild zeigt eine Leukopenie sowie Eosinophilie. Auffällig ist die häufig gleichzeitig bestehende Arzneimittelallergie.

Trotz enger Beziehungen zu den Kollagenosen ist die Prognose dieses Syndroms wesentlich günstiger. Die Folgen des »Sicca-Syndroms« sind zwar nicht lebensbedrohlich, stellen aber schwerwiegende Komplikationen dar. Die

Therapie richtet sich im allgemeinen nach der begleitenden chronischen Polyarthritis oder der Kollagenose. Das »Sicca-Syndrom« wird zuweilen durch kurzfristige Corticoidstöße gelindert. Gewöhnlich helfen auch lokale Anwendungen zur Befeuchtung der Schleimhäute. Von der früher geübten Elektrokoagulation und Röntgenbestrahlung der Speicheldrüsen ist ein befriedigender therapeutischer Erfolg nicht zu erwarten.

Caplan-Syndrom

Unter dem sogenannten *Caplan*-Syndrom versteht man die Kombination einer chronischen Polyarthritis mit einer besonderen Form der Silikose. Die morphologischen Lungenveränderungen dieses Syndroms sind durch klein- bis großfleckige Rundherde charakterisiert. Pathologisch-anatomisch bestehen diese Rundherde aus einer zentralen Nekrose mit einem umgebenden unspezifischen Granulationsgewebe. Ob diese eigentümlichen Lungenveränderungen eine spezifische rheumatische Reaktion darstellen, ist noch nicht endgültig geklärt. Die Silikose kann der Polyarthritis, umgekehrt aber auch die Polyarthritis der Silikose vorausgehen.

Rheumafaktoren lassen sich stets bei diesem Syndrom nachweisen. Auffällig ist das häufige Vorkommen von Rheumafaktoren bei Patienten mit diesem typischen Lungenbefund selbst bei Fehlen einer Polyarthritis.

Felty-Syndrom

Das *Felty*-Syndrom wird heute lediglich nur als Formvariante der klassischen chronischen Polyarthritis aufgefaßt. Es zeigt radiologisch, serologisch und pathologisch anatomisch völlig das Bild der klassischen chronischen Polyarthritis, weist aber zudem noch eine Beteiligung des retikuloendothelialen Systems auf mit Milzvergrößerung, fakultativer Leber- sowie Lymphknotenschwellung. Die vergrößerte Milz bei diesem *Felty*-Syndrom läßt histologisch keine »spezifischen« Veränderungen erkennen. Das Blutbild weist eine Leukopenie, hauptsächlich auf Kosten der Granulozyten, in schweren Fällen eine Agranulozytose auf.

Die Rheumafaktoren sind stets positiv. Das Allgemeinbefinden ist gewöhnlich erheblich beeinträchtigt.

Labor und Serologie

I. Allgemeine Laboruntersuchungen
BSG

Eine stark beschleunigte Blutkörperchensenkungsgeschwindigkeit gehört fast obligat zum Krankheitsbild der chronischen Polyarthritis. Werte zwischen 40 bis 80 mm n. W. nach der 1. Stunde sind typisch. Die Beschleunigung der BSG ist u.a. durch Vermehrung des Fibrinogens, der α_2-, β- oder γ-Globuline sowie durch Verminderung der Albumine bedingt.

Frühfälle und späte, ausgebrannte Fälle können eine weitgehend normale BSG aufweisen. Ganz vereinzelt trifft man exsudative Krankheitsbilder ohne BSG-Beschleunigung an. Meist handelt es sich dann um eine tendovaginitische Form. Bei der Interpretation der Blutsenkungsgeschwindigkeit ist ein corticoidbedingter Einfluß immer zu berücksichtigen.

Bislang ist die Blutkörperchensenkungsreaktion die einfachste und gebräuchlichste Methode zur Beurteilung der Prozeßaktivität. Neuerdings hat *Frank* gezeigt, daß sich das CRP bei einer quantitativen Bestimmungsmethode besonders gut für die Aktivitätsdiagnostik eignen würde, da es wesentlich empfindlicher und schneller als die BSG reagiere.

CRP

Die Serumproteine zeigen eine Verschiebung der einzelnen Eiweißkomponenten, und zwar Erhöhung der α_2-Globuline und evtl. der β-Globuline als Ausdruck eines akuten Schubes sowie eine Verminderung der Albumine und Vermehrung der γ-Globuline als Zeichen einer chronischen Entzündung. Diese Dysproteinämie ist jedoch in keiner Weise spezifisch für eine chronische Polyarthritis.

Elektrophorese

Mit steigender Prozeßaktivität sinkt der Serumeisengehalt, reziprok dazu steigt der Kupfergehalt. Diese Verschiebung des Serumeisen- bzw. des Kupferspiegels beobachtet man hauptsächlich in Schubsituationen.

Serum-Eisen
Serum-Kupfer

Mit der Zeit entwickelt sich eine normo- bis hypochrome Anämie. Diese Anämie läßt sich weder durch orale noch durch parenterale Eisenzufuhr beheben, allenfalls durch Bluttransfusionen. Im übrigen zeigt das Blutbild keine Besonderheiten.

Blutbild

Es gibt noch verschiedene andere Laboruntersuchungen, die die Schubsituation widerspiegeln. Unter anderem ist das Glykoprotein ein Korrelat für die Krankheitsprozeßaktivität und geht der BSG-Beschleunigung parallel.

Neben diesen »unspezifischen« Laborbefunden, die jedoch für die Aktivitätsdiagnostik und für die daraus abzuleitende aktuelle Therapie äußerst notwendig sind, können wir eine Reihe von relativ spezifischen immunologischen Kriterien bei der Polyarthritis beobachten. Sie haben im allgemeinen keine Beziehung zur Krankheitsaktivität, möglicherweise zum Krankheitsverlauf.

II. Immunologische Untersuchungen

Die immunologischen Befunde haben in der letzten Zeit durch die Forschung nach Ätiologie und Pathogenese der chronischen Polyarthritis mehr und mehr an Bedeutung gewonnen.

1930 wurden erstmals von *Cecil, Nicholas* und *Stainsby* bestimmte Antikörper, die man als Rheumafaktoren bezeichnet, in Seren von Polyarthritis-Patienten gefunden. In der Folgezeit entdeckte man bei einem Großteil von Polyarthritis-Patienten weitere Antikörper, wie beispielsweise antinukleäre Faktoren und Kollagenantikörper.

Rheumafaktoren

Rheumafaktoren gehören zu den Immunglobulinen und sind somit Antikörper. Größtenteils gehören sie der IgM-

Klasse der Immunglobuline an. In letzter Zeit sind auch solche der IgG- und IgA-Klasse gefunden worden.

Die Spezifität der Rheumafaktoren richtet sich gegen Antigenstellen auf dem IgG-Molekül. Man kann die Rheumafaktoren deshalb auch als Anti-Anti-Körper ansehen. Am besten reagieren die Rheumafaktoren mit strukturell veränderten IgG-Molekülen.

Im Blut von Polyarthritis-Patienten gefundene Komplexe konnte man durch Ultrazentrifugieren in Rheumafaktor und IgG wieder zerlegen. Damit ist ein Nachweis erbracht, daß die Rheumafaktoren echte Autoantikörper sind. Allerdings wird diskutiert, ob diese Verbindung des Rheumafaktors mit dem IgG-Molekül nicht lediglich eine Kreuzreaktion darstellt und die verantwortlichen Antigene nicht doch völlig anderer Natur sind.

Eine pathogene Wirkung zeigt der Rheumafaktor an sich nicht. In Verbindung allerdings mit einem Antigen-Antikörper-Komplex könnte er eine solche entfalten (s. Kapitel ›Ätiologie und Pathogenese‹).

Die Rheumafaktoren werden in Plasmazellen und lymphatischen Zellen gebildet. Die Synovialis von Polyarthritikern ist reich an Plasmazellen und Lymphozyten.

Rheumafaktoren oder Rheumafaktor-IgG-Komplexe können von Granulozyten und Synovialzellen (vom A- und C-Typ) phagozytiert werden. Diese Komplexe sind in Einschlußkörperchen des Zytoplasmas der Granulozyten oder Synovialzellen nachweisbar. Granulozyten, welche die Einschlußkörper enthalten, werden als Ragozyten bezeichnet.

Dem Rheumafaktor kommt sicherlich keine ätiologische, möglicherweise aber eine pathogenetische Bedeutung zu. Doch auch diese Bedeutung ist zweifelhaft, da in rund 20% der Polyarthritis-Fälle kein Rheumafaktor nachweisbar ist und der Verlauf dieser seronegativen Polyarthritis sich in den meisten Fällen nicht von der klassischen seropositiven c.P. unterscheidet.

Nachweismethoden der Rheumafaktoren

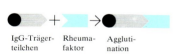

Abb. 28.

Bei den meisten Nachweismethoden der Rheumafaktoren wird an Partikel gebundenes menschliches oder tierisches γ-Globulin (IgG) benutzt. Bei Agglutination werden diese Partikel sichtbar. Diese kommt zustande, wenn im Patientenserum Rheumafaktoren vorhanden sind, die dann mit dem partikelbehafteten γ-Globulin reagieren (Abb. 28).

Die Partikel sind nur Indikatoren für die Agglutinationsreaktion. Als Trägerteilchen werden im Latex-Test Polystyrol-Latex-Teilchen, im Waaler-Rose-Hämagglutinationstest Hammelerythrozyten verwendet. Es können jedoch auch Bakterien oder andere Erythrozyten als Indikatoren benutzt werden. Mit diesen Methoden können nur Rheumafaktoren des IgM-Typs, nicht solche des IgG- oder IgA-Typs nachgewiesen werden.

Latex-Tropfentest:
Der verbreitetste, qualitative Nachweis ist der Latex-Tropfentest. Hier gibt man einen Tropfen einer Latex-Suspension, die mit menschlichem γ-Globulin beladen ist, dem zu testenden, 1:20 verdünnten Serum hinzu. Die Ablesung erfolgt nach einer Minute. Der Test ist positiv, wenn Agglutination eintritt.

Die quantitativen Nachweismethoden (*Singer* und *Plotz*) basieren auf Titrierungen mit geometrischen Verdünnungsreihen der Patientenseren.

Waaler-Rose-Test:
Die spezifischste Bestimmung der Rheumafaktoren ist die Waaler-Rose-Hämagglutinationsreaktion. Hier verwendet man statt Latexpartikeln als Indikator Hammelerythrozyten und statt menschlichen IgG-Globulins sensibilisierte Kaninchen-Antikörper. Diese an Hammelerythrozyten gebundenen Globuline werden zu einer geometrischen Verdünnungsreihe der Patientenseren gegeben. Bei den quantitativen Bestimmungen sind Titerunterschiede von einer Stufe nach oben oder unten bedeutungslos.

In jüngster Zeit sind vereinfachte Modifikationen des Waaler-Rose-Tests, der sog. *Polyar-Test* und der *Rheumaton-Test* im Handel. Hier wird der Nachweis der Rheumafaktoren wie beim Latex-Tropfentest auf dem Objektträger ausgeführt. Der große Vorteil liegt in der schnellen Durchführbarkeit.

Im menschlichen Serum können Inhibitoren der Rheumafaktorwirkung auftreten. Die Empfindlichkeit der Rheumafaktornachweismethoden wird durch Entfernen dieser Inhibitoren erhöht. Dies geschieht durch Ausfällen der Euglobulinfraktion in Kälte, durch Dialyse gegen Zitrat-Phosphat-Puffer oder Fällung durch Ammoniumsulfat.

Rheumafaktoren kommen im Alter häufig vor. *Heimer* und *Rudd* fanden in Seren von alten Menschen in rund 50% eine Rheumafaktoraktivität. Auch bei chronischen Erkrankungen kann man Rheumafaktoren vermehrt nachweisen.

Folgende nichtrheumatische Erkrankungen haben gelegentlich einen positiven Rheumafaktortest:
Endokarditis lenta
Syphilis
Hepatitis
Sarkoidose
Tuberkulose
Silikose, Lungenfibrose
chronische Bronchitis
Influenza
Lepra
Leishmaniosis
Herzinfarkt
Krebs.

Der Latex-Fixationstest fällt eher „unspezifisch" positiv als der Waaler-Rose-Test aus. Somit ist der Waaler-Rose-Test der spezifischste, der Latex-Test dagegen der empfindlichste Nachweis der Rheumafaktoren.

Die Rheumafaktoren können sofort mit Krankheitsbeginn – wie bei der klassischen Form – aber auch erst nach Monaten oder Jahren – wie bei manchen atypischen Formen – positiv werden. In etwa 20% der Polyarthritis-Fälle läßt sich niemals ein Rheumafaktor nachweisen. Diese bleiben immer seronegativ. Ein negativer Rheumafaktor-Test schließt also eine Polyarthritis nicht aus. Die Diagnose muß auf klinischen Kriterien basieren, die durch röntgenologische und serologische Befunde lediglich ergänzt werden.

Außer dem Nachweis von Rheumafaktoren sind in letzter Zeit andere immunologische Untersuchungsmethoden erarbeitet worden, die zwar für die Diagnostik der chronischen Polyarthritis weniger Bedeutung haben, uns aber mehr Einblick in die Ätiologie und Pathogenese dieser Erkrankung gewähren. Das sind unter anderem die Bestimmung von antinukleären Faktoren und von Kollagenantikörpern, der Nachweis von Komplementfixation an die Synovialiszellen und die erniedrigte hämolytische Aktivität des Komplements in der Synovia.

Antinukleäre Faktoren

Neben den Rheumafaktoren kann man in etwa 25 bis 30% der Fälle antinukleäre Faktoren in Seren von Polyarthritis-Patienten nachweisen. Sie gehören ebenfalls zu den Autoantikörpern. Ihre Spezifität richtet sich gegen Zellkernbestandteile. Diese an sich für den Lupus erythematodes disseminatus (LED) charakteristischen Faktoren findet man häufiger bei seropositiven als bei seronegativen Polyarthritisfällen. Bei Auftreten von antinukleären Faktoren bei Polyarthritis mit viszeraler Beteiligung wird daher die Abgrenzung gegen einen LED große differentialdiagnostische Schwierigkeiten bereiten. Das Auftreten dieser Faktoren bei der chronischen Polyarthritis bedeutet jedoch nicht unbedingt eine schlechte Prognose. Als Nachweismethode bedient man sich des LE-Zellfaktor-Tests, des Latex-Nukleoproteintests oder des Immunfluoreszenz-Tests.

Kollagenantikörper

In etwa 50–80% der Polyarthritis-Fälle findet man Antikörper gegen Kollagen. Dieser Antikörper scheint von der Prozeßaktivität abhängig zu sein und stellt ein prognostisch ungünstiges Zeichen dar. Der Nachweis gelingt bislang nur mit einem von *Steffen* angegebenen aufwendigen Antiglobulin-Konsumptionstest.

Komplement

Für die chronische Polyarthritis ist die Verminderung des Komplements in der Synovia charakteristisch, während dagegen der Gehalt an Komplement im Serum unbeeinflußt bleibt.

Komplement stellt ein System von körpereigenen Kofaktoren dar, das für eine volle Wirksamkeit von Antigen-Antikörperreaktionen verantwortlich ist. An Antigen-Antikörperkomplexe werden Komplement-Komponenten direkt gebunden.

Die Erniedrigung des Komplements in der Polyarthritis-Synovia weist auf einen immunpathogenetischen Mechanismus der Synovitis hin.

III. Untersuchung der Gelenkflüssigkeit

Die Synovia besteht aus einem proteinarmen Exsudat des Blutserums sowie aus Sekretionsprodukten der Synovialzellen vom Typ B. Diese Synovialzellen produzieren Hyaluronsäure, Knorpelpolysaccharid und Kollagen. Der Eiweißgehalt der Synovia liegt unter 2,5 g%. Hochmolekulare Proteine wie α_2-Makroglobuline oder Fibrinogen lassen sich nur in geringer Konzentration nachweisen. Der α_2-Globulin-Gehalt ist gegenüber dem Serum mäßig vermehrt. Die Zellzahl liegt unter 200/m^3. Dabei handelt es sich vorwiegend um Bindegewebszellen, weniger um Leukozyten.

Viskosität

Die Synovialflüssigkeit bei der chronischen Polyarthritis zeigt im Gegensatz zur normalen Synovia eine erniedrigte Viskosität. Diese hängt in erster Linie vom Gehalt an Hyaluronsäure ab, welche der normalen Synovia die zähe, klebrige Eigenschaft verleiht. Bei der chronischen Polyarthritis scheint die Hyaluronsäure vermindert oder – nach neueren Untersuchungen – durch Depolymerisation verändert zu sein. Für die Viskosität sind allerdings auch noch der Proteingehalt sowie der Albumin-Globulin-Quotient verantwortlich.

Rheumafaktoren

Rheumafaktoren lassen sich in der Synovialflüssigkeit zuweilen sogar bei Sero-Negativität nachweisen. Einige Autoren sehen darin nur einen quantitativen Unterschied der Rheumafaktoren in Synovia und Serum, wobei die zu geringe Konzentration der Rheumafaktoren im Serum von den üblichen Nachweismethoden nicht mehr erfaßt wird.

Ragozyten

Der zelluläre Anteil der Synovia ist bei der Polyarthritis deutlich vermehrt, in erster Linie zugunsten der Granulozyten. Diese besitzen zum Teil im Zytoplasma traubenförmig angeordnete Einschlußkörperchen. Derartige Granulozyten werden als Ragozyten bezeichnet (Abb. 29). Sie kommen gehäuft bei der chronischen Polyarthritis vor, sind jedoch für dieses Krankheitsbild nicht spezifisch. Sogar in arthrotischen Gelenken kann man sie zuweilen – wenn auch in geringer Zahl – finden.

Die chemische Zusammensetzung dieser Einschlußkörperchen ist nicht einheitlicher Natur und noch nicht endgültig geklärt. Bei der Polyarthritis konnten in den Einschlußkörperchen IgG und IgM und im Zellhomogenat der Rhagozyten Rheumafaktoren nachgewiesen werden.

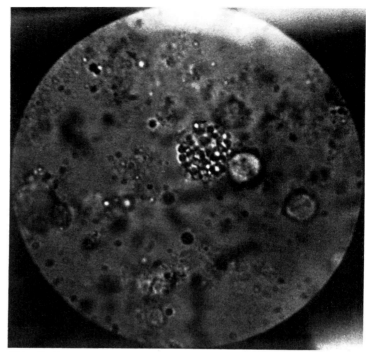

Abb. 29. Ragozyt

Neben diesen serologischen und zytologischen Methoden ist zur differentialdiagnostischen Abklärung besonders bei der monarthritischen Form der Polyarthritis die Untersuchung der Synovialflüssigkeit unter anderem auf Bakterien, Eosinophile sowie auf kristalloide Bestandteile wie Harnsäure und Calciumpyrophosphat unbedingt erforderlich.

Ätiologie und Pathogenese

Die Forschung nach Ätiologie und Pathogenese der chronischen Polyarthritis hat in den letzten Jahren zunehmendes Interesse gefunden. Bei der relativ großen Verbreitung dieser Krankheit wäre das Wissen um ihre Ursache für die Diagnostik und für eine gezielte, kausale Therapie besonders erstrebenswert.

Bei Betrachtung der Entstehung der chronischen Polyarthritis müssen wir klar zwischen Ätiologie und Pathogenese trennen.

Viele Disziplinen der Grundlagenforschung wie Molekularpathologie, Biochemie, Immunologie haben unsere Kenntnis über die Genese der chronischen Polyarthritis sehr erweitert.

Alle morphologischen, biochemischen und immunologischen Einzelbefunde zeigen uns bislang nur mögliche, z.T. auch belegte pathogenetische Mechanismen. Die ursächlichen krankheitsauslösenden Faktoren bleiben jedoch weiterhin unbekannt.

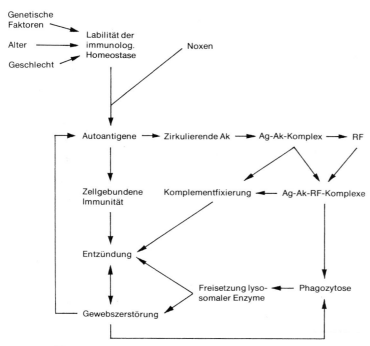

Abb. 30. Schema der vermutlichen Pathogenese der rheumatoiden Arthritis, nach *Müller*

Nach dem heutigen Stand der Wissenschaft werden hauptsächlich immunologische Modelle für die Pathogenese der chronischen Polyarthritis diskutiert. Ein solches wurde von *Müller* in folgender Weise entworfen (Abb. 30).

Wie es zum Auftreten der Autoantigene kommt, ist bislang ungeklärt. Der Weg könnte nach *Müller* über virale oder bakterielle Infekte führen, die das Bindegewebe so schädigen, daß es als Autoantigen wirkt und somit die Bildung von Autoantikörpern anregt. Möglicherweise hängt die Autoantikörperproduktion noch von einer Störung des immunologischen Gleichgewichts ab.

Für die Bildung der Autoantikörper werden heute zwei mögliche Richtungen diskutiert.

Einerseits kann es auf *humoral-immunologischem Wege* zum Auftreten von zirkulierenden Antikörpern (IgG) kommen, die mit dem zugehörigen Antigen Komplexe bilden. Diese Antigen-Antikörper-Komplexe können erstens Komplement fixieren und damit zu einer Gewebsalteration führen, zweitens die Bildung von Rheumafaktoren hervorrufen.

An die Antigen-Antikörper-Komplexe können sich Rheumafaktoren anlagern, was zu größeren Immunaggregaten führt. An diese kann Komplement fixiert und so direkt eine Gewebsschädigung ausgelöst werden; außerdem können diese größeren Immunaggregate von Granulozyten oder von Synovialzellen phagozytiert werden. Diese Phagozytose bewirkt eine Veränderung der Lysosomen und schließlich eine Freisetzung lysosomaler Enzyme, die das Gewebe zerstören. Dieser Prozeß unterhält sich in einem Circulus vitiosus dadurch selbst, daß die anfallenden Gewebstrümmer wieder die Produktion weiterer Antikörper induzieren.

Nach neueren Untersuchungen reagiert der Rheumafaktor (RF) auch allein – ohne Antigen-Antikörper-Komplexe – mit IgG und fixiert ebenfalls Komplement.

Andererseits könnte der zweite Weg einer Autoantigenwirkung über eine *zellgebundene Immunität* führen. Diese ist in den kleinen Lymphozyten lokalisiert, die als massive Infiltrationen in der Polyarthritis-Synovialis zu sehen sind. Die zellgebundene Immunität kann direkt zu einer Gewebszerstörung und Entzündung führen.

Bislang ist es noch nicht gelungen, in-vivo-Nachweise einer zellulären Immunreaktion bei der chronischen Polyarthritis zu erbringen. In-vitro-Teste fallen jedoch z. T. positiv aus. Mit dem positiven Ausfall des Migrations-Inhibitionstestes (MIT) haben sich Anhaltspunkte für den Mechanismus einer zellgebundenen Immunität ergeben.

Der MIT (Migrations-Inhibitionstest) ist ein in-vitro-Korrelat für die zellulären Immunreaktionen. Ein migrationsinhibierender Faktor, der von antigensensiblen Lymphozyten produziert wird und der die Makrophagen am Ausschwärmen hindert, ist für den Ablauf zellulärer-immunologischer Reaktionen mitverantwortlich. Bei Polyarthritis-Patienten wird die Migration von Leukozyten nach Sensibilisierung mit homologem Synovialextrakt offenbar spezifisch gehemmt.

Neuerdings wird von *Steffen* auf einen anderen immunpathogenetischen Mechanismus im Zusammenhang mit dem Nachweis von Kollagen-Autoantikörpern hingewiesen. *Steffen* stellte eine Hypothese auf, wonach unlösliches, nicht immunologisch wirksames Kollagen durch verschiedene Reize derart verändert wird, daß es löslich und somit immunologisch wirksam wird, d. h. eine Antikörperproduktion auslöst.

Alle oben erwähnten pathogenetischen Mechanismen geben uns Einblick in die mögliche Entwicklung einer chronischen Polyarthritis. Sie geben uns jedoch keine Information über das verantwortliche Antigen.

Nach *Hauss* und Mitarb. stellt die »unspezifische Mesenchymreaktion« die Basisreaktion bei rheumatischen Erkrankungen dar. Sie besagt, daß diesen Erkrankungen eine Änderung des Stoffwechsels der Mesenchymzellen zugrundeliegt. Unter Mesenchymzellen werden dabei diejenigen Bindegewebszellen und ihre Stammzellen verstanden, die in der Lage sind, Grundsubstanz und Fasern zu produzieren. Die unspezifische Mesenchymreaktion kann – wie die Autoren mittels Einbaukontrollen von ^{35}S-Sulfat in die Sulfomucopolysaccharide der Grundsubstanz und von ^{14}C-Hydroxyprolin in das Kollagen des Bindegewebes gezeigt haben – durch vielerlei Reize ausgelöst werden.

Fehr hat in seiner Arbeit über die Pathogenese der progredient chronischen Polyarthritis folgende drei Hypothesen für die Ätiologie der c.P.-Synovialis aufgestellt:

1. Die c.P.-Synovialis setzt sich mit einem Fremd-Antigen auseinander.
2. Die c.P.-Synovialis setzt sich mit Autoantigenen auseinander.
3. Die c.P.-Synovialis unterliegt einer unspezifischen Stimulierung des lysosomalen Apparates, in deren Folge autoimmunologische Prozesse in Gang gesetzt werden.

Neuere Forschungsergebnisse geben uns Anhaltspunkte für eine Auseinandersetzung mit einem Fremdantigen. So deuten einige Befunde auf eine virale Ätiologie hin. Einerseits beobachtet man bei Polyarthritis-Patienten das Interferenz-Phänomen, worunter man versteht, daß ein virusinfiziertes Gewebe dazu neigt, der Infektion mit einem zweiten Virus zu widerstehen, andererseits weist der Befund von *Neumark* auch in diese Richtung. *Neumark* fand elektronenmikroskopisch intranukleäre Strukturen in endothel- und perivaskulären Bindegewebszellen, die er als Teile von Viren ansieht. Diese Befunde sind allerdings nicht eindeutig und bedürfen weiterer Klärung.

Auch die Untersuchungsergebnisse über die ätiologische Bedeutung von Bakterien oder Mykoplasmen als Fremdantigene sind fraglich.

Die zweite und dritte Hypothese stützen sich auf experimentelle Untersuchungsergebnisse, die nachweisen, daß die gefundenen rheumafaktorartigen Antikörper echte Antikörper sind. Wie der Körper dazu kommt, körpereigene Substanzen als Antigen zu empfinden, ist ungeklärt.

Während man bislang den Veränderungen des immunologischen Apparates eine ursächliche Bedeutung beizumessen versuchte, setzt *Fehr* die Alteration des Lysosomenapparates der c.P.-Gelenke an den Anfang des Krankheitsprozesses.

Viren, hormonale Substanzen oder genetische Faktoren könnten bei längerer systematischer Einwirkung eine primäre Veränderung des lysosomalen Apparates wie vermehrte Produktion der Lysosomen und deren Enzyme sowie Erhöhung ihrer Permeabilität bewirken. Physiologische Traumen könnten bei dieser veränderten Lage des Lysosomenapparates eine Freisetzung lysosomaler Enzyme auslösen. Die wiederholte Freisetzung dieser Enzyme würde die Autoantigenproduktion induzieren und dadurch die bekannten immunologischen pathogenetischen Mechanismen in Gang setzen.

Diagnose und Differentialdiagnose

Bei dem voll ausgeprägten Bild der klassischen Polyarthritis gelingt im allgemeinen eine präzise Diagnosestellung, während Initialstadien und atypische Verlaufsformen zuweilen nur eine Verdachtsdiagnose zulassen. Übergangsformen zu den Kollagenosen und atypische Verlaufsformen mit akutem oder subakutem Beginn können erhebliche differentialdiagnostische Schwierigkeiten bereiten.

Für die Diagnosestellung haben Klinik und Radiologie die stärkste Aussagekraft, während der positiven Serologie – also dem Nachweis von Rheumafaktoren – nur im Zusammenhang mit den oben erwähnten Parametern Bedeutung zukommt.

Zur Durchführung einer gezielten, effektiven und für den Patienten gefahrlosen Therapie ist eine eindeutige Diagnose erforderlich. Voraussetzung dafür ist eine exakte Definition der chronischen Polyarthritis und eine klare Abgrenzung gegen andere Gelenkerkrankungen.

Die American Rheumatism Association hat dewegen 11 Kriterien für die Diagnostik der chronischen Polyarthritis aufgestellt (Tabelle 5). Gegen diese allzu schematische Diagnosestellung sind vielfach Bedenken geäußert worden.

Je nach Anzahl der vorhandenen Kriterien unterscheidet man zwischen einer klassischen, eindeutigen, wahrscheinlichen und möglichen chronischen Polyarthritis.

Bedingungen für die Diagnosestellung einer klassischen Polyarthritis sind 7 der oben genannten Kriterien. Bei eindeutiger werden 5, bei wahrscheinlicher 3 und bei möglicher Polyarthritis 2 Kriterien gefordert, wobei die Dauer der Gelenksymptome bei diesen 4 verschiedenen Formen unterschiedlich lange bestehen bleiben muß.

Allerdings erfüllen auch andere Erkrankungen diese 11 Kriterien, weswegen zur genaueren Abgrenzung der chronischen Polyarthritis eine weitere Tabelle (Tab. 6) mit Befunden, die eine Polyarthritis ausschließen, zusammengestellt wurde.

Diese beiden Tabellen sind keineswegs vollständig. Zudem müßte den einzelnen Kriterien unterschiedliche Wertigkeit zukommen.

Tabelle 6 spiegelt in mancher Hinsicht die Differentialdiagnose der chronischen Polyarthritis, wenn auch unvollständig, wider. Eine umfassende Differentialdiagnose kann hier allerdings auch nicht gegeben werden. Sie würde beinahe die gesamte Rheumatologie und darüber hinaus manche Grenzgebiete beinhalten.

Tabelle 5
Diagnostische Kriterien für die primär chronische Polyarthritis der American Rheumatism Association
(Revision 1958) (*Mariann W. Ropes* und Mitarbeiter)

1. Morgensteifigkeit.
2. Bewegungsschmerz oder Druckdolenzen mindestens in einem Gelenk (durch den Arzt beobachtet).
3. Schwellung (Weichteilverdickung, jedoch nicht knöcherne Auftreibung allein) in mindestens einem Gelenk (durch einen Arzt beobachtet).
4. Schwellung (durch einen Arzt beobachtet) in mindestens einem weiteren Gelenk (ein allfälliges freies Intervall bezüglich Gelenkbeschwerden zwischen der Beteiligung der beiden Gelenke darf die Dauer von drei Monaten nicht übersteigen).
5. Symmetrische Schwellung von Gelenken (durch einen Arzt beobachtet) mit gleichzeitiger Beteiligung der gleichen Gelenke auf beiden Körperseiten (bei Beteiligung von Mittel- und Grundgelenken ist auch eine unvollständige Symmetrie genügend). Endgelenksbeteiligung, auch wenn symmetrisch, genügt bei diesem Kriterium nicht.
6. Subkutane Knoten (durch einen Arzt beobachtet) über knöchernen Vorsprüngen, auf der Streckseite oder juxta artikulär.
7. Für primär chronische Polyarthritis typische Röntgenveränderungen. (Diese müssen mindestens eine Osteoporose mit Lokalisation oder stärkster Ausbildung in den gelenknahen Zonen der betroffenen Gelenke und nicht einfach degenerative Veränderungen umfassen.) Dagegen schließen degenerative Gelenksveränderungen die Einstufung in irgendeine Gruppe von primär chronischer Polyarthritis nicht aus.
8. Positive Agglutinationstests, d. h. Nachweis des Rheumafaktors durch irgendeine Methode, die in verschiedenen Laboratorien bei normalen Kontrollfällen einen positiven Ausfall in nicht mehr als 5% ergab, oder positiver Streptokokken-Agglutinationstest.
9. Pathologisches Mucinpräzipitat der Synovialflüssigkeit (mit Flocken und wolkigen Trübungen).
10. Charakteristische histologische Veränderungen der Tunica synovialis mit drei oder mehr der folgenden Befunde: ausgesprochene villöse Hypertrophie; Proliferation der oberflächlichen Synovialiszellen, oft mit Palisadenformationen; ausgesprochene Infiltration mit chronischen Entzündungszellen (Lymphozyten oder Plasmazellen überwiegend), mit einer Tendenz zur Bildung von lymphoiden Knötchen; Ablagerung kompakten Fibrins entweder an der Oberfläche oder interstitiell; Herde von Zellnekrosen.
11. Charakteristische histologische Veränderungen in Knoten mit granulomatösen Herden mit zentralen Zonen von Zellnekrose, umgeben von proliferierten fixen Zellen und peripherer Fibrosis mit chronisch-entzündlicher zellulärer Infiltration vor allem perivaskulär.

Tabelle 6
Ausschließende Befunde bei der Diagnose einer primär chronischen Polyarthritis (nach *M. W. Ropes* und Mitarbeiter)

1. Typisches schmetterlingförmiges Exanthem eines LE.
2. Schwäche der Nacken-, Stamm- und Pharynxmuskulatur oder Muskelschwellungen entsprechend Dermatomyositis.
3. Eindeutige Sklerodermie (nicht nur Akrosklerose).
4. Charakteristisches Bild einer Febris rheumatica mit flüchtigen Gelenkbeteiligungen und Zeichen von Endokarditis, besonders wenn subkutane Knoten, Erythema marginatum oder Chorea minor vorhanden.
5. Charakteristisches klinisches Bild einer Gicht mit akuten Schüben von Schwellung, Rötung und Schmerz in einem oder mehreren Gelenken, besonders wenn auf Colchizin ansprechend.
6. Tophi.
7. Typisches Bild einer Infektarthritis (bakteriell oder Virus) mit Zeichen eines akuten Fokus oder in Zusammenhang mit einer Krankheit infektiöser Natur, Schüttelfrost, Fieber und akutem Gelenkbefall (gewöhnlich anfänglich wandernd); besonders bei Erregernachweis im Gelenkspunktat oder Ansprechen auf antibiotische Therapie.
8. Klinische Befunde charakteristisch für eine Arthropathia neuropathica (Charcot) mit Knochenverdichtungen und Destruktionen und neurologischen Ausfällen.
9. Charakteristisches Bild eines Morbus Reiter mit Urethritis, Conjunctivitis und Arthritis (akut, anfänglich gewöhnlich wandernd).
10. Charakteristisches Bild eines Schulter-Hand-Syndroms mit einseitigem Befall, mit diffuser Schwellung der Hand, gefolgt von Atrophie und Kontrakturen.
11. Bild einer Osteoarthropathie hypertrophiante pneumique mit Trommelschlegelfingern, und/oder hypertrophischer Periostitis der langen Röhrenknochen, besonders bei Lungenbefund.
12. Charakteristische Hautläsionen eines Erythema nodosum.
13. Stark positives LE-Phänomen (mehr als vier LE-Zellen).
14. Histologischer Befund einer Periarteriitis nodosa.
15. Grober Nachweis von Homogentisinsäure im Urin durch Alkalisierung.
16. Histologischer Befund eines Morbus Boeck oder positiver Kveim-Test.
17. Befund eines Plasmozytoms (Sternalmark; Bence-Jones).
18. Nachweis von Tuberkelbazillen oder charakteristischer tuberkulöser Histologiebefund.
19. Leukämie oder malignes Lymphom (Lympho-Sa; Hodgkin).
20. Agammaglobulinämie.

Polyarthrose der Fingergelenke

Der typische polyartikuläre Befall des Handskeletts bei der klassischen chronischen Polyarthritis fordert in erster Linie eine Abgrenzung gegen die Fingerend- und Mittelgelenkarthrosen, was meist aufgrund der unterschiedlichen Lokalisation ohne Schwierigkeit gelingt (Abb. 31). So ist die Beteiligung der distalen Interphalangealgelenke bei der chronischen Polyarthritis äußerst selten und tritt höchstens in Spätstadien und bei der juvenilen Form auf. Auf die Endgelenke des Daumens und der Großzehe trifft diese Regel nicht immer zu. Während die Polyarthritis die Hautfältelung im Bereich der Gelenke verwischt, vergröbert die Arthrose sie eher. Röntgenologisch imponieren bei der Arthrose eine Gelenkspaltverschmälerung, Zystenbildung und in ausgeprägten Fällen Osteophytenbildungen, wohingegen die gelenknah betonte Osteoporose der chronischen Polyarthritis sowie Usurierungen nicht zum Bild der Arthrose gehören. Humorale Entzündungszeichen fehlen.

Arthropathia psoriatica

Im allgemeinen läßt sich die chronische Polyarthritis gegen die Arthropathia psoriatica relativ einfach abgrenzen. Die Psoriasis vulgaris besteht meist jahrelang, bevor die ersten Gelenkbeschwerden auftreten. Gelegentlich jedoch kann die Arthropathia schon vor den Hauteffloreszenzen beobachtet werden und differentialdiagnostische Schwierigkeiten bereiten. Während der Befall der distalen Interphalangealgelenke bei der chronischen Polyarthritis ausgesprochen selten auftritt, finden sich bei der Arthropathia psoriatica gerade hier die Hauptveränderungen (Abb. 31). Als solche gelten in typischer Weise das Nebeneinander von destruk-

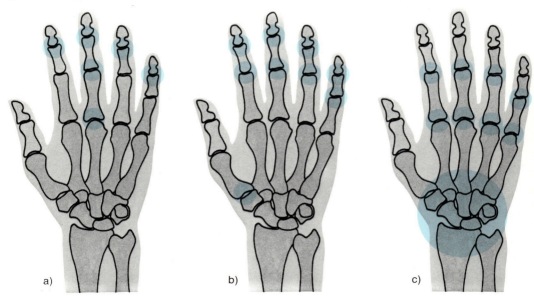

Abb. 31. Unterschiedliche Gelenkbefallmuster am Handskelett bei Arthropathia psoriatica (a), Polyarthrose (b) und chronischer Polyarthritis (c)

tiven und proliferativen Prozessen. Zusätzlich imponiert eine ausgesprochene Asymmetrie mit bevorzugtem Befall einzelner Fingerstrahlen.

Reiter-Syndrom

Die atypischen Polyarthritisformen mit Bevorzugung der Knie- und Sprunggelenke, evtl. mit entzündlichen Veränderungen im Bereich des Achillessehnenansatzes, erfordern eine Abgrenzung gegenüber dem *Reiter*-Syndrom, von dem fast ausschließlich Männer betroffen werden.

Spondylitis ankylopoetica

Bechterew

Das voll ausgeprägte Bild der Spondylitis ankylopoetica mit Syndesmophyten bereitet differentialdiagnostisch keine Schwierigkeiten gegenüber einer chronischen Polyarthritis. Zuweilen kann jedoch der eigentlichen Spondylitis ankylopoetica ein polyarthritisches Stadium vorausgehen und dann eine Differenzierung zwischen chronischer Polyarthritis und Spondylitis ankylopoetica unmöglich machen. Für die Diagnosestellung entscheidend ist die Iliosakralarthritis und vor allen Dingen die Syndesmophytenbildung. Allerdings beobachtet man bei knapp einem Drittel der juvenilen chronischen Polyarthritis auch eine Iliosakralarthritis. Die Abgrenzung der juvenilen Formen beider Krankheitsbilder ist besonders schwierig und oft erst aus dem Verlauf heraus möglich, da sie ähnliche Symptomatik aufweisen.

Lupus erythematodes und Periarteriitis nodosa

Eine klare Differenzierung zwischen chronischer Polyarthritis einerseits und Lupus erythematodes bzw. Periarteriitis nodosa andererseits kann in den Fällen schwierig werden, in denen die Gelenksymptomatik gegenüber den an sich typischen viszeralen Manifestationen überwiegt. Bei beiden Krankheitsbildern gibt es Übergangsformen. So lassen sich in etwa 30% der Kollagenkrankheiten Rheumafaktoren nachweisen. Umgekehrt findet man bei der Polyarthritis in $1/3$ der Fälle antinukleäre Faktoren bzw. Gefäßveränderungen.

Die Gelenkmanifestationen bleiben meist auf die Synovialis beschränkt. Nur selten kommt es zu Destruktionen.

Die Diagnose läßt sich häufig erst nach einer längeren Beobachtungszeit stellen. Beweisend sind im Fall des Lupus erythematodes der immunfluoreszenzserologische Nachweis von antinukleären Faktoren bzw. im Fall der Periarteriitis nodosa die typischen Gefäßveränderungen.

Sklerodermie

Besonders im Anfangsstadium der Erkrankung ist eine Verwechslung mit der chronischen Polyarthritis recht häufig. 30% der Sklerodermiefälle weisen Gelenkschwellungen und Rheumafaktoren auf. Die typische Beugefehlstellung der Finger ist nicht wie bei der chronischen Polyarthritis Folge von Destruktionen, sondern Ausdruck von Fibrosierungsprozessen des Bindegewebes. Während zu Krankheitsbeginn die Radiologie unergiebig ist, zeigen sich in Spätstadien die für die Sklerodermie charakteristischen Osteolysen im Bereich der Endphalangen. Die Diagnosestellung ergibt sich aus dem typischen klinischen Bild, der Histologie und später der Radiologie.

Im allgemeinen besteht nur ein loser Zusammenhang zwischen Dermatomyositis und chronischer Polyarthritis. Zuweilen kann jedoch die Dermatomyositis vorübergehend polyarthritische Symptome aufweisen und dann differentialdiagnostische Schwierigkeiten bereiten. Die Gelenkschwellungen gehen nicht mit ossären Veränderungen einher. Für die Diagnosestellung einer Dermatomyositis sind eine Hyperkreatinurie, Erhöhung der Muskelfermente sowie typische histopathologische Veränderungen an Haut und Muskulatur ausschlaggebend.

Dermatomyositis

Hauptsächlich bei jugendlichen Polyarthritis-Patienten sollte eine exakte Abgrenzung gegenüber dem rheumatischen Fieber erfolgen. Da der für das rheumatische Fieber typische hochakute Beginn mit Fieber, Schwellung, Rötung und ausgesprochener Schmerzhaftigkeit der mittleren und großen Gelenke in letzter Zeit wesentlich abgeschwächter verläuft, wird eine eindeutige Differenzierung beider Krankheitsbilder vielfach äußerst schwierig, zumal die jugendliche chronische Polyarthritis ebenfalls akut mit derselben Symptomatologie beginnen kann. Nicht immer läßt sich beim rheumatischen Fieber ein vorausgegangener Infekt eruieren. Für das rheumatische Fieber ist der Titer-Anstieg des Antistreptolysins charakteristisch. In rund 35% chronischer Polyarthritisfälle kann man ebenfalls mäßig erhöhte Antistreptolysin-Titer finden, die aber nicht spezifisch zu bewerten sind.

Rheumatisches Fieber

Gelegentlich – vor allem aber beim männlichen Geschlecht – kann die Abgrenzung der chronischen Polyarthritis gegenüber der chronischen Arthritis urica differentialdiagnostische Schwierigkeiten bereiten. Extraartikuläre Tophusbildungen können Ähnlichkeit mit Rheumaknoten aufweisen. Knöcherne Tophi können zuweilen zum Gelenk hin durchbrechen und dann mit polyarthritischen Gelenkdestruktionen verwechselt werden. Die Hyperurikämie als pathognomonisches Zeichen der Arthritis urica wird bei der chronischen Polyarthritis nicht gefunden.

Arthritis urica

Bei akutem Beginn der chronischen Polyarthritis mit mono- oder oligoartikulärem Befall sollte man stets eine Infektarthritis ausschließen, die Folge einer metastatischen Streuung ist. Besonders vorausgegangene fieberhafte Infekte lassen an ein derartiges Krankheitsbild denken. Bestätigt wird die Verdachtsdiagnose bakteriologisch entweder durch direkten oder kulturellen Keimnachweis. Das Blutbild zeigt in typischer Weise eine Leukozytose mit Linksverschiebung. Während die radiologischen Befunde bei den akuten Infekt-

Metastatisch bakterielle Infektarthritis

arthritiden unergiebig sind, können zuweilen bei den chronischen Formen, wie z.B. bei Tuberkulose: Osteoporose, Usuren und Sequesterbildungen in Spätstadien beobachtet werden.

Symptomatische Arthritiden

Besondere Bedeutung kommt der differentialdiagnostischen Abgrenzung der chronischen Polyarthritis gegenüber den sogenannten symptomatischen Arthritiden zu. Unter diesen versteht man sterile Gelenkentzündungen, die im Verlauf verschiedener nicht-rheumatischer Krankheitsbilder auf allergischem oder immunologischem Wege auftreten können. Im Unterschied zur chronischen Polyarthritis ist bei diesen Arthritiden ihre Ursache bekannt. Ätiologisch kommen infektiöse, parasitäre, neoplastische oder metabolische Krankheiten in Frage.

Prototyp einer symptomatischen allergischen Arthritis ist die Arthritis bei Serumkrankheit. Neben den Allgemeinerscheinungen, dem Fieber, den kutanen Veränderungen und der Albuminurie können Gelenkmanifestationen bis hin zum synovitischen polyarthritischen Bild mit Bevorzugung der mittelgroßen Gelenke auftreten. Diese Gelenkmanifestationen bilden sich aber meist in kurzer Zeit spontan wieder zurück.

Paraneoplastische Arthropathien

Im Rahmen einer Tumor- oder malignen Systemerkrankung können ebenfalls Arthritiden auftreten. Häufiger als diese entwickelt sich jedoch gelegentlich – vor allem bei intrathorakalen Tumoren oder Metastasenbildungen – eine Osteoarthropathie hypertrophiante *Pierre Marie-Bamberger*. Trommelschlegelfinger (Abb. 32), periostale Auflagerungen an den langen Röhrenknochen (Abb. 33) und gelegentlich Synovitiden sind objektive, Glieder- und Gelenksschmerzen subjektive Symptome. Charakteristisch ist die Reversibilität der Befunde nach erfolgreicher Tumorbehandlung.

Auch gelenknahe Tumoren können das Bild einer Arthritis vortäuschen, wie es vom Synovialom her bekannt ist.

Arthritis bei gastrointestinalen Erkrankungen

Begleitarthritiden finden sich gelegentlich bei der *Colitis ulcerosa* und der *Enteritis reginonalis Crohn*. Die Arthropathie kann den intestinalen Symptomen zwar gelegentlich vorausgehen, doch laufen meist Darmerkrankung und Gelenkentzündungen hinsichtlich Schubsituation und Remission parallel. Große und mittelgroße Extremitätengelenke werden bevorzugt befallen. Die Arthritiden pflegen aber meist folgenlos auszuheilen. Eine Wirbelsäulenbeteiligung manifestiert sich unter dem Bild einer Spondylitis ankylopoetica.

Auch die Arthritiden beim *Morbus Whipple* gehen ohne Destruktionen einher. Während diese meist als Oligo-Arthritiden imponierenden Gelenkmanifestationen selbstverständ-

Chronische Polyarthritis

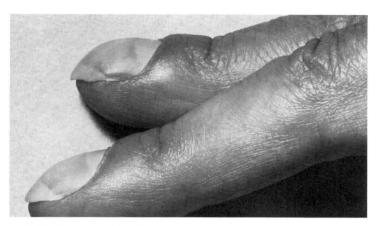

Abb. 32. Trommelschlegelfinger

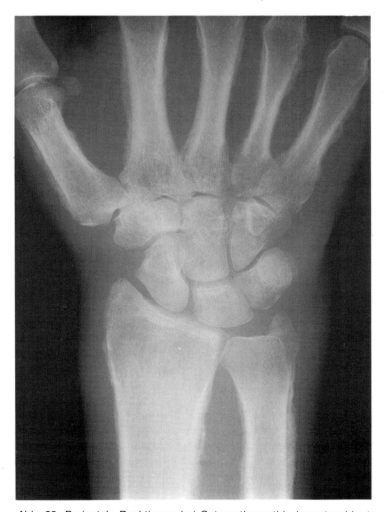

Abb. 33. Periostale Reaktionen bei Osteoarthropathie hypertrophiante

lich alle seronegativ sind, kann der Rheumafaktor bei Arthritis im Gefolge von Lebererkrankungen, wie es bei Fällen chronisch-aggressiver *Hepatitis* beschrieben wurde, positiv werden.

Ähnliche Gelenksymptome können beim *Morbus Behçet* auftreten. Im Vordergrund stehen bei diesem Krankheitsbild jedoch weniger die Arthritiden als vielmehr die Schleimhautulzera an Mund und Genitale sowie die rezidivierende Iritis.

Neuropathische Arthropathien

Derartige Gelenkveränderungen rufen eher Arthrosebilder hervor, können jedoch bei Reizergüssen oder im Falle der bei der diabetischen Arthropathie anzutreffenden ossären Destruktion Ähnlichkeit mit arthritischen Symptomen aufweisen.

Palindromer Rheumatismus

Differentialdiagnostisch kann ganz selten der sogenannte palindrome Rheumatismus in Frage kommen. Vielfach wird dieser allerdings nicht als eigenständige Krankheit aufgefaßt. Man versteht darunter rezidivierende schmerzhafte Schwellungen meist eines einzelnen Gelenkes wechselnder Lokalisation. In der Hauptsache werden die Interphalangealgelenke befallen. Die Schwellungen sind nicht nur auf die Gelenke beschränkt, sondern erfassen auch das umgebende Gewebe. Nach 1 oder 2 Tagen kommt es im allgemeinen spontan zur völligen Remission. Gelenkfehlstellungen sowie radiologische Befunde werden auch nach wiederholten Schwellungszuständen nicht gefunden. Rheumafaktoren lassen sich nicht nachweisen, der Serumharnsäurespiegel liegt selbst im »Anfall« im Normbereich. Ein Drittel dieser Krankheitsfälle mündet später in eine echte chronische Polyarthritis ein, ein weiterer Teil geht in eine Arthritis urica sowie in einen Lupus erythematodes über.

Reflexdystrophie

Die bei der klassischen chronischen Polyarthritis auftretende Symmetrie der Gelenkschwellung ist keineswegs obligat. Bei einseitigem Befall der Gelenkschwellungen im Bereich des Handskeletts muß in erster Linie eine Reflexdystrophie ausgeschlossen werden. Die spindelförmige Gelenkschwellung bei der chronischen Polyarthritis steht im Gegensatz zur diffusen, nicht gelenkbetonten Schwellung der Finger und des Handrückens. Die reflexdystrophische Haut ist in der akuten Phase gerötet und fühlt sich feucht und heiß an. Röntgenologisch läßt sich relativ frühzeitig eine charakteristische, fleckförmige, marmorierte Osteoporose erkennen, die wegen ihrer Einseitigkeit besonders auffällig ist.

Die Laborchemie zeigt keine pathologischen Befunde. In den weiteren Stadien der Reflexdystrophie mit trophischen Störungen wie Muskelatrophie, feucht-kühler Haut und den zuweilen fibrösen Gelenkversteifungen ist die Differenzierung gegenüber der chronischen Polyarthritis relativ einfach.

Die Diagnose muß durch Histologie von Organmaterial, das entweder bei Leberpunktion oder aber Mediastinoskopie bzw. Scalenusbiopsie gewonnen wurde, gesichert werden.

Die Ostitis cystoides *Jüngling* als Knochenmanifestation der chronischen Verlaufsform ist außerordentlich selten. Kennzeichnend sind scharf ausgestanzte Läsionen oder wabige Strukturen in den Phalangen oder Metacarpalia. Die Gelenkflächen werden nicht lädiert. Klinisch bleibt die Knochensarkoidose meist symptomlos.

Bei der akuten Verlaufsform der Sarkoidose, dem *Löfgren*-Syndrom, können akute polyarthritische Bilder auftreten, die ganz selten sogar auch Deformierungen hinterlassen können.

Sarkoidose

Die Behandlung der chronischen Polyarthritis muß dem mannigfaltigen Erscheinungsbild dieser Erkrankung gerecht werden. Deshalb sollte zunächst der genaue Krankheitszustand mit Hilfe der Anamnese, des klinischen Bildes, der Radiologie sowie Laborchemie festgestellt werden. Erst dann ist eine gezielte Therapie möglich. Diese ist abhängig vom Krankheitsstadium, der aktuellen Prozeßaktivität, der Funktionsbehinderung sowie dem Allgemeinzustand. Grundsätzlich stehen uns medikamentöse, operative und physikalische Behandlungsmöglichkeiten zur Verfügung.

Wir unterscheiden zwei Hauptgruppen von Arzneimitteln. Die erste Gruppe umfaßt die symptomatisch wirkenden »Antirheumatika«, die zweite die sogenannten »Basistherapeutika«, die in den pathogenetischen Mechanismus der chronischen Polyarthritis eingreifen und diesen anhaltend unterdrücken sollen.

Die Antirheumatika wirken sofort und nur solange sie appliziert werden, während die Basistherapeutika erst nach einer Latenzzeit von einigen Wochen ihre Wirkung nachhaltig entfalten.

Hinsichtlich des Effektes gibt es zwischen den symptomatisch wirkenden und den Basistherapeutika Überschneidungen. So entwickeln Basistherapeutika auch symptomatische, Antirheumatika in gewisser Hinsicht auch basistherapeutische Effekte. Beide Medikamentengruppen müssen einander ergänzend angewandt werden. Solange die Wirkung der Basistherapie noch aussteht, muß der palliative Effekt der Antirheumatika ausgenutzt werden. Erst später mit Wirkungseintritt der Basistherapie können die Antirheumatika reduziert werden.

Medikamentöse Therapie

Die Bedeutung der symptomatischen Behandlung und der Basistherapie ist in den einzelnen Krankheitsstadien verschieden. Während die Basistherapeutika mehr in den ersten Stadien indiziert sind, ist man in den späteren Stadien mehr auf die Antirheumatika angewiesen.

Selbstverständlich sind bei entsprechender Indikation auch allgemeine internmedizinische Maßnahmen angezeigt.

Die häufig anzutreffende Anämie ist äußerst therapieresistent. In schweren Fällen kann sie Bluttransfusionen erforderlich machen. Bei der für die chronische Polyarthritis charakteristischen Hyposiderinämie bleibt eine Eisensubstitution meist erfolglos. Sie kann lediglich durch interkurrent okkulte Blutungen verursachte Eisenmängel ausgleichen.

Diätetische Konsequenzen ergeben sich nicht von der Grundkrankheit her, sondern sind lediglich in Abhängigkeit vom Allgemeinzustand zu ziehen, am ehesten in Form einer eiweiß- und vitaminreichen Kost.

Symptomatische medikamentöse Therapie

Unter der symptomatischen Therapie der chronischen Polyarthritis versteht man die Behandlung mit den sogenannten Antirheumatika einschließlich der Corticoide. Sie wirken analgetisch, antiphlogistisch sowie antipyretisch. Je nach Substanz steht mehr die eine oder andere Eigenschaft im Vordergrund. Mit der symptomatischen Therapie soll der aktuelle Zustand der Gelenkschwellungen und der Schmerzen möglichst rasch gebessert oder beseitigt werden.

Die Wirkungsweise der Antirheumatika ist vielfältig. Neben der zentralen Hemmung der Schmerzempfindung kommt der Unterdrückung der Mucopolysaccharid-Synthese in den Fibroblasten besondere Bedeutung zu. Die Proliferation der Fibroblasten wird normalerweise nicht gestört, erst bei höherer Dosierung, die allerdings in Ausnahmefällen, wie z.B. in Schubsituationen, ohne weiteres erreicht werden kann. Somit haben die üblichen Antirheumatika auch eine zytostatische Wirkung und können ebenfalls wie die eigentlichen Zytostatika das entzündliche Granulationsgewebe am Weiterwachsen hindern. Dieser Effekt ist auch für die Nebenwirkung dieser Substanzen auf das Knochenmark mitverantwortlich zu machen. Zusätzlich zeigen die Antirheumatika neben einer histaminantagonistischen Wirkung und einer Verminderung des gesteigerten Stoffwechsels im Entzündungsgebiet einen stabilisierenden Effekt, z.B. auf die Lysosomenmembran. Dadurch wird die Freisetzung der zytotoxischen, lysosomalen Fermente verhindert.

Salicylate und Pyrazolone sollen außerdem einen Einfluß auf die Ausschüttung der Corticoide aus der Nebennierenrinde sowie deren Abbau in der Leber mit dem Erfolg einer verlängerten Wirkung ausüben. Im einzelnen werden folgende Substanzgruppen unterschieden:

Gebräuchliche Antirheumatica

---

1. Acetylsalicylsäure
2. Phenylbutazon
3. Oxyphenylbutazon
4. Flufenaminsäure
5. Ibuprofen
6. Indometacin
7. Azapropazon
8. Bumadizon
9. Alclofenac

Acetylsalicylsäure

Die Salicylate sind erst bei einer Blutspiegelhöhe von 30 bis 35 mg% wirksam. Dafür sind tägliche Dosen von 3 bis 8 g bzw. 6 bis 16 Tabl. notwendig. Dieser therapeutische Spiegel soll möglichst über den ganzen Tag konstant gehalten werden. Salicylate sind – sofern nicht dünndarmlöslich – infolge der schlechten Magenverträglichkeit und der relativ häufig auftretenden Intoxikationserscheinungen zugunsten neuerer Antirheumatika verdrängt worden. Die Salicylate reizen die Schleimhäute, wobei punktförmige Blutungen auftreten können. Hieran ist auch ihr gerinnungshemmender Effekt beteiligt. Sie hemmen die Thrombozytenaggregation und die Synthese von Prothrombin. Deswegen sollten unter Salicylatbehandlung regelmäßig Stuhluntersuchungen auf okkultes Blut durchgeführt werden.

Weitere Nebenwirkungen sind zentralnervöser Art wie Ohrensausen mit Schwindelgefühl, Schwerhörigkeit sowie Benommenheit. Allergische Hautreaktionen, angioneurotische Ödeme und Asthma bronchiale werden selten beobachtet.

Pyrazolone und Pyrazolidine

Diese Substanzen haben einen ausgeprägten antiphlogistischen Effekt. Sehr wirksam ist das Phenylbutazon, das allerdings wegen seiner Nebenwirkungen vielfach abgelehnt wird. Initial benötigt man Dosen von 800–1200 mg, für die Langzeittherapie 400–600 mg.

Neben Wasser- und Salzretention sowie Schleimhautschäden gilt als schwerwiegendste Nebenwirkung die Störung der Knochenmarksfunktion mit Leukopenie oder sogar Panmyelophthise. Die Pyrazolidinderivate eignen sich bei Bedarf gut zur Kombination mit Steroiden, da beide Einzelkomponenten sich besonders stark potenzieren.

Indometacin

Indometacin zeigt eine ausgezeichnete antiphlogistische Wirkung. Die tägliche Dosierung als Langzeitmedikation liegt zwischen 100–150 mg. Häufigste Nebenwirkungen sind Schwindelgefühl, Kopfschmerzen, Magen-Darm-Unverträglichkeiten sowie Brechreiz und Erbrechen.

Heute stehen uns eine Reihe weiterer Antirheumatika zur Verfügung. Die individuelle Ansprechbarkeit auf die einzelnen Substanzen ist sehr unterschiedlich. So kann bei Unverträglichkeitserscheinungen leichter auf ein anderes Präparat ausgewichen werden.

Corticosteroide

Mit der erstmaligen Anwendung der Corticosteroide vor rund 25 Jahren in der Rheumatherapie glaubte man zunächst, das Mittel der Wahl gefunden zu haben. Inzwischen steht man dieser Therapie wegen der Vielzahl schwerwiegender Nebenwirkungen, hauptsächlich bei Dauerbehandlung, ablehnender gegenüber.

Corticosteroide besitzen einen starken antiphlogistischen Effekt. Sie unterdrücken mesenchymale Reaktionen.

Wie bei allen symptomatischen Medikamenten laufen auch bei den Corticoiden die Knorpel- und Knochendestruktionen selbst bei subjektiver Beschwerdefreiheit unvermindert weiter.

Sie wirken nur während der Zeit ihrer Verabreichung. Nach Absetzen können die Symptome wieder in vollem Ausmaß auftreten. Darin liegt die Ursache für die häufige Dauerapplikation. Zudem läßt die Wirksamkeit der Corticoide nach längerer Einnahme nach. Dies hat eine kontinuierliche Dosiserhöhung zur Folge.

Da die Häufigkeit der Nebenerscheinungen mit der Applikationsdauer und mit steigender Dosierung zunimmt, sollte eine Dauertherapie mit Corticoiden nach Möglichkeit vermieden werden.

Die wichtigsten Nebenerscheinungen sind in der folgenden Tabelle zusammengefaßt:

1. Ulcus ventriculi und duodeni
2. Kochsalz und Wasserretention ⎫
3. Diabetes   ⎪
4. Osteoporose   ⎬ bis zum ausgeprägten *Cushing*-Syndrom
5. Hypertonie   ⎪
6. verminderte Infektabwehr   ⎭
7. Gefäßschäden
8. psychische Störungen
9. Nebennierenrindeninsuffizienz

Die Corticoide sind nur dann indiziert, wenn die nicht steroidalen Antirheumatika nicht ausreichen.

Bei Gefäßbeteiligung sind sie kontraindiziert.

Wegen ihrer vorzüglichen raschen, entzündungshemmenden und schmerzlindernden Wirkung eignen sich die Corticoide ganz besonders zur Kupierung hochakuter Schubsituationen.

Für eine 10–14-tägige Stoßtherapie bei Schubsituationen kann folgende Dosierung empfohlen werden: In den ersten 4–5 Tagen sollte eine voll wirksame Corticoiddosis von 20–40 mg Prednisolon oder von der entsprechenden Äquivalenzdosis eines anderen Corticoids verabreicht werden. Im weiteren Verlauf kann die Dosis langsam reduziert werden.

Bei starker Prozeßaktivität können in kürzeren Abständen erneute Corticoidstöße notwendig werden.

Die Reduktion der Corticoiddosis kann besonders nach längerer Medikation Schwierigkeiten bereiten. Sie sollte unter Zuhilfenahme steigender Antirheumatikadosen erfolgen. Nicht immer gelingt ein vollständiger Abbau der

Steroiddosis. Bei einer nicht zu umgehenden Langzeitmedikation sollte eine Dosis von 7,5 mg Prednisolonäquivalent nicht überschritten werden.

Die einzelnen Cortisonderivate sind bezüglich ihrer Dosierung auf Prednisolon zu beziehen.

Äquivalenzdosen der verschiedenen Corticoide für die Grenzdosis bei Langzeittherapie (nach *Kaiser*)

Prednison	7,5 mg
Prednisolon	7,5 mg
6-Methylprednisolon	6,0 mg
Triamcinolon	6,0 mg
Dexamethason	1,5 mg
Betamethason	1,0 mg
Paramethason	3,0 mg
Fluocortolon	7,5 mg
16-Methylenprednisolon	9,0 mg

Die verschiedenen im Handel befindlichen Corticosteroid-Präparate unterscheiden sich außerdem vorwiegend in ihrer mineralo-corticotropen Wirkung insofern, als z.B. Hydrocortison Wasser und Salz stark retiniert, Triamcinolon dagegen eher natriuretisch wirkt.

Für die Langzeittherapie haben sich Methyl-Prednisolon und Methylen-Prednisolon am besten bewährt. Unter den fluorierten Verbindungen ist nur das Fluocortolon geeignet.

Die gesamte benötigte tägliche Corticoiddosis sollte möglichst am Morgen gegeben werden, auch wenn diese einmalige Gabe höher dosiert werden muß. Mit dieser sogenannten zirkadianen Therapie wird die Gefahr der Nebennierenrindenatrophie wesentlich verringert, da hierbei der physiologische Rhythmus der Hormonausschüttung berücksichtig wird. Man wird demzufolge die Einzelmedikamente so verteilen, daß die gesamte Steroiddosis morgens und die »Antirheumatika« mittags und abends eingenommen werden.

Eine alternierende Therapie, bei der die gesamte benötigte Corticoiddosis im 48-Stunden-Rhythmus einmalig verabreicht wird, läßt sich nur selten durchführen. Sie hat den Vorteil, die physiologische Funktion der Nebennierenrinde nicht zu beeinflussen.

Von den Kombinationspräparaten ist abzuraten. Da hier das Corticosteroid mit dem nicht-steroidalen Antirheumatikum im starren Mengenverhältnis kombiniert ist, kann einerseits der Corticoid-Anteil nicht so gering wie möglich, andererseits das Antirheumatikum nicht so hoch wie nötig dosiert werden. Auch ist eine zirkadiane Applikation nicht möglich.

Intraartikuläre Steroidbehandlung

Im Gegensatz zur allgemeinen Corticoidbehandlung hat die lokale intraartikuläre Applikationsform ihre Bedeutung behalten. Besonders die mono- und oligoartikulären Manifestationen stellen eine Indikation hierfür dar. Durch die hohe Konzentration des Corticoids bildet sich die Entzündung rasch zurück.

Die intraartikulär instillierten Steroide entfalten nach einer gewissen Latenzzeit, die von der Wahl des Präparates und der Permeabilität der Synovialmembran abhängt, auch allgemein eine Wirkung. Grundsätzlich muß man also auch bei intraartikulären Steroidinjektionen mit den bekannten Nebenwirkungen einer derartigen Therapie rechnen.

In jüngster Zeit wird auf die Gefahr von aseptischen Knochennekrosen besonders im Bereich des Femurkopfes nach intraartikulären Steroidinjektionen hingewiesen.

Größte Komplikation einer intraartikulären Steroidinjektion stellt allerdings die Gelenkinfektion dar, weswegen absolute Sterilität zu fordern ist.

ACTH

Synthetisches ACTH kann jetzt ohne die Gefahr der allergischen Reaktion verabfolgt werden. Die Wirkung auf die Polyarthritis erfolgt über die dadurch hervorgerufene endogene Nebennierenrindenhormon-Ausschüttung.

Eine Nebennierenrindeninsuffizienz stellt eine Kontraindikation für die ACTH-Anwendung dar, weswegen das ACTH gerade nach langfristiger Corticoidtherapie vorsichtig dosiert werden muß.

Ob die Freisetzung körpereigenen Cortisons einen Vorteil darstellt, bleibt offen. Die Corticoidmenge bleibt dabei unkontrollierbar.

Medikamentöse Basistherapie

Die sogenannten Basistherapeutika wirken im Gegensatz zu den eigentlichen Antirheumatika erst nach einer Latenzzeit, zeigen jedoch einen länger anhaltenden, möglicherweise dauerhaften Effekt. Sie eignen sich daher nicht zur eigentlichen Bekämpfung von Schubsituationen. Diese Medikamente sollen in die Pathogenese der chronischen Polyarthritis hemmend eingreifen. Im einzelnen sind es folgende:

Chloroquin-Derivate
Goldverbindungen
D-Penicillamin
Zytostatika

Ihre Angriffspunkte im Grundprozeß der chronischen Polyarthritis sind noch nicht endgültig geklärt, wenn auch einige ihrer Wirkungsweisen bekannt sind. Vieles basiert auf Hypothesen, zumal ja die Ätiologie der chronischen Polyarthritis noch unbekannt ist. Aus diesem Grund ist eine kausal gerichtete Therapie nicht möglich.

Indiziert ist eine Basistherapie bei jeder aktiven chronischen Polyarthritis. Sie ist um so wirksamer, je früher sie eingesetzt wird. Da jedes Basistherapeutikum mit mehr oder weniger Nebenwirkungen behaftet ist, müssen die möglichen Komplikationen im tragbaren Verhältnis zum gewünschten Erfolg stehen.

Die Anwendung von Antimalariamitteln bei der chronischen Polyarthritis ergab sich aus einer zufälligen Beobachtung bei LED-Patienten mit polyarthritischen Veränderungen, welche sich unter einer derartigen Therapie auffallend besserten. Der Angriffspunkt dieser Medikamente im pathogenetischen Mechanismus der chronischen Polyarthritis ist noch weitgehend ungeklärt.

Antimalariamittel

Antimalariamittel sollen eine stabilisierende Wirkung auf die Lysosomenmembran ausüben und dadurch die Freisetzung lysosomaler Enzyme verhindern. Dieser rein antiphlogistische Effekt setzt im Gegensatz zu den Antirheumatika verzögert ein, hält dagegen aber lange an.

Weiterhin konnte nachgewiesen werden, daß die Antimalariamittel in den Stoffwechsel des Bindegewebes eingreifen. Sie üben eine stimulierende Wirkung auf den Einbau des Schwefels in die Chondroitin- und Mukoitinschwefelsäure des Granulationsgewebes aus. Außerdem wird ein antikörperinaktivierender Effekt diskutiert.

Die Initialdosis für die Dauer von 14 Tagen beträgt bei Chloroquindiphosphat 500 mg, bei Hydro-di-chloroquinsulfat 1200 mg, die Langzeitdosis bei Chloroquin-diphosphat 250 mg bzw. 600 mg bei Hydro-di-chloroquinsulfat.

Präparat	Initialdosis	Langzeitdosis
1. Chloroquin-diphosphat	500 mg/die (= 2 Tabl./abends)	250 mg/die
2. Hydro-di-chloroquinsulfat	1200 mg/die (= 3×2 Tabl./die)	600 mg/die

Die gesamte Chloroquindiphosphatdosis soll abends gegeben werden.

Indiziert ist diese Therapie in solchen Fällen, wo eine ausbleibende Wirkung noch in Kauf genommen werden kann, also bei leichteren, fraglichen sowie bei allen blande verlaufenden Frühfällen. Außerdem kann eine derartige Therapie zwischen den einzelnen Goldkuren und dort, wo eine Goldtherapie kontraindiziert ist, durchgeführt werden.

Die Antimalariabehandlung ist bezüglich ihrer Wirksamkeit einer Goldbehandlung unterlegen. Die Erfolgsquoten schwanken je nach Autor von 25–50%. Im Gegensatz zur

Goldbehandlung zeichnet sich diese Therapie durch bessere Verträglichkeit und geringere Nebenerscheinungen aus. Diese treten in etwa 20–40% auf, sind jedoch meist harmloser Art, abgesehen von der Retinopathie.

Wichtigste Nebenerscheinungen der Antimalariamittel

1. Gastrointestinale Reizerscheinungen
2. Corneaeinlagerungen (reversibel)
3. Arzneimittelexanthem
4. Depigmentierung der Haare
5. Leukopenie, Thrombozytopenie, Anämie
6. Kopfschmerzen, Schwindel
7. Retinopathie (meist irreversibel)
8. Neuromyopathie

Am häufigsten werden intestinale Reizerscheinungen und reversible Corneaeinlagerungen beobachtet. Derartige Corneaeinlagerungen sind bei längerer Applikation beinahe obligat, verschwinden jedoch völlig mit Absetzen dieser Therapie. Irreversible Schäden an der Retina können Literaturangaben zufolge in 0,5% bis zu 6% auftreten. Diese Retinopathie scheint dosisabhängig und bei der üblichen Dosierung von 250 mg Chloroquindiphosphat eine Rarität zu sein.

Hinsichtlich dieser möglichen Augenschädigungen ist eine vierteljährliche ophthalmologische Untersuchung erforderlich. Außerdem sollten in 1- bis 2-monatigen Abständen wegen der möglichen Gefahr einer Leukopenie Blutbildkontrollen durchgeführt werden.

Die Wirksamkeit einer Antimalaria-Therapie äußert sich erst nach einigen Monaten. Bei günstiger Beeinflussung der chronischen Polyarthritis kann diese Therapie unter Umständen mehrere Jahre weitergeführt werden. Kommt es jedoch unter einer derartigen Behandlung innerhalb von 6 Monaten nicht zu einer nennenswerten Besserung oder tritt sogar eine Progredienz ein, wird ein Wechsel der Basistherapie erforderlich.

Goldtherapie

Die Verwendung des Goldes in der Behandlung der chronischen Polyarthritis basierte zunächst auf reiner Empirie ohne Kenntnis ihrer Wirkungsweise. Diese ist allerdings auch heute noch nicht endgültig geklärt, wenngleich einige Angriffspunkte bekannt sind, die kurz erläutert werden sollen.

Gold wird bevorzugt in entzündlichen Gelenken abgelagert und zwar hauptsächlich in den Makrophagen der Synovialmembran. Hier hemmt es die Aktivität und Freisetzung lysosomaler Enzyme, so der sauren Phosphatase und der β-Glukuronidase mit ihren zytotoxischen Eigenschaften.

Ein bedeutungsvoller Wirkungsmechanismus des Goldes ist in der Blockierung der Umwandlung der Sulfhydrilgruppen zu Disulfidgruppen in den Gammaglobulinen zu sehen, wodurch ihre Bindung an das entsprechende Antigen verhindert wird. Insofern wird auch die Antikörperreaktion beeinflußt.

Weiterhin konnte nachgewiesen werden, daß unter der Goldtherapie auch die Antikörperproduktion in den immunkompetenten Zellen – den Lymphozyten und Plasmazellen – gebremst wird.

Außerdem beobachtet man eine verstärkte Quervernetzung der Kollagenfasern, was als Schutzfunktion des Kollagens gegenüber anderen Noxen verstanden werden muß.

Schließlich wird in letzter Zeit ein stimulierender Effekt auf das Hypophysen-Nebennierenrinden-System diskutiert.

Mit einer Goldbehandlung kann man in 65–80% eine deutliche Besserung der chronischen Polyarthritis erzielen. *Meyer* hat in 20% eine wesentliche und in 50% eine zufriedenstellende Besserung gefunden. 30% blieben unbeeinflußt. Je früher eine derartige Therapie einsetzt, um so wirksamer ist der Einfluß auf die Polyarthritis. Bei ausgebrannten Fällen ist diese Therapie erfolglos.

Eine Indikation stellen alle mittelschweren, noch nicht weit fortgeschrittenen und chloroquinresistenten Fälle dar.

Bei Magen- und Duodenalulzera ist wegen der dadurch bedingten Kontraindikation für Antirheumatika vorrangig mit einer Goldtherapie zu beginnen.

In Deutschland stehen derzeit 3 Präparate zur Verfügung.

Präparate	Goldgehalt
1. Aurothioglucose	50%
2. Aurokeratinat	13%
3. Aurothiomalat	46%

Diese Goldsalze sind wasserlöslich und liegen entweder in wäßriger Lösung oder in einer öligen Suspension vor. Die Wahl des Präparates spielt nur eine untergeordnete Rolle. Entscheidend ist der unterschiedliche Gehalt an reinem, metallischem Gold.

Wir unterscheiden bei der Goldbehandlung prinzipiell 3 Perioden.

1. Periode des Einschleichens:
   Hier wird mit kleinsten Mengen und zwar 1–5 mg Gold wöchentlich die Verträglichkeit getestet und eine Goldallergie ausgeschlossen.

2. Periode der Aufsättigung:
   In dieser Periode werden Dosen von 10–50 mg Gold pro Woche appliziert. Einige Autoren empfehlen sogar Dosen von 100 mg wöchentlich. Ein festes, allgemein gültiges Schema kann nicht gegeben werden. Die Dosierung bleibt

individuell und richtet sich grundsätzlich nach Körpergewicht und Allgemeinzustand.

3. Periode der Vollsättigung:
Die Periode der Vollsättigung ist bei einer Gesamtdosis von 10–15 mg metallischem Gold pro kg Körpergewicht erreicht. Das entspricht etwa einer Gesamtmenge von 500 mg bis 1,0 g. Im allgemeinen wird diese Dosis nach 3–5 Monaten erreicht. Erst bei dieser Menge ist mit einem therapeutischen Effekt zu rechnen, andererseits aber auch mit einer Zunahme von Nebenwirkungen.

Hinsichtlich dieser geringen therapeutischen Breite bedarf die Goldbehandlung regelmäßiger, exakter Kontrolluntersuchungen, um Frühzeichen von Nebenwirkungen rechtzeitig zu erfassen.

Kontrolluntersuchungen während der Goldtherapie

Folgende Kontrolluntersuchungen sind während einer Goldbehandlung unbedingt erforderlich.

a) Klinisch:

Vor Injektion Befragung des Patienten über früher aufgetretene Reaktion (Pruritus, Hautausschlag, Metallgeschmack im Munde, Stomatitis, akute Verdauungsstörung, auffällige Verschlechterung des Allgemeinzustandes).

b) Laboruntersuchung:

Wöchentlich
  Leukozyten
  Urin einschließlich
  Sediment und Gallenfarbstoffe

14-tägig
  Hb
  Erythrozyten
  Differentialblutbild
  inkl. Thrombozyten

monatlich
  Transaminasen
  alkalische Phosphatase
  Kreatinin

Nach Erreichen der ersten Sättigung ergeben sich verschiedene Möglichkeiten, die Goldtherapie weiterzuführen. Sie zeigen bisher keinen nennenswerten Unterschied bezüglich ihrer Effektivität. Einerseits wird eine kurmäßige Goldtherapie empfohlen. Hier wird bei einer Gesamtdosis von 500 mg bis 1,0 g eine Pause von ca. 2 Monaten eingeschoben. Dadurch vermindert sich die Gefahr einer Überdosierung. Die zweite Kur kann dann im allgemeinen zügiger durchgeführt werden. Eine weitere Verabfolgung von Gold in einer 3. Kur ist abhängig von der Wirksamkeit der beiden ersten.

Im Intervall der Goldkuren sollte eine Basistherapie mit Chloroquin durchgeführt werden, um den morbostatischen Effekt aufrechtzuerhalten.

Andererseits ist eine Langzeittherapie mit monatlichen Injektionen von 25–30 mg Gold über Monate oder sogar Jahre möglich. Gold und Chloroquin können aber auch gleichzeitig verabreicht werden.

Die absoluten und relativen Kontraindikationen sind in der nachstehenden Tabelle zusammengefaßt.

a) Absolute Kontraindikationen
1. Polyarthritiden bei sogenannten Kollagenkrankheiten (z. B. Lupus erythematodes disseminatus, Periarteriitis nodosa)
2. Überempfindlichkeitsreaktionen der Haut auf Gold
3. Nierenschäden (Nephrose, Nephritis)
4. Schwerere Erkrankungen des hämatopoetischen Systems (besonders Leukopenie und Thrombozytopenie)
5. Schwere Leberschäden
6. Gravidität
7. Schwermetall-Allergie

b) Relative Kontraindikationen
1. Leichte Leberschäden
2. Allergische Diathese
3. Stark reduzierter Allgemeinzustand

Kontraindikationen der Goldtherapie

Diabetes mellitus, essentielle Hypertonie und andere Kreislaufleiden, sofern sie nicht dekompensiert sind, stellen keine Kontraindikationen dar.

Die genaue Kenntnis der Nebenwirkungen ist wichtig, um die ersten Alarmsymptome eventueller Unverträglichkeitserscheinungen rechtzeitig zu erfassen. Die Gefahr von Komplikationen sollte jedoch nicht überbewertet werden.

Nebenwirkungen der Goldtherapie

Durch Beachtung der Kontraindikationen, Durchführung exakter Kontrolluntersuchungen und Einhaltung einer vorsichtigen, langsam einschleichenden Dosierung sind die Goldschäden wesentlich reduziert worden.

Mit Einführung der Goldthiosulfatverbindungen vor rund 25 Jahren ist die Toxizität einer Goldbehandlung beträchtlich verringert worden. Zu Unrecht leidet der Ruf dieser Therapie noch unter den früher häufig aufgetretenen Unverträglichkeitserscheinungen älterer Präparate sowie der damals geübten relativ hohen Dosierung. Sie wird aus diesen Gründen leider noch heute vielfach abgelehnt.

Ob die Nebenwirkungen auf toxischem oder allergischem Wege entstehen, konnte bisher nicht endgültig geklärt werden. Gesichert ist dagegen, daß die Häufigkeit der Nebenwirkungen mit steigender Dosis zunimmt.

In rund 30% der Fälle treten Nebenwirkungen auf, die nach Absetzen der Goldtherapie im allgemeinen keine ernsthaften Schäden hinterlassen. Schwerwiegendere Komplikationen werden nach Literaturangaben in 4,5% beobachtet. Bei der heute geübten Goldtherapie beträgt die Mortalität nach Literaturangaben 0,4%, meist infolge hämatologischer Komplikationen. Die häufigsten Nebenwirkungen und ihre Frühsymptome gehen aus den folgenden Tabellen hervor.

Hinweissymptome auf Nebenwirkungen während der Goldtherapie

1. *Hämatopoetisches System*
   Eosinophilie
   Leukopenie
   Thrombozytopenie
2. *Haut und Schleimhäute*
   Exantheme
   Pruritus
   Follikulitis
3. *Nieren*
   Zylindrurie
   Hämaturie
   Proteinurie

Komplikationen der Goldtherapie

1. Panhämozytopenie
2. Dermatitis exfoliativa und Schleimhautschädigungen (Gingivitis, Stomatitis)
3. Nephrose Niere
4. Hepatose Leber

Häufigste Nebenerscheinung von seiten des hämatopoetischen Systems ist eine Eosinophilie. Diese ist im allgemeinen unbedenklich und verschwindet nach einer Applikationspause von ein paar Wochen meist vollständig. Zu berücksichtigen sind allergische Reaktionen auf das Lösungsmittel selbst, die durch Wechsel des Goldpräparates beseitigt werden können.

Absolute Indikation zum Abbruch einer Goldtherapie ist eine anhaltende Eosinophilie über 12%, eine Leukopenie unter 2000 sowie eine Thrombopenie unter 80000.

Ausdruck allergischer Reaktionen an Haut und Schleimhäuten sind in charakteristischer Weise Pruritus und Exanthem, das alle Formen annehmen kann. Schwerwiegendste, allerdings auch sehr seltene Goldschädigung an der Haut ist eine Dermatitis exfoliativa, die unter Umständen sogar tödlich verlaufen kann.

Bei älteren Patienten besteht häufig eine besondere Verlaufsform allergischer Reaktionen an der Haut, wobei Exantheme oft in sehr hartnäckige Ekzeme übergehen können. Deswegen sollte man bei derartigen Patienten mit einer Goldtherapie besonders zurückhaltend sein.

An der Niere kann es unter einer Goldbehandlung zur Schädigung sowohl des tubulären als auch des glomerulären Systems mit möglichem Übergang in ein nephrotisches Syndrom kommen.

Gastrointestinale Störungen, Schädigungen des Nervensystems sowie der Augen im Sinne einer Keratitis werden selten beobachtet. Goldablagerungen in der Kornea reversibler Art sind dagegen mit steigender Dosierung ein häufigeres Ereignis.

In der folgenden Tabelle sind die wichtigsten Symptome zusammengefaßt, die zum sofortigen Abbruch der Goldtherapie zwingen.

> 1. Goldexanthem
> 2. Gingivitis und Stomatitis
> 3. Persistierende Eosinophilie über 12 %
> 4. Leukopenie unter 2000
> 5. Thrombozytopenie unter 80 000
> 6. Anhaltende Proteinurie, Zylindrurie und Hämaturie
> 7. Schwere interkurrente Erkrankungen

Indikationen zur Unterbrechung der Goldtherapie

Nebenerscheinungen leichterer Art wie Eosinophilie, Stomatitis oder Zylindrurie bedürfen keiner weiteren Behandlung. Sie verschwinden nach Abbruch der Goldtherapie meist rasch. Bei ernsteren Nebenwirkungen können Corticoidstöße notwendig sein. Schwerwiegendere Schädigungen und Intoxikationen machen eine Behandlung mit einem Antidot wie BAL (British-Anti-Lewisit) oder D-Penicillamin, das ebenfalls Schwermetalle binden und dadurch eliminieren kann, erforderlich.

Als weiteres Basistherapeutikum kommt in jüngster Zeit D-Penicillamin zur Anwendung. D-Penicillamin wird in einem relativ aufwendigen Verfahren aus Penicillin gewonnen, hat jedoch keine antibiotischen Eigenschaften. Heute kann es allerdings auch synthetisiert werden. Es gibt zwei stereoisomere Formen, von denen lediglich dem D-Penicillamin eine therapeutische Wirkung zukommt. Da die L-Form toxische Eigenschaften besitzt, ist ein hoher Reinheitsgrad des Präparates erforderlich. In Deutschland stehen dafür zwei Handelspräparate zur Verfügung (siehe Stoffgruppenverzeichnis).

D-Penicillamin

Der Wirkungsmechanismus von D-Penicillamin ist nur teilweise bekannt. Einige Effekte sollen kurz erläutert werden.

D-Penicillamin besitzt die Fähigkeit, hochmolekulare Globuline, wie sie bei der chronischen Polyarthritis z. B. in Form der Rheumafaktoren vorkommen, zu spalten. In einigen Fällen resultiert daraus eine Senkung des Rheumafaktor-Titers, allerdings erst bei relativ hoher Dosierung.

Des weiteren soll D-Penicillamin die Umwandlung des löslichen Tropokollagens in das unlösliche Präkollagen verhindern.

D-Penicillamin ist außerdem ein Chelat-Bildner und ist deshalb in der Lage, Schwermetalle zu binden und sie über die Nieren auszuscheiden. Auf diese Weise kann der bei der cP häufig erhöhte Kupferspiegel wieder zur Norm gesenkt werden.

Inwieweit diesen Eigenschaften kausale Bedeutung für die Behandlung der c.P. zukommt, ist noch nicht geklärt.

Ein früher angenommener lymphoplasmozytolytischer Effekt wird heute widerlegt.

D-Penicillamin bewirkt im Gegensatz zum L-Penicillamin nur in geringem Maße eine antagonistische Wirkung gegenüber Pyridoxalphosphat (= Vit B_6), weswegen eine Vit-B_6-Substitution nicht unbedingt erforderlich ist.

Die Indikationsbreite des D-Penicillamins bei der chronischen Polyarthritis gleicht der einer Goldbehandlung, D-Penicillamin kann also – nach heutiger Anschauung – bei jeder aktiven, gesicherten, möglichst frischen chronischen Polyarthritis gegeben werden, sofern keine Kontraindikationen vorliegen. Vor einem unkontrollierten Einsatz muß jedoch auf jeden Fall gewarnt werden.

Kontraindikationen der D-Penicillamin-Therapie	1. Störungen der Hämatopoese 2. Nephropathie 3. Hepatopathie 4. Penicillinallergie 5. Kollagenosen 6. Gravidität

Grundsätzlich wird eine langsame einschleichende Dosierung empfohlen. Im allgemeinen wird mit 300 mg begonnen und in 14-tägigen Abständen jeweils um weitere 300 mg bis zur Tageshöchstdosis gesteigert. Eine Tageshöchstdosis von 1200 mg sollte nicht lange überschritten werden.

Mit einer günstigen Wirkung auf die chronische Polyarthritis kann frühestens erst nach 6–8 Wochen gerechnet werden. Gelegentlich wurde ein früherer Wirkungseintritt beobachtet. Nach klinischer Besserung kann diese Dosis auf eine individuelle Erhaltungsdosis reduziert werden. Im allgemeinen liegt diese zwischen 600 und 900 mg.

Während dieser Behandlung sind folgende Kontrollmaßnahmen unbedingt erforderlich.

Kontrolluntersuchungen während der D-Penicillamin-Therapie	1. *wöchentlich*
	    Urin
	    Hb, Leuko
	2. *in 14-tägigen Abständen*
	    Blutbild inkl. Thrombozyten und Differentialausstrich
	    Transaminasen, yGT, alkal. Phosphatase
	    Kreatinin
	3. *in monatlichen Abständen*
	    Cu

Diese Kontrollen müssen auch nach mehrmonatigem, unkompliziertem Behandlungsverlauf eingehalten werden, da die Nebenwirkungen mit der Dauer der Behandlung und der Höhe der Dosierung zunehmen.

Komplikationen der D-Penicillamintherapie

1. Proteinurie bis zum nephrotischen Syndrom
2. Exantheme
3. Leukopenie und Thrombopenie
4. Störung des Geschmacksempfindens bis zum Geschmacksverlust
5. Magenunverträglichkeit.

Schwerwiegendste Komplikation des D-Penicillamins ist eine Nierenschädigung. Deswegen zwingt das Auftreten einer Proteinurie zum Abbruch der D-Penicillamin-Therapie. Störungen des Geschmacksempfindens und allergische Exantheme sind reversibel.

Ein endgültiges Urteil über eine D-Penicillamin-Behandlung kann derzeit noch nicht gegeben werden. Bislang wird eine Beobachtungszeit der D-Penicillamin-Behandlung bei der chronischen Polyarthritis von nur 6–8 Jahren überblickt. Ein größeres statistisches Material über die Häufigkeit von Nebenwirkungen sowie über die Effektivität liegt noch nicht vor.

Immunsuppressiva

Seit einigen Jahren werden Zytostatika und Antimetaboliten in der Therapie der chronischen Polyarthritis eingesetzt. Neben ihrer immunsuppressiven Wirkung zeigen sie auch einen unspezifischen, antiphlogistisch-antiproliferativen Effekt.

Da sowohl die Antimetaboliten als auch die alkylierenden Substanzen in die DNS-Synthese eingreifen, können grundsätzlich auch kanzerogene, teratogene sowie mutagene Wirkungen auftreten. So wurde in letzter Zeit eine signifikante Tumorinduktion im Tierexperiment nachgewiesen. Der anfänglich positive Eindruck, den diese Präparate in der Behandlung der chronischen Polyarthritis hinterließen, ist daher einer jetzt mehr ablehnenden Haltung, besonders gegenüber einer Langzeittherapie, gewichen.

Inwieweit es angebracht ist, Kortikoide durch Immunsuppressiva in der Behandlung der Schubsituation einzusparen bzw. auszutauschen, bleibt offen.

Im Erwachsenenalter stellen lediglich die malignen und lupoiden Verlaufsformen eine Indikation für eine immunsuppressive Therapie dar.

Die immunsuppressive Behandlung ist ausschließlich der Klinik vorbehalten.

Operative Therapie

Chirurgische Maßnahmen sind heute fester Bestandteil der Therapie der chronischen Polyarthritis. Sie umfassen Eingriffe am Gelenk selbst, am Bandapparat sowie an Sehnen und Nerven.

Die Synovektomie hat die Entfernung des destruierenden synovitischen Gewebes zum Ziel. Die nach mehreren Wochen neugebildete Synovialis wird dann meist nicht mehr in dem Ausmaße vom rheumatischen Krankheitsprozeß befallen wie vorher.

Eine Indikation zur Synovektomie stellen der mono- bzw. oligoartikuläre Frühbefall oder eine mono- bzw. oligoartikuläre Restmanifestation nach vorhergegangener medikamentöser Therapie dar.

Der Frühsynovektomie wird neben der lokalen noch eine allgemeine Wirkung im Sinne einer Retardierung des Krankheitsverlaufes zugesprochen.

Der Eingriff kann auch bei bestehender Krankheitsaktivität durchgeführt werden, wenn nicht gerade eine Schubsituation vorliegt. Die internistische Behandlung muß aber weitergeführt werden.

Inwieweit die sogenannte chemische Synovektomie mit lokaler Applikation von Zytostatika oder Osmiumsäure oder aber die radiologische Synovektomie (Radiosynoviorthese), die intraartikuläre Radioisotopenbehandlung, eine Alternative zur chirurgischen Synovektomie besonders bei älteren Patienten einmal darstellen werden, läßt sich heute noch nicht endgültig übersehen.

Spätveränderungen der Gelenke erfordern gelenkerhaltende, korrigierende oder rekonstruktive operative Maßnahmen. Ihr Ziel ist die Erhaltung oder Wiedergewinnung der Gelenkfunktion.

Alloarthroplastiken werden heute nicht mehr nur am Hüftgelenk, sondern auch an den Knie-, Ellenbogen- und Fingergelenken eingesetzt und für weitere Gelenke entwickelt.

Operative Dekompression von Nervensträngen ist bei peripheren Kompressionssyndromen angezeigt, von denen das Carpaltunnel-Syndrom mit Kompression des N. medianus das häufigste und bekannteste ist.

Voraussetzung für einen sinnvollen Einsatz chirurgischer Verfahren im Rahmen des Gesamtbehandlungsplanes ist die interdisziplinäre Zusammenarbeit zwischen dem internistischen Rheumatologen und dem Rheumachirurgen in der Klinik.

Unerläßlich aber für den Erfolg einer operativen Maßnahme ist die physikalische Nachbehandlung, die die Mitarbeit des Patienten zur Voraussetzung hat.

Physikalische Therapie

Physikalisch-therapeutische Maßnahmen sind in jedem Stadium der chronischen Polyarthritis indiziert. Sie müssen aber in qualitativer und quantitativer Hinsicht auf das Stadium des Krankheitsprozesses und auf seine Aktivität abgestimmt werden. Und zwar muß die Behandlung um so vorsichtiger erfolgen, je höher die Krankheitsaktivität ist.

Der Einsatz physikalisch-therapeutischer Maßnahmen in der Behandlung der chronischen Polyarthritis hat die Schmerzlinderung durch Dämpfung der entzündlichen Reaktionen, die Erhaltung oder Wiedergewinnung der Gelenkbeweglichkeit und die Prophylaxe von Kontrakturen oder Atrophien zum Ziel. Inwieweit bestimmten physikalischen Maßnahmen eine sich auf die Erkrankung günstig auswirkende Roborierung des Gesamtorganismus innewohnt, bleibt im Falle der chronischen Polyarthritis dahingestellt.

Niemals darf über der physikalischen Therapie die medikamentöse Behandlung der chronischen Polyarthritis vernachlässigt oder etwa gar eine indizierte Basistherapie versäumt werden.

Eine akute Schubsituation verlangt unabhängig vom Stadium schonendsten und sparsamsten Einsatz physikalisch-therapeutischer Maßnahmen.

Zu diesem Zeitpunkt ist eine Kryotherapie der befallenen Gelenke indiziert in Form kühler Wickel und Packungen. Erst allmählich darf dann – am besten mit Hilfe der Anwendung von Prießnitzwickeln – auf Wärmeapplikationen übergegangen werden. Im Schub ist eine zeitlich begrenzte Ruhigstellung der befallenen Gelenke erlaubt, ja sogar notwendig. Sie muß jedoch in richtiger Lagerung erfolgen. So sollen die Hüft- und Kniegelenke in Streckstellung, die Handgelenke in leichter Dorsalflexion, die Finger in Beugehaltung gelagert werden. Die Schultern müssen leicht abduziert, die Arme innen rotiert sein. Es muß eine Spitzfuß-Prophylaxe betrieben werden. Kissen und Schienen können dabei als Hilfsmittel benutzt werden.

Auch die Krankengymnastik muß im Schub in den Therapieplan einbezogen werden. Neben einer sogenannten Stoffwechselgymnastik, die Atemübungen beinhalten muß, sollen auch die befallenen Gelenke täglich mindestens zweimal passiv bewegt werden.

In den subakuten, erst recht aber in den inaktiven Stadien sind Wärmeanwendungen indiziert und zwar um so früher, je älter die Erkrankung schon ist. Es können Wickel, Packungen oder Bäder verabfolgt werden unter Verwendung wärmehaltender Medien, wie z.B. Peloide und auch elektrotherapeutische Maßnahmen mit hyperämisierendem und somit wärmewirksamem Effekt.

Die Massage spielt in der Therapie der chronischen Polyarthritis keine große Rolle. Ihr kommt lediglich die Aufgabe einer Lockerung der Muskulatur zu.

Überragende Bedeutung besitzt jedoch die Bewegungstherapie. Sie dient einerseits der Muskelkräftigung, andererseits und vorrangig aber der Erhaltung der Beweglichkeit der Gelenke, der Prophylaxe von Fehlhaltungen und -stellungen oder der Korrektur bereits eingetretener Fehlstellungen. Die gezielten Bewegungsübungen unter krankengymnastischer Anleitung können sowohl im Trockenen als auch im Bewegungsbad durchgeführt werden unter Ausnutzung der Auftriebskraft und des Wasserwiderstandes.

Darüber hinaus können im Rahmen der Ergotherapie die trainierenden Bewegungen in Form handwerklicher Tätigkeiten vom Patienten abgefordert werden. Dabei liegt die Zielvorstellung für den Patienten jetzt nicht mehr in der Übung selbst, sondern sie ist auf die Erstellung der Arbeit gerichtet, die also Mittel zum Zweck darstellt.

Die physikalische Therapie ist allzulange in Form des Kurwesens zu einseitig angewandt worden. Sie muß in den Gesamtbehandlungsplan des chronischen Polyarthritikers integriert werden. Das Kurwesen im althergebrachten Sinne wird darum auch der modernen Rheumabehandlung nicht mehr gerecht. Diese sollte immer an einer Rheumaklinik unter fachärztlicher Aufsicht erfolgen. Nur so ist eine sinnvolle Kombination aller Therapiemöglichkeiten gewährleistet. Eine Möglichkeit hierzu bieten die Gesundheitsmaßnahmen der Versicherungsträger, die mehr ausgenützt werden sollten.

Arthropathia psoriatica

Definition

Die Arthropathia psoriatica stellt eine eigenständige entzündlich rheumatische Erkrankung dar. Sie manifestiert sich einerseits an den Gelenken als Polyarthritis, andererseits an der Wirbelsäule als Spondylitis, Spondylarthritis und Iliosacralarthritis. Damit weist sie Ähnlichkeit sowohl mit der chronischen Polyarthritis als auch mit der Spondylitis ankylopoetica auf und nimmt eine Mittelstellung zwischen diesen beiden Erkrankungen ein.

Häufigkeit und Vorkommen

Mit 3,5–7% liegt die Morbiditätsrate der Psoriatiker an Polyarthritis über dem Durchschnitt. Aber nur 0,5% der Psoriatiker erkranken an einer echten Arthropathia psoriatica. Im Gegensatz zur Geschlechtsprädisposition der c.P. und Sp.a. sind Männer und Frauen von der Arthropathia psoriatica etwa gleich häufig, allenfalls das männliche Geschlecht geringfügig stärker betroffen.

Klinik

In der Regel besteht die Psoriasis schon viele Jahre, ehe Arthropathien auftreten. Allerdings kommt es bei einem Fünftel der Patienten auch zu gleichzeitiger Manifestation an Haut und Gelenken. Der Gelenkbefall kann sogar den Hauterscheinungen vorausgehen (Arthropathia psoriatica sine Psoriasis). In diesen Fällen ist dann die Familienanamnese wichtig, die Hinweise auf das familiäre Vorkommen der Psoriasis gibt. Bisweilen ist den Patienten selber das Vorliegen der Psoriasis unbekannt. Es muß dann an den typischen Stellen hinter dem Ohr und auch der behaarten Kopfhaut nach kutanen Herden gefahndet werden.

Der arthritische Psoriatiker soll zu stärkerem Nagelbefall neigen als der Psoriatiker ohne Gelenkmanifestationen.

Gelenkbefall

Die Polyarthritis bei der Arthropathia psoriatica verläuft meist weniger akut als die der echten chronischen Polyarthritis. Ein schubweiser Krankheitsverlauf ist aber auch für die Arthropathia psoriatica bezeichnend. Der Gelenkbefall erfolgt typischerweise asymmetrisch. Der Beginn ist meist subakut. Oft werden Finger- oder Zehenendgelenke als erstes betroffen. Ein monarthritischer Beginn ist möglich, zu $^2/_3$ der Fälle erfolgt er jedoch oligoartikulär. Die Erkrankung kann auch mono- oder oligoartikulär bleiben. Sehr charakteristisch ist das »Springen« der Gelenkmanifestationen.

Finger- und Zehenendgelenke sind in typischer Weise in 70% aller Fälle beteiligt. Charakteristisch ist ferner der Befall aller Fingergelenke in einem Strahl. Hieraus resultiert dann klinisch das Bild der sogenannten Wurstfinger (Abb. 34).

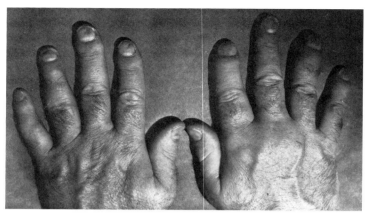

Abb. 34. Fingerverformungen (Wurstfinger) bei Arthropathia psoriatica

Arthritis mutilans

Eine bei der psoriatischen Arthropathie häufiger als bei der chronischen Polyarthritis vorkommende Sonderform stellt die Arthritis mutilans dar. Im Gefolge ausgeprägter destruierender Knochenresorptionen kommt es hierbei zu extremen Gelenkdeformierungen mit Verkürzungen der Phalangen im Bereich der Finger und Zehen. Infolge dieser Verkürzungen kommt es zu abnormer Beweglichkeit der einzelnen Fingerglieder gegeneinander. Diese lassen sich teleskopartig ineinanderschieben, wobei die Haut sich in Falten harmonikaartig komprimieren läßt.

Wirbelsäulenbefall

Die Iliosacral- und die Wirbelgelenke können sowohl isoliert als auch in Kombination mit dem peripheren Gelenkbefall in die Erkrankung mit einbezogen sein. Dabei verursacht sowohl die Beteiligung der Iliosacralgelenke als auch die der Wirbelsäule keineswegs ein so ausgeprägtes Beschwerdebild, wie wir es zum Beispiel von der Sp.a. her kennen. Auch treten bei der psoriatischen Arthropathie die Wirbelsäulenbeschwerden – wenn überhaupt – erst bei gleichzeitigem Nachweis röntgenologischer Veränderungen auf. Besonders die seitliche Beweglichkeit der Wirbelsäule ist dann eingeschränkt. Iliosacral- und Wirbelgelenke können isoliert befallen sein. Rheumaknoten gehören nicht zum Bild der Arthropathia psoriatica.

Labor

Bei der Arthropathia psoriatica lassen sich niemals Rheumafaktoren nachweisen. Die laborchemischen Entzündungszeichen sind meist nur mäßig ausgeprägt. In charakteristischer Weise erreicht die Blutsenkung nur Werte um 10–30 mm n.W. in der ersten Stunde. Die Erniedrigung des Eisengehaltes und die Erhöhung des Kupfergehaltes hält sich in Grenzen.

Röntgen

Die Arthropathia psoriatica läßt die von der c.P. her gewohnte bandförmige gelenknahe Osteoporose vermissen. Eine Gelenkspaltverschmälerung als Ausdruck eines Knorpelschwundes dagegen findet sich in späteren Stadien auch bei dieser Erkrankung. Ebenfalls sehen wir die uns bekannten Usuren als Ausdruck von Knochendestruktionen. Sie können bei der psoriatischen Arthropathie aber mehr als bei der c.P. zu becherförmigen Ausweitungen führen. Dabei finden sich zusätzlich reaktive Osteophytosen vorwiegend lateral im Bereich der Grenzlamellen (Abb. 35). Auch im Handwurzelbereich sind periostale Reaktionen häufig (Abb. 36). Dieses Nebeneinander von Destruktionen und ossären Appositionen ist für die Arthropathia psoriatica kennzeichnend.

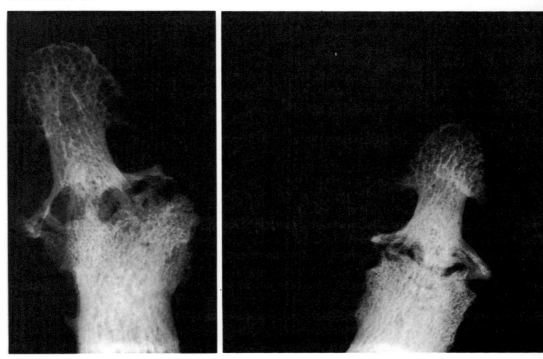

Abb. 35. Destruktionen und osteophytäre Reaktionen bei Arthropathia psoriatica

In typischer Weise führen anfängliche marginale Erosionen durch progrediente zirkuläre Osteolysen an den Epiphysen der Phalangen zu charakteristischen stummelförmigen Deformierungen (pencil to cup joint). Diese radiologischen Bilder liegen vorwiegend dem oben beschriebenen klinischen Bild der Arthritis mutilans zugrunde (Abb. 37).

Der pelvispondylitische Befall kann erfolgen in Form einer Iliosacralarthritis, einer Spondylarthritis und in Form einer fast pathognomonischen Parasyndesmophytenbildung.

Die Iliosacralarthritis ist röntgenologisch nicht so eindrücklich wie die der Sp.a. Sie tritt öfter einseitig auf. Auch die Spondylarthritis psoriatica erreicht nie das Ausmaß der Spondylitis ankylopoetica.

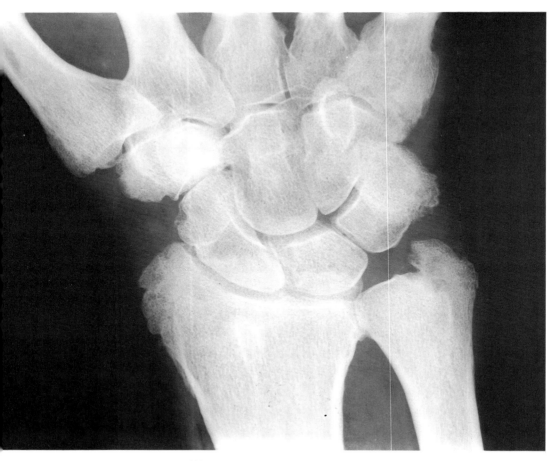

Abb. 36. Periostale Reaktionen bei Arthropathia psoriatica

Die Parasyndesmophyten stellen paravertebrale, oft isoliert liegende, den Zwischenwirbelraum überbrückende Knochenspangen dar (Abb. 38). Diese paraspinalen Ossifikationen sollen nach *Bywaters* und *Dixan* in den paraspinalen Ligamenten an den Muskelinsertionen entstehen.

Sie liegen entweder paraspinal isoliert oder aber stehen in Verbindung mit den Wirbelkörpern. Die Parasyndesmophyten nehmen in typischer Weise – im Gegensatz zu den Syndesmophyten – ihren Ursprung unterhalb bzw. oberhalb der Wirbelkörperdeck- bzw. -bodenplatten, wachsen dann anfangs horizontal und überbrücken dann rechtwinklig abknickend einen Intervertebralraum, wobei sie gleichzeitig über diesen hinausreichen.

Differentialdiagnose

Aus der Mittelstellung der psoriatischen Arthropathie zwischen chronischer Polyarthritis und Spondylitis ankylopoetica resultiert die Notwendigkeit zur Abgrenzung derselben gegen diese beiden Erkrankungen.

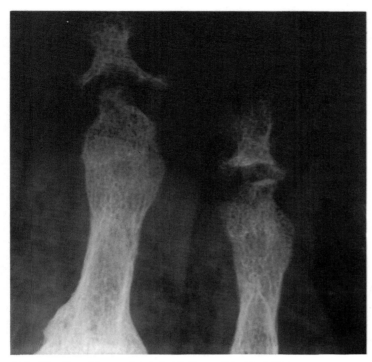

Abb. 37. »Pencil to cup joint« bei Arthropathia psoriatica

Gegenüber der c.P. unterscheidet sich die psoriatische Arthropathie durch einen mehr subakuten, weniger dramatischen Verlauf. Immer ist die psoriatische Arthropathie seronegativ. Im Befallmuster der Hand ist sie gekennzeichnet durch die Bevorzugung der Fingerendgelenke und der Gelenke eines Fingerstrahles im Gegensatz zur c.P., die bekanntlich die Fingergrund- und -mittelgelenke vornehmlich befällt. Radiologisch unterscheidet sich die psoriatische Arthropathie von der c.P. durch die für sie pathognomonische zusätzliche osteophytäre Reaktion. Eine gelenknahe Osteoporose fehlt.

Chronische Polyarthritis

Mit der Sp.a. hat die psoriatische Arthropathie das Befallmuster an der Wirbelsäule gemeinsam. Dabei steht aber das durch den Wirbelsäulenbefall hervorgerufene klinische Bild an Dramatik weit hinter dem der Sp.a. zurück. Auch das radiologische Bild, z. B. der Iliosakralarthritis, ist meist nicht so eindrücklich wie das der Sp.a.

Spondylitis ankylopoetica

Während die radiologischen Wirbelsäulenbilder der Sp.a. durch die Syndesmophytose geprägt sind, treffen wir bei der psoriatischen Wirbelsäulenbeteiligung die Parasyndesmophyten an.

Zuweilen kann die Abgrenzung zum M. *Reiter* Schwierigkeiten bereiten, zumal bei diesem auch Parasyndesmophyten vorkommen.

M. Reiter

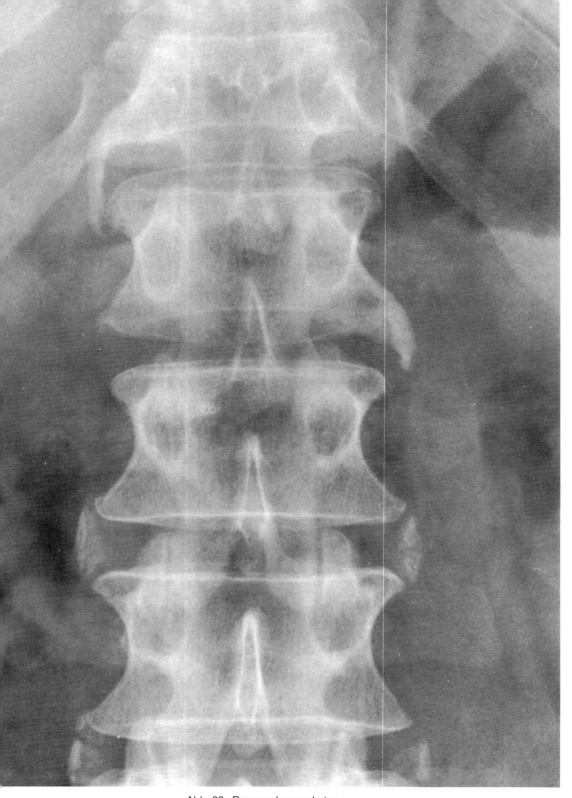

Abb. 38. Parasyndesmophyten

Therapie

Die Behandlung der Arthropathia psoriatica hat sich einerseits danach zu richten, ob der periphere Gelenkbefall oder aber die Wirbelsäulenmanifestation im Vordergrund steht, andererseits aber nach der Toleranz der Hauterscheinungen gegenüber den angewandten medikamentösen und physikalisch-therapeutischen Maßnahmen.

Bei polyarthritischem Bild erfolgt die Behandlung mit Antirheumatika und Basistherapeutika wie bei der c.P. Diese bedarf dann ebenso und fast mehr noch als bei der chronischen Polyarthritis der laufenden Überwachung, besonders auch bezüglich der Hautmanifestationen der Grunderkrankung.

Der pelvispondylitischen Form kann am besten allein mit Antirheumatika und mit physikalisch-therapeutischen Maßnahmen begegnet werden. Hierbei ist ebenfalls auf die Reaktion der Hautherde zu achten.

Entsprechend dem weniger dramatischen, mehr subakuten Verlauf der Arthropathia psoriatica ist die Prognose gegenüber der c.P. besser. Gegenüber der Sp.a. ist die Prognose ebenfalls günstiger, da die paraspinalen Ossifikationen der Parasyndesmophyten keineswegs die versteifende Wirkung der Syndesmophyten erreicht.

Reiter-Syndrom

Urethro-okulo-synoviales Syndrom
Reiter-Fiessinger-Leroy-Syndrom

Definition

Das *Reiter*-Syndrom wurde bislang lediglich als Trias von Arthritis, Urethritis und Konjunktivitis charakterisiert. Aber auch eine Balanitis circinata, ein Keratoderma blennorrhagicum oder eine Stomatitis sind typisch für die Erkrankung. Diese Merkmale können in verschiedenartigen Kombinationen miteinander oder zeitlich hintereinander vorkommen.

Ätiologie

Die Ursache ist unbekannt. Es werden Zusammenhänge mit infektiösen Erkrankungen wie Enteritiden, venerischen Infektionen, z.B. Gonorrhoe, und Urogenitalinfekten, etwa einer Prostatitis, sowie Mykoplasmeninfektionen vermutet. Neuerdings wird eine Virusätiologie diskutiert.

Häufigkeit und Vorkommen

Vorwiegend erkranken junge Männer zwischen 20–40 Jahren, Frauen und Kinder dagegen kaum.

Klinik

Das akute Bild kann mit remittierenden Fieberschüben einhergehen. Urethritis und Konjunktivitis gehen den Gelenkmanifestationen um Tage voraus. Die Veränderungen an Haut und Schleimhäuten folgen erst einige Wochen später. Die Hautveränderungen finden sich vorwiegend an den Handinnenflächen und den Fußsohlen. Im weiteren Krankheitsverlauf kann eine Iritis dazutreten.

Die Arthritis bevorzugt die mittelgroßen Gelenke. Sie ist durch Asymmetrie gekennzeichnet. Eine monoartikuläre Manifestation ist möglich. In der Reihenfolge der Häufigkeit des Befalls liegen die Gelenke der unteren Extremitäten (Knie-, Sprung- und Fußwurzelgelenke) vor denen der oberen Extremitäten (Schulter-, Ellenbogen- und Handgelenke). Eine Fibroosteitis des Calcaneus nach Art eines kranialen oder kaudalen entzündlichen Fersensporns ist charakteristisch. Sie ist Ursache des häufig angegebenen Fersenschmerzes. Zum Vollbild des M. *Reiter* zählt auch eine – zuweilen nur einseitige – Iliosakralarthritis. Die Wirbelsäulenbeteiligung ist durch Parasyndesmophytenbildungen gekennzeichnet.

Leichte Verlaufsformen mit spontaner Ausheilung kommen neben schwereren, zuweilen sogar zu Ankylosen führenden Bildern vor.

An viszeralen Manifestationen werden gelegentlich eine Aorteninsuffizienz, Parotitiden und Neuritiden beschrieben.

Differentialdiagnose In klassischen Fällen ist die Diagnose nicht schwierig. Sind jedoch die Schleimhautveränderungen bereits abgeklungen oder rezidivieren die polyarthritischen Erscheinungen, wird die differentialdiagnostische Abgrenzung gegenüber den klassischen entzündlichen rheumatologischen Krankheitsbildern der chronischen Polyarthritis, Spondylitis ankylopoetica und der Arthropathia psoriatica notwendig.

Ferner ist das *Behçet*-Syndrom in die Differentialdiagnose einzubeziehen. Die akute Gonokokken-Arthritis läßt sich durch Erregernachweis diagnostizieren und spricht sofort auf Penicillin-Behandlung an.

Labor Die BSG ist entsprechend der Krankheitsaktivität beschleunigt. Leukozytosen können auftreten. Die Rheumafaktoren sind negativ. Das Gelenkpunktat zeigt eine Zellvermehrung der Synovia, anfänglich aufgrund einer Vermehrung von Leukozyten, später von Rundzellen.

Therapie Die Behandlung erfolgt symptomatisch. In Abhängigkeit von der Aktivität und dem Ausmaß des Krankheitsbildes kommen antirheumatisch-medikamentöse, physikalische und auch chirurgische therapeutische Maßnahmen in Frage, wie sie bei der chronischen Polyarthritis beschrieben wurden. Eine Goldtherapie scheint erfolglos zu sein.

Spondylitis ankylopoetica

(Morbus Pierre Marie – Strümpell – Bechterew)

Synonyma

Spondylarthritis ankylopoetica
Pelvispondylitis rheumatica
Ankylosing spondylitis
Rheumatoid spondylitis

Definition

Die Kenntnis von der Spondylitis ankylopoetica beschränkt sich noch allzu oft nur auf das Spätstadium. Das Schicksal, dieses Spätstadium mit seinen schweren Deformierungen – wie sie uns von typischen Lehrbuchbildern bekannt sind – und seinen ausgeprägten Funktionseinbußen erleiden zu müssen, kann dem Patienten aber durch eine rechtzeitige Diagnose und Therapie meist erspart werden. Dies aber setzt die Kenntnis auch der frühen Stadien der Erkrankung und ihrer therapeutischen Beeinflußbarkeit voraus. Dies ist um so wichtiger, als die Sp.a. eine Erkrankung vorwiegend des jugendlichen Erwachsenenalters ist und ihr somit auch große sozialmedizinische Bedeutung zukommt.

Die Spondylitis ankylopoetica gehört zu den entzündlichen rheumatischen Erkrankungen mit chronischem Verlauf von wechselhafter Aktivität. Die vorwiegend proliferativen Entzündungsvorgänge spielen sich bevorzugt am Stammskelett ab, so besonders an den Iliosakralgelenken und der Wirbelsäule. Ihnen ist eine Verknöcherungstendenz eigen. Klinisch äußert sich diese in der pathognomonischen zunehmenden Versteifung. Nicht ganz so bekannt ist die Tatsache, daß auch Arthritiden zum Krankheitsbild gehören. Seltener sind Manifestationen am Auge, Herzen und der Aorta. Die Ätiologie ist ungeklärt, familiäres Vorkommen dagegen bekannt.

Häufigkeit und Vorkommen

Die Sp.a. gilt – zu Recht – als eine Erkrankung des männlichen Geschlechts. Immerhin werden aber in 10% der Fälle auch Frauen betroffen. Diese Zahl erhöht sich bei jugendlichen Formen sogar auf ungefähr 16%.

80% der Erkrankungsfälle manifestieren sich zwischen dem 16. und 40. Lebensjahr mit einem Häufigkeitsgipfel im 3. Lebensjahrzehnt. 25% der Fälle beginnen vor dem 20. Lebensjahr.

Klinik

So bekannt das typische Bild der voll ausgeprägten Spondylitis ankylopoetica ist, so wenig verbreitet ist noch die Kenntnis der Frühformen. Gerade diesen aber hat die besondere Aufmerksamkeit zu gelten. Wenn auch die Iliosakralarthritis das unumstrittene Hauptmerkmal der Sp.a.

darstellt, gibt es daneben mannigfache klinische Zeichen, die auf das Vorliegen einer Sp.a. hinweisen können. Auf diese sind wir vor allen Dingen diagnostisch angewiesen, solange die Erkrankung sich noch dem röntgenologischen Nachweis entzieht.

Stadieneinteilung

Die Sicherung der Diagnose kann immer nur röntgenologisch erfolgen. Auch die Stadieneinteilung fußt daher weitgehend auf röntgenologischen Kriterien. Solange also röntgenologische Kennzeichen fehlen, bleibt die Diagnose eine Vermutungsdiagnose. Allerdings bietet die Bestimmung des Histokompatibilitätsantigens W27, das in etwa 90% aller Sp.a.-Fälle nachweisbar ist, ein weiteres diagnostisches Merkmal. In einem solchen klinischen Verdachtsstadium bietet der Patient neben noch uncharakteristischen vieldeutigen Symptomen aber schon sogenannte typische Hinweissymptome, die an das Vorliegen der Erkrankung denken lassen.

HLA B27 (handschriftliche Randnotiz)

In der nächsten Krankheitsstufe wird dann die Iliosacralarthritis röntgenologisch manifest. Darauf folgt das Stadium der röntgenologisch nachweisbaren Wirbelsäulenveränderungen, dem sich das Terminalstadium mit Befall größerer Abschnitte der Wirbelsäule und entsprechendem klinischen Bild anschließt.

1. Verdachtsstadium
2. Stadium der röntgenologisch nachweisbaren Iliosakralarthritis
3. Stadium der röntgenologisch nachweisbaren Wirbelsäulenveränderungen
4. Spätstadium

Eine derartige Stadieneinteilung kann natürlich nur eine Abstraktion darstellen.

Die Übergänge sind selbstverständlich fließend. Die Stadien brauchen nicht gesetzmäßig durchlaufen zu werden, d.h. der Verlauf ist keineswegs schicksalhaft. Auf jeder Krankheitsstufe kann der Prozeß zum Stillstand kommen.

Der Verlauf der Sp.a. ist durch Chronizität gekennzeichnet. Oft erfolgt er schubweise, wobei Zeiten starker Progredienz gefolgt werden von solchen einer allgemeinen Krankheitsberuhigung. Es kommen aber auch fulminante Verläufe vor, die innerhalb weniger Jahre zum Spätstadium führen können, das im allgemeinen bei bleibender Progredienz der Erkrankung in 15–20 Jahren erreicht wird.

Klinisches Verdachtsstadium

Die Zeit des klinischen Verdachtsstadiums kann Monate bis Jahre dauern. Sie ist gekennzeichnet durch ein rein subjektives Beschwerdebild. Objektive Kriterien fehlen noch. Immerhin sind einige sogenannte typische Hinweissymptome für die beginnende Sp.a. charakteristisch.

Frühmorgendlicher Nachtschmerz

Hierzu gehört der in der zweiten Nachthälfte oder gegen Morgen auftretende tiefsitzende Kreuzschmerz. Er entsteht in charakteristischer Weise in der Ruhe und kann durch Bewegung gelindert werden. Der Patient gibt in der Anamnese an, morgens etwa gegen 3 Uhr oder 4 Uhr von diesem Schmerz zu erwachen, dann aufzustehen und umherwandern zu müssen, um anschließend weiterschlafen zu können.

Weiterhin werden zuweilen Lumbalgien und ischialgiforme Beschwerden ohne radikuläre Symptomatik, die in typischer Weise wechselseitig auftreten und in die Beuge- und Streckseiten der Oberschenkel ausstrahlen, angegeben.

Lumbalgien

Die Sp.a. kann aber auch mit Arthralgien oder Arthritiden, welche durch Synoviten gekennzeichnet sind, beginnen. Diese Gelenkbeschwerden treten oft Jahre vor der Wirbelsäulenmanifestation auf und lenken nur zu oft von der eigentlichen Diagnose ab, insbesondere wenn ein polyartikulärer Befall das klinische Bild einer c.P. imitiert.

Arthralgien
Arthritiden

Die untere Extremität wird bevorzugt befallen und zwar doppelt so häufig wie die obere. In absteigender Häufigkeit sind die Hüftgelenke, Knie- und selten die Zehengrundgelenke beteiligt. Die nicht rechtzeitig erkannte Ursache dieser Arthritiden, vor allem der Hüfte, verschlechtert die Prognose der Sp.a. entscheidend, da sie häufig zur Ankylose in funktionell ungünstiger Stellung führt.

Rezidivierende Iritiden und Fersenschmerzen sind als Initialsymptome mehr bekannt als häufig.

Iritis
Fersenschmerz
Allgemeinsymptome

Wechselnde Schmerzen in den verschiedensten Bereichen des Bewegungsapparates, oft verbunden mit einem Gefühl der Steifigkeit, vor allem im Rücken, sind genauso wenig pathognomonisch wie die allgemeinen Symptome der Müdigkeit, Abgeschlagenheit, Gewichtsabnahme und Appetitlosigkeit sowie gelegentlich auftretende Temperaturerhöhungen und nächtliches Schwitzen.

Lumbalgien oder wechselseitige Ischialgien bei männlichen Patienten der Altersgruppe von 16–40 Jahren.
Frühmorgendlicher Ruheschmerz im unteren LWS- und Sakralbereich, der sich auf Bewegung hin bessert.
Gelenkschmerzen oder -schwellungen vorwiegend der unteren Extremitäten.
Iritiden.
Fersenschmerzen.
Positive Familienanamnese.

Anamnestische Hinweise auf das Vorliegen einer Sp.a. im Verdachtsstadium

In diesem Stadium, in dem die Krankheit sich noch nicht röntgenologisch manifestiert, kann man noch keine Diagnose stellen. Lediglich ein Krankheitsverdacht kann erhoben werden.

Der Patient muß weiterhin in ärztlicher Kontrolle bleiben, damit bei Auftreten objektivierbarer Manifestationen rechtzeitig mit der Therapie begonnen werden kann.

Stadium der röntgenologisch nachweisbaren Iliosakralarthritis

Mit weiterem Fortschreiten der Erkrankung lassen sich in den folgenden Stadien über die allein subjektive Symptomatik hinaus nun charakteristische objektive Zeichen nachweisen. So entpuppt sich jetzt röntgenologisch die Iliosakralarthritis als Ursache des bereits das vorhergehende Verdachtsstadium kennzeichnenden tiefsitzenden Ruheschmerzes im Kreuzbereich.

Das Beschwerdebild des Sp.a. Patienten in diesem Stadium unterscheidet sich von dem im Verdachtsstadium lediglich quantitativ.

Frühmorgendlicher Nachtschmerz

Weiterhin steht der oben beschriebene Ruheschmerz, der den Patienten in den frühen Morgenstunden weckt und auf Bewegung hin zurückgeht, im Vordergrund.

Ischialgiforme Schmerzen

Weiterhin treten auch in diesem Stadium die typischerweise wechselseitigen »Ischialgien« auf, wobei die Schmerzausstrahlung sich meist auf die Oberschenkel beschränkt und neurologische Veränderungen fehlen. Lokale Abkühlung führt zur Auslösung oder Verschlimmerung dieser Beschwerden. Eine morgendliche Steifigkeit von unterschiedlicher Dauer kann auftreten, die nicht nur in der unteren LWS-Region, sondern jetzt auch oft im thorako-lumbalen Übergang lokalisiert ist. Zuweilen kommen auch gürtelförmige Schmerzen im unteren Thoraxbereich vor. Sie treten wohl auch spontan, vor allem aber beim Bücken, bei Erschütterungen, beim Husten, Niesen und Pressen auf. In charakteristischer Weise lokalisiert der Sp.a.-Kranke den Bauchpressenschmerz meist höher als der Patient mit Diskusprolaps.

Thoraxschmerz

Weiterhin können auch jetzt Arthritiden stammnaher und peripherer Gelenke auftreten.

Schubsituationen können mit uncharakteristischen Allgemeinsymptomen wie Müdigkeit, Abgeschlagenheit und Schwäche sowie Gewichtsabnahme einhergehen. Temperaturerhöhungen sind selten.

Positiver *Mennell*'scher Handgriff

Als objektives Zeichen der floriden Iliosakralarthritis gilt der positive *Mennell*'sche Handgriff (Abb. 39).

Druckdolenz und Klopfempfindlichkeit sind weitere Zeichen einer Iliosakralarthritis.

Weiterhin ist auch jetzt nach peripheren Gelenkbeteiligungen, die in Form einer Mono- oder Oligo- sowie einer Polyarthritis auftreten können, zu suchen.

Als Zeichen abgelaufener Iritiden finden sich zuweilen Synechien.

Labor

Die Blutsenkungsbeschleunigung wird im allgemeinen als Ausdruck der Aktivität des Krankheitsprozesses gewertet. Die Sp.a. geht mit einer mittelgradigen BSG-Beschleunigung einher. Ein normaler Ausfall der BSG schließt die Sp.a. nicht aus. Vor allem im Anfangsstadium kann eine BSG-Beschleunigung völlig fehlen.

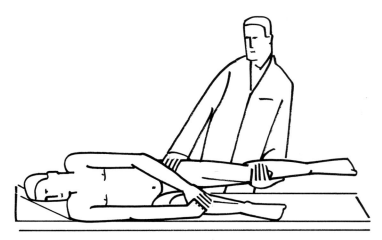

Abb. 39. Mennell'scher Handgriff

Der in Seitenlage befindliche Patient faßt mit beiden Händen das untenliegende im Hüft- und Kniegelenk gebeugte Bein. Der Untersucher fixiert mit der einen Hand das Becken und zieht mit der anderen Hand die obenliegende Extremität des Patienten zu sich. Bei positivem Ausfall dieser Probe gibt der Patient einen Schmerz in der Iliosakralgegend an. Schmerzen in anderweitigen Regionen sind falsch positiv. Auch eine Iliosakralarthrose kann unter Umständen einen positiven Mennell vortäuschen.

Die Elektrophorese zeigt meist eine α_2- und β-Globulinvermehrung, seltener eine Vermehrung der γ-Globuline.

In diesem Stadium ist eine klare Diagnosestellung erstmals möglich, weil jetzt die Iliosakralarthritis röntgenologisch manifest wird.

Röntgen

Die Iliosakralgelenkspalten erscheinen auf dem Röntgenbild verbreitert. Diese Pseudo-Verbreiterung wird hervorgerufen durch gelenknahe subchondrale Knochenresorption, die sich röntgenologisch als Aufhellung manifestiert. Gleichzeitig verlieren die Gelenkränder ihre Schärfe. Außerdem kommt es zu gelenknaher beginnender Sklerosierung. Späterhin zeichnen sich die Destruktionen durch mehr herdförmige Betonung aus, wodurch Usuren zustandekommen, die zu dem typischen Bild der Zähnelung führen. Die Iliosakralarthritis kann einseitig beginnen (Abb. 40).

Der Prozeß verläuft im allgemeinen progredient von kaudal nach kranial, wobei aber Wirbelsäulen-Abschnitte übersprungen werden können. In der Regel wird nach den Iliosakralgelenken der thorako-lumbale Übergang befallen. Diesem Wirbelsäulen-Abschnitt gebührt daher für die Stadienzuordnung besondere Beachtung.

Der irreversiblen Versteifung eines Wirbelsäulen-Abschnittes geht naturgemäß eine reversible Behinderung voraus, die auch schon im vorherigen Stadium angetroffen werden kann. Der Patient empfindet jetzt eine zunehmende Versteifung der Wirbelsäule und klagt darüber, nicht tief durchatmen zu können. Hinzu treten oft Schmerzen im Bereich des Brustbeins.

Stadium der röntgenologisch nachweisbaren Wirbelsäulen-Veränderungen

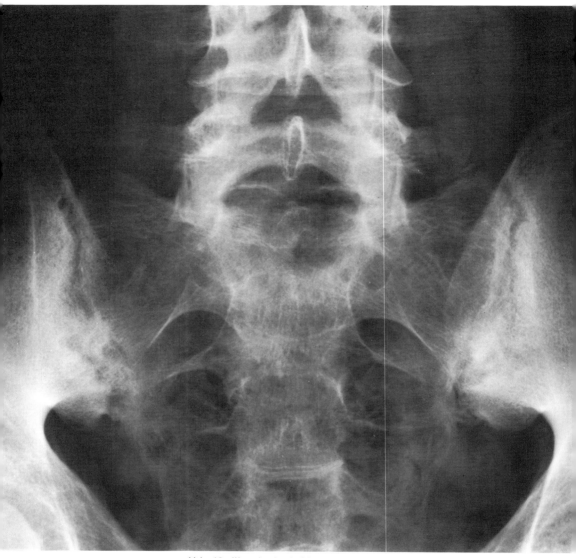

Abb. 40. Iliosakralarthritis

Das klinische Bild ist gekennzeichnet durch die ausgeprägte Bewegungseinschränkung mehr oder minder weiter Anteile der Wirbelsäule. Sie ist objektivierbar mit den folgenden Untersuchungsmethoden:

Am Anfang erfolgt die Inspektion von Gang und Haltung des Patienten. Dabei ist besonders auf ein gesteigertes Geradhalten im LWS-Bereich zu achten. Schon die Beobachtung des Entkleidungsvorganges oder des Sich-Legens des Patienten auf die Untersuchungsliege gibt Aufschlüsse über Bewegungseinschränkungen an Wirbelsäule oder Gelenken. Nach reaktiven muskulären Verspannungen muß gefahndet werden. Eine Bewegungseinschränkung der Wirbelsäule messen wir mit dem Schober'schen Zeichen.

Die Messung des sogenannten lumbalen Schobers erfolgt durch Markierung des Dornfortsatzes von LWK 5 und eines weiteren Meßpunktes 10 cm kranial davon. Bei der Vorwärtsbeugung entfalten sich die Dornfortsätze beim Gesunden, so daß die eben abgemessene Strecke sich jetzt um 3–5 cm verlängert. Eine Versteifung der Wirbelsäule in diesem Bereich läßt eine Entfaltung und damit eine Verlängerung der Schober-Strecke nicht zu. Um Dehnungen der Haut bei der Beugung, die eine Vergrößerung der Strecke zwischen den beiden Meßpunkten vortäuschen könnte, auszuschließen, fixiert man palpatorisch am besten noch die markierten Knochenvorsprünge. Das gleiche Verfahren liegt der Messung des sogenannten thorakalen Schober zugrunde. Dabei messen wir den Abstand zwischen dem Dornfortsatz von HWK 7 und einem Meßpunkt 30 cm unterhalb davon im Stand und in weitestmöglicher Beugehaltung. Es ist darauf zu achten, daß auch die Halswirbelsäule in Flexionsstellung gehalten wird. Normalerweise führt die Entfaltung der Dornfortsätze zu einer Streckenverlängerung der beiden Meßpunkte voneinander um etwa 3 cm.

Lumbaler Schober

Thorakaler Schober

Üblich ist auch die Messung des sogenannten Finger-Bodenabstandes. In diesen geht aber außer der Beugefähigkeit der Wirbelsäule vor allem auch die Beweglichkeit der Hüftgelenke mit ein, so daß sich dieses Zeichen eher zu Verlaufsuntersuchungen eignet.

Finger-Bodenabstand
FBA

Bei der Messung des Finger-Bodenabstandes wird die Strecke zwischen Fingerspitzen und Fußboden gemessen, wenn der Patient sich maximal beugt bei Streckung in den Kniegelenken.

Wichtig ist auch die Prüfung der Lateralflexion im LWS-Bereich, die frühzeitig beeinträchtigt ist. Bei dem Versuch der Seitwärtsbewegung wird das kontralaterale Bein angehoben.

Lateralflexion

Flèche

Eine Kyphosierung der Brustwirbelsäule und eingeschränkte Reklinationsfähigkeit der HWS führen zu einem meßbaren Hinterhaupt-Wand-Abstand, dem sogenannten *Flèche*.

Die Beweglichkeit der Halswirbelsäule wird mit Hilfe des Kinn-Sternum-Abstandes bei maximaler Inklination und maximaler Reklination gemessen. *Flex Ext*

Kinn-Sternum-Abstand

Zur Messung desselben wird der Patient an eine Wand angelehnt, wobei die Fersen die Wand berühren müssen. Der Abstand zwischen Hinterhaupt und Wand wird bei maximaler Reklination der HWS gemessen.

Die Versteifung des thorako-lumbalen Übergangsbereiches erfolgt in Streckhaltung, die der LWS meist in abgeflachter Lordose. Dadurch entsteht der Eindruck des sogenannten Bügelbrett-Rückens (Abb. 14). Die Brustwirbelsäule neigt zu kyphotischer Deformierung, kann jedoch auch in Streckhaltung versteifen.

Die Thoraxstarre fällt ebenfalls bereits bei der Inspektion auf. Die Atmung erfolgt abdominell. Das Tiefertreten des Zwerchfelles führt zu dem vorstehenden Kugelbauch (Abb. 41).

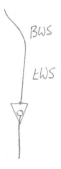

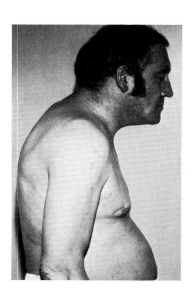

Abb. 41.
Spondylitis ankylopoetica im Spätstadium mit typischer Brustkyphose und Kugelbauch

Klinischer Untersuchungsgang bei Spondylitis ankylopoetica

Inspektion und Palpation	Gang Haltung Atmung Muskelverspannungen Muskelatrophien
Prüfung der Iliosakralgelenke	Mennell'scher Handgriff Druck- und Klopfempfindlichkeit
Prüfung der Wirbelsäulen-Beweglichkeit	Fingerbodenabstand Lumbaler Schober Lateralflexion der LWS Thorakaler Schober Kinn-Sternum-Abstand bei maximaler Flexion und Reklination Flêche Rotationsbewegungen
Prüfung der Gelenke und des Thorax	Beweglichkeit, Schwellungen Atembreite, Thorax-Kompressionsschmerz

s. Abb. 42

Atembreite

Die Messung der Atembreite erfolgt bei maximaler Inspiration und Exspiration auf der Mamillarhöhe.

Des öfteren macht der Patient selber den untersuchenden Arzt auf Anschwellungen im Bereich der Synchondrosis sterni oder der Sternoklavikulargelenke aufmerksam, die meistens rezidivierend und mit Schmerzen verbunden in Erscheinung treten. Es handelt sich dabei um eine Synchondritis bzw. um Arthritiden, die sonst nur noch bei c.P.-Formen gefunden werden.

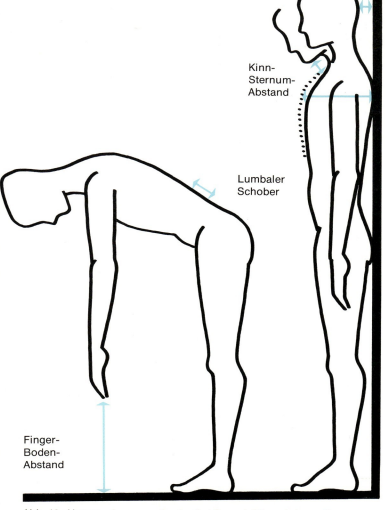

Abb. 42. Untersuchungsmethoden bei Spondylitis ankylopoetica

Muskulären Atrophien, bedingt durch Immobilisation, begegnet man vor allem im Bereich der paravertebralen Muskulatur und lokalisiert bei eingeschränkter Gelenkbeweglichkeit.

Eine entzündliche Beteiligung extravertebraler Gelenke findet man in etwa zwei Dritteln aller Fälle von Sp.a. Dabei sind – wie schon im Verdachtsstadium – auch während der Manifestationsstadien wiederum die unteren Extremitäten bevorzugt. Von den proximalen Gelenken werden am ehesten die Hüftgelenke und die Schultergelenke befallen und zwar mit einer Häufigkeit von etwa 30%. Hieraus können sich Sekundärarthrosen entwickeln, bevorzugt bei älteren Patienten, während die Coxitis der Sp.a. bei jüngeren Patienten eher Tendenz zur Ankylose zeigt (Abb. 43).

Auch periphere Gelenke können Arthritiden bis zu destruierenden Formen aufweisen.

Gelenkbeteiligung

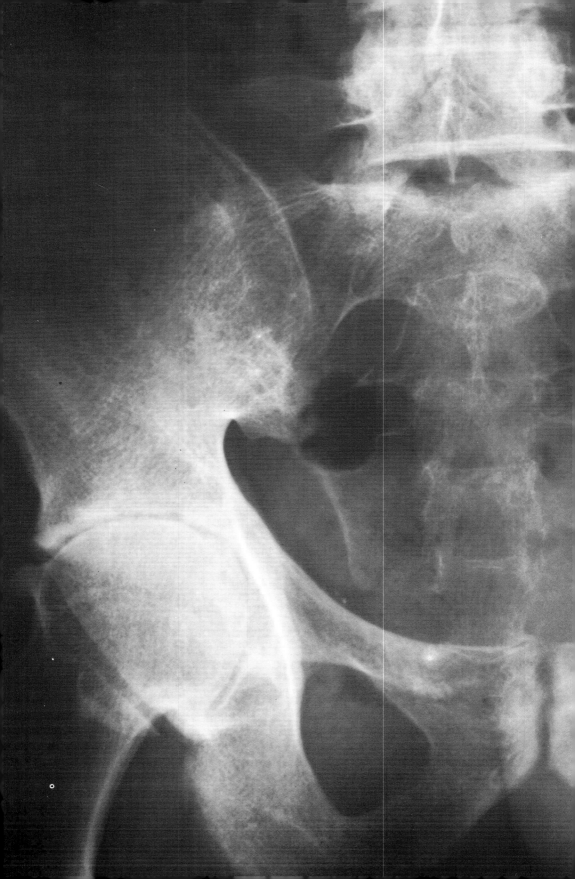

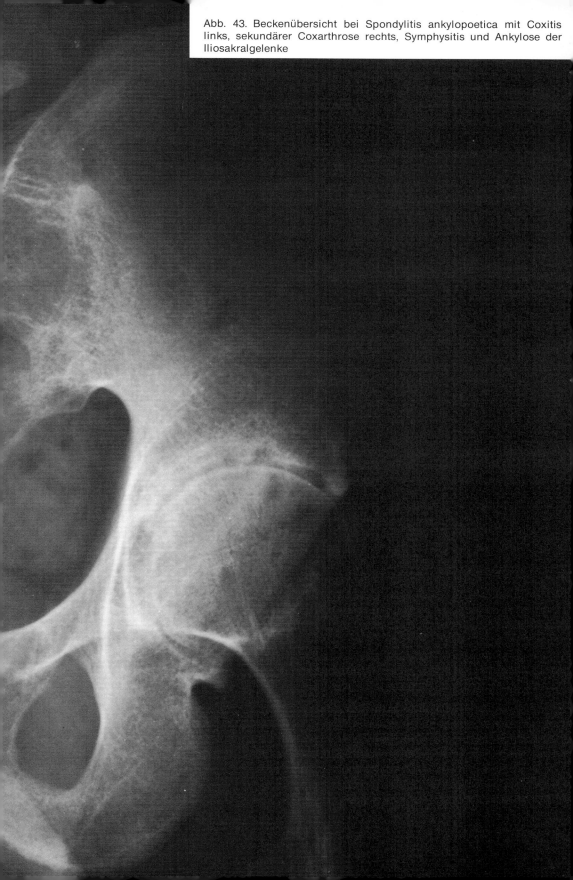

Abb. 43. Beckenübersicht bei Spondylitis ankylopoetica mit Coxitis links, sekundärer Coxarthrose rechts, Symphysitis und Ankylose der Iliosakralgelenke

Röntgen

Syndesmophytose

ossification des anulus fibrosus

Spondylarthritis

Im Stadium der Wirbelsäulen-Beteiligung schreiten die Veränderungen an den Iliosakralgelenken bis zur partiellen Ossifizierung und späteren totalen Ankylose fort (Abb. 43).

Die Wirbelsäule zeigt als erstes im Bereich des thorakolumbalen Überganges die für die Sp.a. typischen Syndesmophyten. Es handelt sich um Verknöcherungen der äußeren Faserschicht der Bandscheibe oder innerer Schichten des vorderen Längsbandes. Sie entwickeln sich zu Spangen, die in voller Ausprägung das bekannte Bild des Bambusstabes hervorrufen (Abb. 44).

Die kleinen Wirbelgelenke können bei der Sp.a. in Form einer Spondylarthritis beteiligt sein. Auch hier kann es bis zur Ankylosierung kommen, desgleichen an den Costotransversalgelenken (Abb. 45a und b).

Von manchen Autoren werden beide Typen, der syndesmophytäre und der spondylarthritische, streng getrennt. Beide Formen können jedoch gemeinsam vorkommen.

Unbestritten ist, daß der spondylarthritische Typ jugendliche Kranke bevorzugt. Osteoplastische Vorgänge an den Wirbelkörpervorderkanten (filling in) führen zum Bild des Kastenwirbels, Kantensklerosierungen zum Phänomen der »shining corners«.

Abb. 44. Wirbelsäulenveränderungen der Spondylitis ankylopoetica nach Art des Bambusstabes mit Ankylose der kleinen Wirbelgelenke

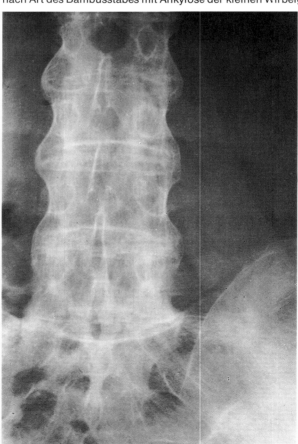

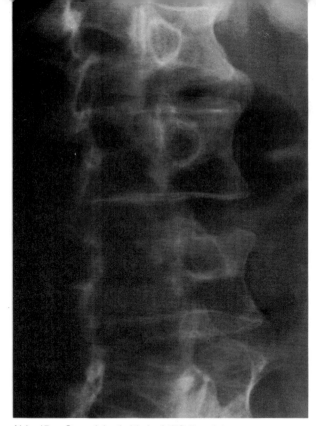

Abb. 45a. Spondylarthritis im LWS-Bereich
Abb. 45b. Ankylose der kleinen Wirbelgelenke

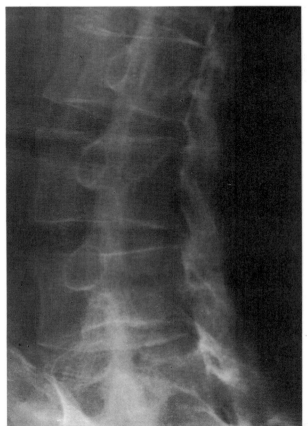

Spondylitis,
Spondylodiszitis

Diesen metaplastisch-produktiven Veränderungen stehen die mehr destruierenden Prozesse der Spondylitis und Spondylodiszitis gegenüber.

Spondylitiden stellen sich röntgenologisch in einer Unschärfe der Grund- und Deckplatten der Wirbelkörper dar mit Erosionen, Usurierungen und reaktiven Sklerosierungen (Abb. 46a und b). Eine Beteiligung der Bandscheibe in Form einer Spondylodiszitis macht sich in einer Verschmälerung des Zwischenwirbelraumes bemerkbar. Spondylitiden und Spondylodiszitiden prädestinieren zu Synostosen einerseits und Dislokationen andererseits.

Osteoporose

Ein Allgemeinsymptom am Stammskelett stellt die Osteoporose dar, die man sowohl als entzündlich bedingt im Rahmen der aktiven Form der Erkrankung als auch inaktivitätsbedingt im Rahmen der späteren Versteifung ansehen muß.

Beteiligung des
Atlanto-Dental-
Gelenkes

Einer besonderen Aufmerksamkeit bedarf bei jugendlichen Sp.a.-Kranken das Atlanto-Dental-Gelenk, in dessen Bereich es sowohl bei Sp.a. als auch bei c.P. zu entzündungsbedingten Dislokationen kommen kann. Diese drücken sich röntgenologisch in einer Erweiterung des atlanto-dentalen Spaltes aus (Abb. 47). Damit ist natürlich die Gefahr der Kompression von Nervenstämmen, Blutgefäßen oder des Rückenmarkes gegeben. = medulläre Kompression

Fersensporn

Der entzündliche Fersensporn, die Fibroosteitis calcanei, ist als Zeichen der Sp.a. sehr bekannt. Er ist oft Ursache des Fersenschmerzes. Diesem liegt in anderen Fällen aber auch zuweilen die weniger bekannte Achillobursitis zugrunde, die auf den benachbarten Knochen des Calcaneus übergreifen kann und dann ein charakteristisches Röntgenbild zeigt (Abb. 48).

Achillobursitis

Synchondritiden

Synchrondritiden sehen wir an der Symphyse und am Sternum (Abb. 42 u. 49).

Tendoperiostitiden sind vorwiegend im Bereich des Beckens, an den Sitzbeinen und den Beckenkämmen zu finden (Abb. 50, Seite 100).

Röntgenologischer Untersuchungsgang bei Spondylitis ankylopoetica

Beckenübersicht	Iliosakralarthritis Coxitis oder Sekundärarthrose Symphysitis Periostitiden
Thorako-lumbaler Übergang in 2 Ebenen	Streckhaltung Syndesmophyten
LWS halbschräg	Spondylarthritis
HWS in 2 Ebenen evtl. in In- und Reklination	Atlanto-dentale-Dislokation Spondylarthritis Spondylodiszitis

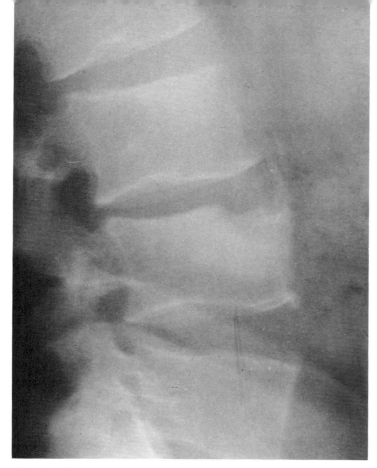

Abb. 46a. Spondylitis anterior mit Bildung eines Syndesmophyten

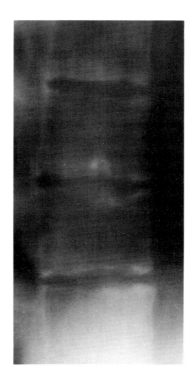

Abb. 46b. Spondylodiszitis

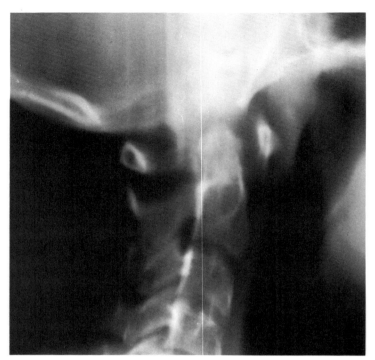

Abb. 47. Atlanto-dentale Dislokation im Schichtbild

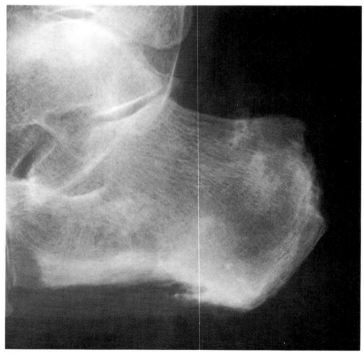

Abb. 48. Fibroosteitis calcanei und Achillobursitis

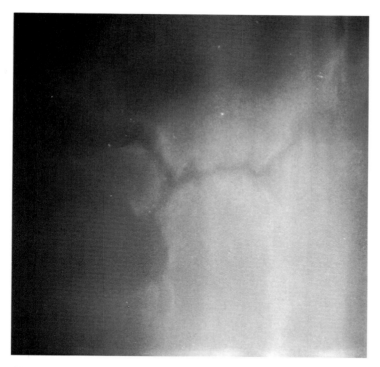

Abb. 49. Synchondritis sterni im Schichtbild
vo Synchondrose = knorpelhaft (Symphysis, Sternum)

Auch in diesem Stadium wird der Ausfall der BSG weitgehend von der Aktivität des Krankheitsprozesses bestimmt.

Immunologisch ist die typische Sp.a. bekanntlich stumm.

Das äußere Erscheinungsbild des Sp.a.-Patienten im Spätstadium ist hinreichend bekannt. Die Entzündungsschmerzen stehen jetzt nicht mehr im Vordergrund, wenngleich es natürlich auch in diesem Stadium noch zu Schüben kommen kann. Schmerzen entstehen eher sekundär durch die Fehlhaltung, durch die in diesem Stadium obligate Osteoporose oder im Gefolge von Sekundärarthrosen. Oft sind sie aber auch nur muskulär bedingt.

Selbstverständlich wird die körperliche Deformierung vom Patienten empfunden, sie führt aber nur in seltenen Fällen zur Invalidität.

Gang und Haltung des Patienten im Spätstadium, die weitgehend bestimmt sind durch die Versteifung der gesamten Wirbelsäule mit pathognomonischer Kyphose der Brustwirbelsäule, werden als typisches Aussehen immer wieder abgebildet (Abb. 41 u. 51). Darüber darf allerdings nicht vergessen werden, daß dieses Bild Ausdruck allein des Spätstadiums ist und es verfehlt wäre, mit derartigen Abbildungen etwa eine Schulung des diagnostischen Blickes erreichen zu

Labor

Spätstadium

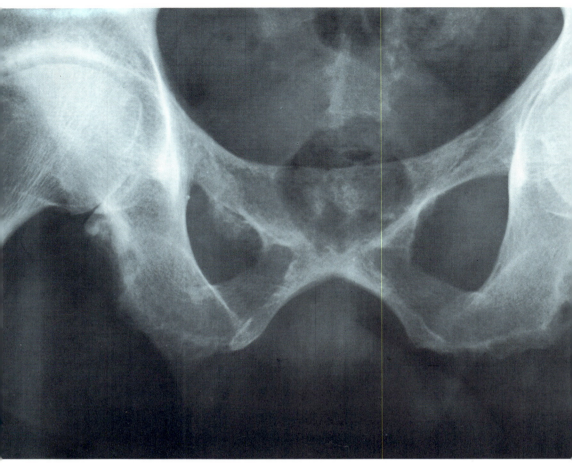

Abb. 50. Periostitiden der Sitzbeine und Status nach Symphysitis mit Verknöcherung

wollen. Die Diagnose der Sp.a. darf heute nicht mehr erst in den späten Stadien erfolgen.

Die Versteifung des Thoraxskelettes mit Einengung der caudalen Partien ist jetzt obligat, die abdominelle Atmung entsprechend ausgeprägt. Dazu kommen fakultativ die oben beschriebenen Gelenkveränderungen. Eine Ankylosierung der Hüftgelenke ruft den bekannten kleinschrittigen, trippelnden Gang hervor. Die Fixierung der Halswirbelsäule führt zur Einschränkung des Gesichtsfeldes.

Röntgen Röntgenologisch findet sich nun an der Wirbelsäule das Bild des Bambusstabes bei Osteoporose. Jedoch kann die Halswirbelsäule auch jetzt noch frei von typischen Veränderungen sein. Daneben können alle Manifestationen des vorherigen Stadiums vorliegen.

Labor Wesentliche Blutsenkungsbeschleunigungen werden nur noch in den seltener werdenden Schubsituationen beobachtet.

Die Sp.a. befällt als entzündlich rheumatische Erkrankung die Wirbelsäule und stammnahe sowie periphere Gelenke. Sie erweist sich aber mit Manifestationen auch außerhalb des Bewegungsapparates als Erkrankung des Gesamtorganismus.

Manifestationen außerhalb des Bewegungsapparates

Iritiden als Ausdruck einer Beteiligung bei Sp.a. können praktisch in jedem Stadium der Erkrankung auftreten (20%). Sie zeigen große Neigung zum Rezidiv. Manifestationen am Herzen begegnen wir in Form von Überleitungsstörungen als AV-Block und in Form einer Aortitis mit darausfolgender Aortenklappeninsuffizienz. Die Häufigkeitsangaben dieser Manifestationen schwanken sehr und werden von *Schilling* für den AV-Block mit unter 6% und für die Aorteninsuffizienz mit 3% angegeben.

Iritis

AV-Block
Aortitis

Die Amyloidose stellt eine Komplikation aller chronischen rheumatischen Erkrankungen dar. Sie gewinnt Einfluß auf die Prognose durch konsekutive Amyloidnephrose. Beim Sp.a.-Patienten tritt sie in etwa jedem 100. Fall auf. In 5% der Fälle ist sie nach *Schilling* Todesursache.

Komplikationen
Amyloidose

Medulläre Ausfallserscheinungen als Komplikation der atlanto-dentalen Dislokation wurden bereits genannt (Bulbärparalyse, Querschnittslähmung).

Medullakompression

Die eingeschränkte thorakale Atembreite wird durch Zwerchfellatmung zu kompensieren versucht. Dennoch wei-

Lungenemphysem

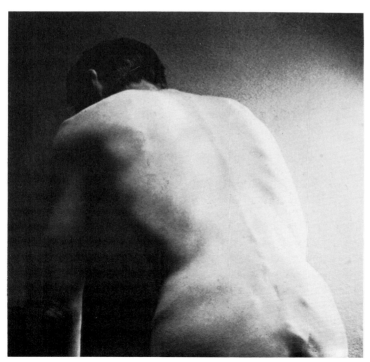

Abb. 51. Spondylitis ankylopoetica im Spätstadium mit »Bügelbrettrücken« und ausgeprägten Muskelatrophien

sen 30–40% der Sp.a.-Kranken im Spätstadium ein obstruktives Lungenemphysem mit chronischer Bronchitis auf.

Sonderformen der Sp.a.
Juvenile Sp.a.

In Parallele zur jugendlichen Polyarthritis unterscheidet sich die Sp.a. im jugendlichen Alter bis 16 Jahren von der des älteren Patienten durch einige Besonderheiten. Sie ist gekennzeichnet durch obligate Erstmanifestationen an den Extremitäten-Gelenken in Form einer Mono- bis Polyarthritis sowohl in primär chronischer als auch akuter und rezidivierender Verlaufsform. Die Bevorzugung der unteren Extremitäten ist bekannt. In der Reihenfolge der Häufigkeit werden Kniegelenke, Hüftgelenke, Fuß- und Zehengrundgelenke befallen. Erst späterhin kommt es zur Iliosakralarthritis. Diese kann einseitig beginnen. Sie endet mit einer Ankylose. Stets ist sie der Vorläufer der Wirbelsäulenbeteiligung, die bei der juvenilen Sp.a. nach Art des spondylarthritischen Typs ohne Syndesmophytose verläuft. Erst relativ spät zeigen sich Manifestationen an der Halswirbelsäule, und zwar im Bereich der kleinen Wirbelgelenke in Form einer Spondylarthritis mit Neigung zur Ankylose und auch in Form einer Arthritis im atlanto-axialen Gelenk mit entsprechender Bänderlockerung und atlanto-axialer Dislokation.

mit Coxitis ankylosierender Typ
Panarthritisch ankylosierende Form
bipolare Form
lupoide Form

Schilling trennt noch einen primär mit Coxitis ankylosierenden Typ von einer panarthritischen ankylosierenden Form der Sp.a. als besonders fulminante Sonderformen ab.

Bei einer weiteren, der bipolaren Form nach *Schilling*, sind die Ileosakralgelenke und das Atlantodentalgelenk befallen, während die übrige Wirbelsäule freibleibt.

Maligne oder sogenannte lupoide Verlaufsformen gehen nach Schilling mit ausgeprägter Hypergammaglobulinämie und entsprechend starker Blutsenkungsbeschleunigung einher.

Differentialdiagnose
Aufbaustörungen der W.S.

degenerative u. entzdl. Veränderungen

Morbus Forrestier →

Übergangswirbel, Spondylolisthesis und Morbus *Scheuermann* lassen sich als Ursache von Wirbelsäulenschmerzen röntgenologisch leicht klären. Das gleiche dürfte bei den Diskopathien der Fall sein, die zudem im Gegensatz zur Spondylitis ankylopoetica in Ruhelage Regredienz und bei Bewegung Verstärkung der Beschwerden zeigen. Auch die Abtrennung der tuberkulösen Spondylitis erfolgt röntgenologisch und klinisch. Die tuberkulöse Iliosakralarthritis tritt meist nur einseitig auf. Spondylose und Spondylarthrose stehen nur in höheren Altersstufen, in denen die Sp.a. seltener wird, differentialdiagnostisch zur Diskussion. Das gleiche gilt für die Spondylosis hyperostotica. Hierbei erstreckt sich die den Zwischenwirbelraum überbrückende ventrale Verknöcherung »zuckergußartig« auch auf die Wirbelkörpervorderfläche. Die Abtrennung des Syndesmophyten vom Spondylophyten kann lediglich bei Beginn der Spondylitis ankylopoetica in höherem Alter

Schwierigkeiten bereiten, weil dann der Syndesmophyt mehr und mehr Spondylophytenform in Abhängigkeit von der mechanischen Belastung annehmen kann. Ansonsten aber ist er wesentlich zarter gebaut und setzt im Röntgenbild in Höhe der Deck- und Bodenplatten an, wohingegen der Spondylophyt seinen scheinbaren Ursprung etwas unterhalb derselben nimmt. Demgegenüber können Parasyndesmophyten, die uns bei der Arthropathia psoriatica und dem *M. Reiter* begegnen, paraspinal isoliert liegen oder aber von hier aus horizontale Verbindungen zu den Wirbelkörpern aufnehmen. Diese beiden Krankheiten können auch mit einer Iliosakralarthritis einhergehen, jedoch ohne die für die Sp.a. charakteristischen und ausgeprägten klinischen Manifestationen und auch ohne Neigung zur Ossifikation und Ankylose. Das gleiche gilt für die Iliosakralarthritis bei Colitis ulcerosa, Enteritis regionalis und bei Gicht.

Artropathia psoriatica
M. Reiter

Einerseits kommt die Colitis ulcerosa bei Patienten mit einer Spondylitis ankylopoetica häufiger vor als bei einem entsprechenden Normalkollektiv, andererseits übertrifft das Vorkommen einer ankylosierenden Pelvispondylitis bei Patienten mit einer Colitis das der Normalbevölkerung. Es kann darum im Einzelfall bei Vergesellschaftung beider Krankheitsbilder die ursächliche Zuordnung sehr schwierig sein. Auch die Enteritis regionalis *Crohn* kann von Erscheinungen einer Spondylitis ankylopoetica begleitet sein.

Gastrointestiale Erkrankungen

Die Gicht läßt sich laborchemisch leicht von der Sp.a. abgrenzen, wenngleich immer in Rechnung zu stellen ist, daß ein Großteil der Spondylitis-ankylopoetica-Patienten eine leichte bis mäßige Hyperurikämie aufweisen.

Gicht

Die Osteosis condensans ist im Gegensatz zu den bisher bekannten iliosakralen Manifestationen nicht entzündlich bedingt. Sie kommt bevorzugt bei Frauen vor und ist allein durch Sklerosierung charakterisiert, wobei der Gelenkspalt selbst unverändert bleibt. Mit Arthritiden einhergehende Fälle von Spondylitis ankylopoetica machen sehr oft die Abgrenzung zur chronischen Polyarthritis notwendig, was insbesondere bei der juvenilen Form beider Krankheitsbilder Schwierigkeiten bereiten kann. Beide können mit Iliosakralarthritiden einhergehen und zur Ankylose neigende Spondylarthritiden der Halswirbelsäule aufweisen. Sehr oft ist deswegen eine Differentialdiagnose im Frühstadium noch nicht möglich. Sie ergibt sich erst aus der Beobachtung des Krankheitsverlaufes.

Osteosis condensans

c.P.

Da über die Ätiologie der Sp.a. noch keine Klarheit herrscht, steht uns keine kausale Therapie zur Verfügung.
<u>Das Ziel der symptomatischen Therapie liegt in einer Dämpfung des entzündlichen Prozesses an der Wirbelsäule und den Gelenken. Weiterhin soll eine möglichst ausreichende Beweglichkeit aller Wirbelsäulenabschnitte erhalten bleiben</u>

Therapie

und der Tendenz der Brustwirbelsäule, in kyphotischer Stellung zu versteifen, entgegengewirkt werden.

Die Betreuung und Führung des Sp.a.-Patienten sollte vom Hausarzt und einem Rheumazentrum, dem sich der Patient im Bedarfsfall, zumindest aber routinemäßig in regelmäßigen Abständen zur Durchführung von Gesundheitsmaßnahmen vorstellt, gemeinsam übernommen werden.

Aufklärung

Ist die Diagnose gesichert, muß der Patient über seine Erkrankung aufgeklärt werden. Er muß wissen, daß seine Erkrankung keineswegs ein schicksalhaft zur Frühinvalidität führendes Leiden ist. Diese Gewißheit gibt ihm die Motivation zur routinemäßigen täglichen Durchführung seiner Übungen.

Das aufklärende Gespräch bereitet normalerweise keine Schwierigkeiten. Im allgemeinen ist der Sp.a.-Patient kontaktfreudig und durch einen starken Willen zum Durchhalten ausgezeichnet. Diese Eigenschaften kommen dem ärztlichen Bemühen sehr entgegen.

Durch Lenkung der Berufswahl oder Umschulung unter Vermeidung einer Abqualifizierung ist den Besonderheiten des *Bechterew*-Kranken Rechnung zu tragen, wobei Zwangshaltungen, einseitige Belastungen und lange Ruhestellungen zugunsten wechselnder Haltungen und Stellungen vermieden werden müssen.

Medikamentöse Therapie

Die Art der medikamentösen Therapie richtet sich nach der entzündlichen Aktivität der Erkrankung. Die Therapie der Wahl ist die Gabe von Antirheumatika mit vorwiegend antiphlogistischer Wirkung. Wir bevorzugen Indometacin und Diazopropazon.

Die Dosierung hängt vom Grad der Aktivität ab und sollte jeweils die geringste, eben noch wirksame Dosis nicht überschreiten.

Reicht der analgetische Effekt dieser Medikamente nicht aus, so können zusätzlich reine Analgetika verabreicht werden.

Cortisonoide sind bei der Sp.a. nicht indiziert. Eine Ausnahme stellt lediglich die lokale Applikation intraartikulär bei peripherer Gelenkbeteiligung dar. Bei sehr fortgeschrittenen Endstadien, bei welchen die Symptomatik weniger durch die entzündliche Aktivität als durch die Fehlstellung der Wirbelsäule und die häufig stark schmerzhaften muskulären Verspannungen charakterisiert ist, besteht die Therapie in einer Kombination von Analgetika und Myotonolytika.

Die medikamentöse Suppression der entzündlichen Aktivität und die Schmerzdämpfung stellen die Voraussetzung zur Durchführung der so überaus wichtigen physikalischen Therapie dar.

Passive physikalische Therapie

Dabei müssen passive Maßnahmen wie Wärmeapplikationen, Massagen, elektrotherapeutische Anwendungen, die zu einer vermehrten Muskellockerung führen und auch analgetisch wirken, der aktiven Bewegungstherapie vorangestellt werden.

Aktive Bewegungstherapie

Das Prinzip der aktiven Bewegungsübungen liegt darin, der Tendenz der Wirbelsäule zur Kyphosierung und des Brustkorbes zur Fixierung entgegenzuwirken. Die Übungen müssen deshalb einen lockernden und dehnenden Charakter haben. An erster Stelle stehen solche zur Streckung und Lordosierung der Brustwirbelsäule mit Kräftigung der langen Rückenstrecker. Dabei haben sich Aufbäumübungen aus der Bauchlage und Übungen im Hang an der Sprossenwand bewährt. Außerdem bietet sich hierfür das Klapp'sche Kriechen an. Atemübungen können sehr gut kombiniert werden mit solchen des Brustkorbes und des oberen Schultergürtels. Hierbei sind Übungen mit dem Stab angezeigt. Die Übungen müssen unter krankengymnastischer Anleitung erlernt werden und können dann vom Patienten zu Hause weiter absolviert werden, wozu mindestens täglich 15 Minuten anzusetzen sind. Immer wieder aber sollten den häuslichen Übungen in regelmäßigen Intervallen solche unter krankengymnastischer Aufsicht zwischengeschaltet werden.

Darüber hinaus sollte der Patient ein regelmäßiges sportliches Training durchführen, vorausgesetzt, daß keine Schubsituation vorliegt. Dabei haben sich Sportarten wie Volleyball, Korbball, Federball, Skilanglauf, Schwimmen und Tischtennis sehr bewährt. Diese Sportspiele kann der Patient in Gemeinschaft mit Gesunden durchführen, z.B. mit der Familie. Der psychologische Effekt ist positiv. Beim Sport wird weniger die Pflicht als die Freude an der Sache das Motiv bilden.

Um der Neigung zur Versteifung der Wirbelsäule in Fehlstellung entgegenzuwirken, muß der Patient flach auf einer harten Unterlage schlafen, wenn irgend möglich in Bauchlage. Kopfkissen oder weiche Unterlagen sind aus dem Bett zu verbannen.

Strahlentherapie

Der Wert und das Risiko einer Bestrahlungstherapie mit Röntgenstrahlen werden von verschiedenen Autoren unterschiedlich beurteilt. Sinnvoll kann eine Röntgentherapie nur sein, solange noch keine Ossifikationen aufgetreten sind. Sie muß mit intensiver Gymnastik kombiniert werden und erfolgt in der Regel stationär. Auf mehrere Felder der Wirbelsäule und der Iliosakralgelenke wird eine Oberflächendosis von 800 r eingestrahlt. Nur wenige Autoren geben noch der Thorium-X-Therapie den Vorzug.

Chirurgische Therapie

In den Spätstadien mit schweren Fehlstellungen der Wirbelsäule sowie der großen Gelenke kommt der orthopädisch-operativen Therapie eine zunehmende Bedeutung zu. Indikationen ergeben sich vor allem für den Hüftgelenksersatz durch Totalprothese. Die Aufrichtung der Wirbelsäule, die Columnotomie, ist mit Komplikationen belastet.

Therapeutische Maßnahmen bei Sp.a.

Aufklärung und psychologische Betreuung

I Medikamentöse Therapie
1. Antirheumatika
2. Myotonolytika (vom zentralen Typ)
3. Analgetika

II Physikalische Therapie
1. Wärmeanwendungen
2. Massagen
3. Bewegungstherapie inkl. Atemgymnastik
   Spiel und Sport, z. B. Skilanglauf, Volleyball

III Radiotherapie (konventionell)

IV Chirurgisch-orthopädische Therapie

Kollagenkrankheiten (Kollagenosen)

Definition

Unter der Bezeichnung Kollagenosen faßt man solche Erkrankungen zusammen, die sich generalisiert am Bindegewebe abspielen und die gemeinsam einige histologische Merkmale, unterschiedlich ausgeprägte immunologische Besonderheiten und einen meist chronisch-progredienten Verlauf aufweisen.

Pathologisch-anatomisch handelt es sich bei diesen Erkrankungen um chronische, nicht-bakterielle Entzündungen mit dem charakteristischen histologischen Substrat der sogenannten fibrinoiden Degeneration (*Klemperer*). Die Gefäße sind in Form einer Vaskulitis und Perivaskulitis beteiligt, wodurch es sekundär zu den verschiedenen Organschädigungen kommt. Den Erkrankungen liegen wahrscheinlich Autoimmunvorgänge zugrunde, die vor allem beim Lupus erythematodes disseminatus in Form der antinukleären Faktoren offenkundig sind. Klinisches Bild mit bevorzugtem Gelenkbefall und serologische Gemeinsamkeiten rücken diese Erkrankungen in die Nähe der chronischen Polyarthritis. Gerade in die frühen differentialdiagnostischen Überlegungen bei Gelenkerkrankungen müssen die Kollagenosen mit einbezogen werden. Für Diagnose und Differentialdiagnose ist letzten Endes immer der histologische Befund entscheidend. Die Therapie sollte nur in Zusammenarbeit mit einer entsprechenden Fachklinik erfolgen.

Lupus erythematodes disseminatus

Der Lupus erythematodes disseminatus (LED) ist die häufigste Kollagenose. Er zeigt in Abhängigkeit vom Organbefall unterschiedlichste klinische Bilder und wechselnde Verläufe.

Ätiologie und Pathogenese

Die Ätiologie ist bisher nicht geklärt. Streßsituationen aller Art, unter anderem auch starke Sonnenbestrahlung, spielen eine auslösende Rolle im Sinne der Manifestierung oder Verschlimmerung. Auch ist bekannt, daß unter verschiedenen Medikamenten (z.B. Antibiotika, Sulfonamiden, Hydantoin und Hydralazin) LED-Symptome auftreten können, welche aber reversibel sind. Auffällig ist ferner, daß Frauen im gebärfähigen Alter weitaus bevorzugt befallen werden, eine Tatsache, die auf hormonelle Einflüsse schließen läßt.

Gegen Zellkernbestandteile gerichtete Autoimmunreaktionen liegen den pathologisch-anatomischen Veränderungen wahrscheinlich zugrunde. Primär kommt es durch Einwirkung antinukleärer Substanzen zu einer Auflösung von Nukleoproteid. Sekundär entstehen proliferative und degenerative Veränderungen an der bindegewebigen Grundsubstanz und den Kollagenfibrillen, vor allem im Bereich kleiner Blutgefäße, der Haut, der serösen Häute und der Synovia. Die Einlagerung von Immunkomplexen in die Basalmembran von Gefäßen kann fluoreszenzmikroskopisch an den Glomerulumkapillaren der Niere sichtbar gemacht werden.

Klinik

Der Vielfältigkeit des Organbefalls entspricht die Vielgestaltigkeit der klinischen Bilder. Eine »klassische« Symptomenkombination gibt es nicht. Fieber, Hauterscheinungen und Arthropathien aber sind die häufigsten Zeichen.

Der Beginn der Erkrankung kann akut oder schleichend sein.

Bei akutem Beginn (20%) finden sich hauptsächlich hohes Fieber, Gewichtsverlust, Hautveränderungen (70%) und fakultativ Arthralgien. Eine Nierenbeteiligung verschlechtert die Prognose erheblich.

Bei schleichendem Beginn ist Fieber in den meisten Fällen ebenfalls schon anfangs vorhanden, oder es tritt später hinzu. Arthralgien sind mit 75–90% häufiger als bei akutem Verlauf. Hautveränderungen beobachtet man in 50% gleich zu Beginn, in 75% zu einem späteren Zeitpunkt.

Haut

Bevorzugt werden lichtexponierte Stellen. Bei der akuten Verlaufsform mit ausgedehnten viszeralen Manifestationen finden sich hochrote, erysipelähnliche Flecken vor allem im

Gesicht, an den Handrücken und auch an den Fingern und Fingerkuppen (Abb. 52 u. 53). Bei der chronischen Form beginnen die Hautveränderungen mit roten, münzgroßen, scharf umschriebenen und ein wenig infiltrierten Herden, ebenfalls vorzugsweise auf der unbedeckten Haut, vor allem Nasenrücken, Wangen, Stirn und Handrücken. Die Schmetterlingsform des Gesichtsexanthems ist für den LED bekannt. Nach Wochen oder Monaten kommt es im Zentrum der Herde zu Atrophien mit Depigmentierung und Teleangiektasien, während die Veränderungen an der Peripherie der Herde mit Rötung, Infiltration und Hyperkeratose weiterschreiten. Am behaarten Kopf können rundliche, atrophische, haarlose Stellen entstehen. Auch die Haut an Extremitäten und Rumpf und die Schleimhäute können Veränderungen aufweisen.

Ebenso wie bei den anderen Kollagenosen – wenn auch nicht in der Häufigkeit – gehen dem LED zuweilen *Raynaud*-ähnliche Symptome voraus.

Gelenke

Die Gelenkbeschwerden können denen bei chronischer Polyarthritis ähneln. Polyarthritische Bilder mit Synovitiden kontrastieren aber zu dem meist negativen Röntgenbefund. Finger-, Knie- und Sprunggelenke sind bevorzugt befallen. Gelenkdestruktionen sind selten. Aseptische Knochennekrosen kommen vor. Die Synovitiden treten oft flüchtig auf, rezidivieren und wandern. Eine Atrophie der gelenknahen Muskeln muß nicht nur Folge einer Inaktivität bei Arthritis, sondern kann auch Ausdruck einer Myositis bzw. Polymyositis sein.

Seröse Häute

Relativ oft finden sich rezidivierende Pleuritiden und Perikarditiden, meist exsudativ, nicht immer klinisch erkennbar. In der Ergußflüssigkeit sind LE-Zellen nachweisbar.

Herz

Die exsudative oder fibröse Perikarditis ist die häufigste Manifestation am Herzen. Die Endokardbeteiligung erfolgt in Form einer verrukösen Endokarditis (*Libmann-Sacks*). Ein Myokardbefall kann sich in Rhythmus- oder Reizleitungsstörungen äußern.

Lunge

Pleuritiden, Plattenatelektasen, wahrscheinlich vaskulärer Genese, bakterielle Pneumonien und Bronchitiden bei verminderter Resistenz verursachen meist die pulmonalen Symptome beim LED. Die krankheitsspezifische interstitielle Pneumonie, deren herdförmige pneumonische Verschattungen die Lungenbasen bevorzugen, ist eher selten.

Niere

Die Nierenbeteiligung bestimmt die Prognose. Die Symptomatik entspricht der der subakuten oder chronischen Glomerulonephritis mit Mikrohämaturie, Proteinurie und Zylindrurie. In einem Drittel der Fälle beobachtet man den Übergang in ein nephrotisches Syndrom, und es kommt zur zunehmenden Niereninsuffizienz mit tödlichem Ausgang. In

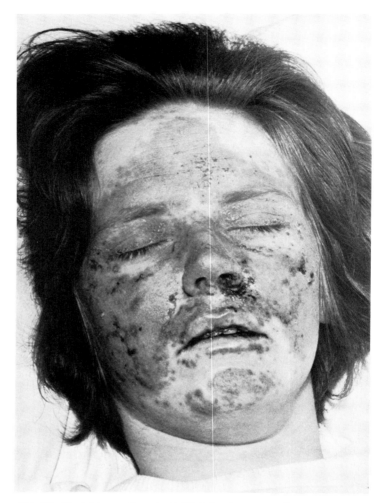

Abb. 52. Gesichtsexanthem bei LED, teilweise superinfiziert

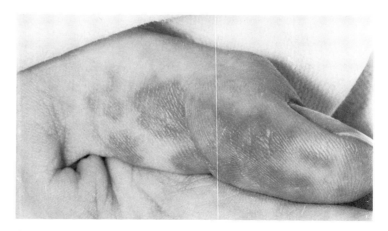

Abb. 53. Hautmanifestationen am Finger bei LED

der Hälfte der Fälle führt die Nierenbeteiligung zu einer Hypertonie.

Die Beschwerden in diesem Bereich sind vielfältig und völlig uncharakteristisch. Dyspepsien ebenso wie Magen-Darm-Blutungen, Erbrechen, lokalisierte oder diffuse Schmerzen können auftreten. Colitiden, Ulzera und Störungen der Peristaltik sind als röntgenologische Befunde bekannt.
Magen – Darm

Eine Lebervergrößerung findet sich in einem Viertel der Fälle, jedoch ist die histologisch nachweisbare Leberbeteiligung ohne klinische oder laborchemische Zeichen noch häufiger.
Leber

Bei der sogenannten lupoiden Hepatitis, einer besonderen Form der chronischen Hepatitis, kommen auch LE-Zellen vor, es fehlen jedoch sonstige typische Organbeteiligungen im Sinne eines LED.

Milz- und Lymphknotenvergrößerungen, entweder lokalisiert oder auch generalisiert, finden sich in einem Teil der Fälle.
Milz – Lymphknoten

In etwa einem Viertel der Fälle wird auch das Zentralnervensystem in die Krankheit einbezogen. Schwindel, Hemiparesen, extrapyramidale Störungen oder epileptiforme Anfälle, in späteren Stadien Psychosen meist depressiver Art, bilden die klinischen Äquivalente. Seltener ist die periphere Polyneuropathie, die auf einer vaskulären Nervenschädigung beruht, nur relativ leichte Symptome zeigt und zur Remission neigt.
Nervensystem

Die BSG ist stark beschleunigt, oft über 100 mm in der ersten Stunde. Ihr entspricht eine Vermehrung der α_2- und γ-Globuline. Diese geht nicht parallel zur Aktivität, jedoch haben chronische Formen höhere γ-Globulinwerte als akute. Mit den γ-Globulinen werden die zur IgG-Gruppe gehörenden antinukleären Faktoren erfaßt.
Labor

Anämie, Leukopenie und Thrombopenie werden der Reihenfolge nach in abnehmender Häufigkeit angetroffen. Am seltensten aber bedeutungsvollsten ist das Auftreten einer immunhämolytischen Anämie.

Proteinurie, Erythrozyturie und Zylindrurie sind Ausdruck der Nierenbeteiligung. Ein negativer *Nelson*-Test hilft falsch positive Luesreaktionen zu erkennen. Auch die Rheumafaktorteste können positiv ausfallen.

Die LE-Zelle kann in defibriniertem Venenblut oder in Exsudatflüssigkeit aus Pleura oder Gelenken nachgewiesen werden. Es handelt sich bei ihr um einen polymorphkernigen neutrophilen Granulozyten, der vorwiegend von phagozytiertem homogen basophilem Material ausgefüllt ist, das den Zellkern sichelförmig an den Rand drängt (Abb. 54 u. 55). Der LE-Zellennachweis ist nur mäßig
LE-Zelle

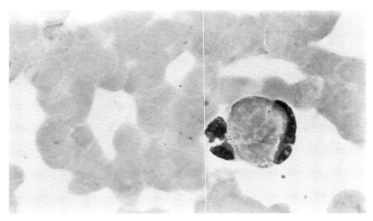

Abb. 54. LE-Zelle

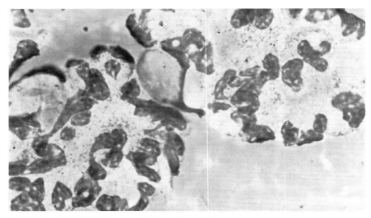

Abb. 55. LE-Zellbildung mit Rosettenphänomen

spezifisch und kann auch bei anderen Kollagenosen sowie bei der chronischen Polyarthritis positiv ausfallen. Rückschlüsse auf die Aktivität und die Prognose der Erkrankung lassen sich aus der Anzahl der LE-Zellen nicht schließen.

Antinukleäre Faktoren

Antinukleäre Faktoren werden mit Hilfe der Immunfluoreszenz nachgewiesen. Diese Methode ist zwar sehr empfindlich und fällt bei nahezu allen Erkrankungen an LED positiv aus; sie ist jedoch andererseits nicht sehr spezifisch. So können bei chronischer Polyarthritis in 30–60%, bei anderen Kollagenosen in 20–30% der Fälle diese Teste positiv ausfallen. Andererseits macht ein negativer Ausfall der Untersuchung die Diagnose eines LED sehr unwahrscheinlich.

Anti-DNA

Der Nachweis von Anti-DNA ist am spezifischsten. Nur bei der chronischen Polyarthritis wurde ganz vereinzelt dieser Antikörper gefunden.

Histologie

Der histologische Befund hat für die Sicherung der Diagnose die größte Bedeutung. Es sollte daher die Biopsie aus einem befallenen Organ (z.B. der Haut, der Muskulatur oder der Niere) angestrebt werden, wobei Biopsie-Material auch zur fluoreszenzmikroskopischen Untersuchung in einem entsprechenden immunpathologischen Labor verwandt werden sollte.

Differentialdiagnose

Differentialdiagnostische Fragen stellen sich wie immer am ehesten im Anfangsstadium der Erkrankung oder in leichteren und atypischen Fällen. Vor allem kann die Abgrenzung gegenüber der chronischen Polyarthritis und den anderen sogenannten Kollagenkrankheiten Schwierigkeiten bereiten. Vor allem die Gelenksymptome ähneln denen der chronischen Polyarthritis. Wichtigstes Unterscheidungsmerkmal aber stellen die typischen Gelenkdestruktionen der chronischen Polyarthritis dar, die beim LED nur äußerst selten und bei weitem nicht in dem Ausmaße gefunden werden. Bezüglich klinischer und serologischer Kriterien aber können sich beide Krankheitsbilder überlappen. Organmanifestationen und positive immunologische Kriterien können die chronische Polyarthritis dem LED sehr ähnlich werden lassen. Zwischen- und Übergangsformen sind bekannt.

Besonders bezüglich der viszeralen Manifestationen bietet die Panarteriitis nodosa ein ähnlich buntes klinisches Bild mit vielfältigen Kombinationsmöglichkeiten zahlreicher Einzelsymptome. Auch mit Hilfe der serologischen Methoden ist eine Abtrennung des LED von den anderen Kollagenosen nicht immer möglich, weil bei diesen in einem gewissen Prozentsatz der Fälle auch positive Phänomene auftreten können. Sklerodermie und Dermatomyositis gehen zuweilen auch mit viszeralen Manifestationen einher. Schließlich machen Milz- und Lymphknotenbeteiligungen die Abgrenzung gegenüber Erkrankungen des hämatopoetischen und retikuloendothelialen Systems notwendig.

Therapie

Für die Therapie stehen Corticoide, das Resochin und Immunsuppressiva zur Verfügung. Die Einstellung dieser medikamentösen Behandlung muß immer unter klinischen Bedingungen erfolgen. Bei der Corticoid-Behandlung ist besondere Vorsicht geboten im Falle einer eingeschränkten Nierenfunktion oder einer stärkeren Hypertonie.

Progressive Sklerodermie

Synonyma Progressive Systemsklerose (PSS)
Diffuse progressive systematisierte Sklerose

Definition Die Sklerodermie ist eine Allgemeinerkrankung mit unterschiedlich ausgeprägten, aber prognostisch entscheidenden viszeralen Manifestationen, bei der die Hautveränderungen jedoch im Vordergrund stehen.

Pathogenese Pathologisch-anatomisch ist die Sklerodermie gekennzeichnet durch eine Fibrosklerose, die subkutan und submukös sowie vaskulär-perivaskulär angetroffen wird. Weiterhin findet sich eine Verschmälerung der Epidermis und eine Verbreiterung, Quellung und Homogenisierung des kollagenen Bindegewebes. Die Papillen verstreichen und die Anhangsgebilde verschwinden. Vor allem die kleineren Arterien, Arteriolen und Kapillaren, nicht dagegen die größeren Gefäße, werden mitbetroffen.

Auch in der Pathogenese der Sklerodermie spielen wahrscheinlich Autoimmunprozesse mit eine Rolle.

Die Erkrankung betrifft vorwiegend das mittlere Lebensalter, Frauen viermal häufiger als Männer.

Klinik Eine seltenere generalisierte wird von einer häufigeren akrosklerotischen Verlaufsform unterschieden.

Generalisierte Form Die generalisierte Form beginnt subakut mit Fieber und Arthralgien. Hautveränderungen sind mehr am Rumpf und an den proximalen Extremitäten lokalisiert, innere Organe in größerem Ausmaß beteiligt. Die Prognose ist daher ungünstig. Nach einer Krankheitsdauer bis zu mehreren Jahren kommt es zum tödlichen Ausgang infolge respiratorischer Insuffizienz, Rechtsherzversagen, interkurrenter Infekte oder infolge einer Niereninsuffizienz.

Akrosklerotische Form Die akrosklerotische Form ist prognostisch günstiger. Die Beteiligung innerer Organe ist weniger ausgeprägt. Die Hautveränderungen beginnen meist an der Peripherie der Extremitäten. Häufig geht über Monate bis Jahre ein Vorstadium voraus, gekennzeichnet durch *Raynaud*-Anfälle mit episodischen Spasmen der Fingergefäße, welche anfangs meist nur bei Kälteexposition, später aber auch unabhängig davon gehäuft auftreten.

Haut Die Hauterscheinungen beginnen mit einer ödematösen derben Schwellung von Fingern und Händen oder mit umschriebenen, allmählich sich vergrößernden isolierten oder multiplen Herden mit bläulicher Induration (Morphaea). Lokalisierte Formen sind nicht von einer Organbeteiligung begleitet. Die Hautveränderungen gehen schließlich in eine

Atrophie über mit straff gespannter, derber, gegenüber der Subkutis unverschieblicher und trockener Epidermis. Die Haare und die normale Hautzeichnung verschwinden. Die Beweglichkeit der Finger und Zehen, später auch der übrigen Gelenke, wird durch die Hautatrophie zunehmend behindert (Abb. 56). Die Gelenke sind wie eingemauert und in leichter Beugestellung fixiert. Synovitiden sind selten. Die für die chronische Polyarthritis typischen röntgenologisch nachweisbaren Usurierungen werden nicht beobachtet. Die Fingerkuppen spitzen sich konisch zu mit krallenartig darüber gekrümmten Fingernägeln (Sklerodaktylie). Die Fingerendphalangen werden wohl infolge einer Druckatrophie durch Knochenresorption arrodiert und verkürzt (Abb. 57). An den Fingerkuppen entstehen zuweilen Nekrosen. Hyperpigmentierungen oder Vitiligo stellen weitere Hautveränderungen dar. Subkutane Verkalkungen kommen in einem Teil der Fälle vor und bevorzugen dann Hände und Finger (*Thibierge-Weißenbach*-Syndrom). Sie sind aber weitaus seltener als bei der Dermatomyositis. Diese Hautveränderungen können nun über längere Zeit auf die Peripherie der oberen Extremitäten beschränkt bleiben in Form der Sklerodaktylie oder aber eine proximalwärts gerichtete Ausbreitungstendenz entwickeln. Dann erfassen sie auch, über Schulter und Nackenbereich sich erstreckend, den gesamten Thorax (Abb. 58). Auch im Gesicht wird die Haut straff gespannt und die Mimik erstarrt, was zu einem maskenhaften Aussehen führt. Die Nase tritt spitz hervor, der Mund wird kleiner, die periorale Haut radiär gefältelt, die Mundöffnung erschwert. Durch Behinderung des Lidschlusses können Hornhautulzera entstehen. Die Veränderungen erstrecken sich auch auf die Schleimhäute. Im Mund und am Genitale sieht man umschriebene sklerotische und atrophische Bezirke. Die Zunge ist anfänglich geschwollen, später atrophisch und nur wenig beweglich, das Zungenbändchen sklerotisch verkürzt. Die Gaumenraphe wird glänzend weiß. Gaumensegel und Uvula schrumpfen und werden starr. Ein zusätzlicher Rückgang der Speichel- und Tränensekretion verstärkt die Schleimhautsymptomatik (*Sjögren*-Syndrom).

Ösophagus

Eine Ösophagusbeteiligung tritt frühzeitig, manchmal noch vor den Hautveränderungen auf. Es kommt zu einer Atrophie und zum bindegewebigen Ersatz der glatten Muskulatur des mittleren und unteren Ösophagus. Dadurch wird die Peristaltik behindert. Schluckstörungen, die sich besonders im Liegen bemerkbar machen, treten auf. Funktionelle Kardiastörungen können eine Refluxösophagitis, Ulzera und narbige Stenosen zur Folge haben; die Längsschrumpfung des Ösophagus kann eine Hiatushernie herbeiführen. Die fehlende Peristaltik und die dadurch hervorgerufene Erweiterung des Ösophagus, die der eigentlichen sklerotischen

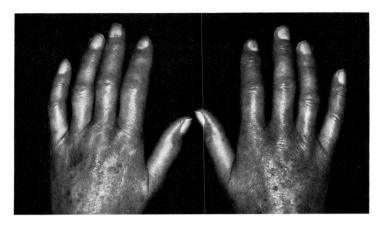

Abb. 56. Hände bei Sklerodermie

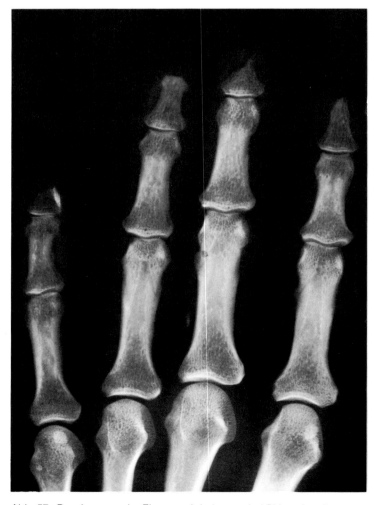

Abb. 57. Druckusuren der Fingerendphalangen bei Sklerodermie

Kollagenkrankheiten · Progressive Sklerodermie

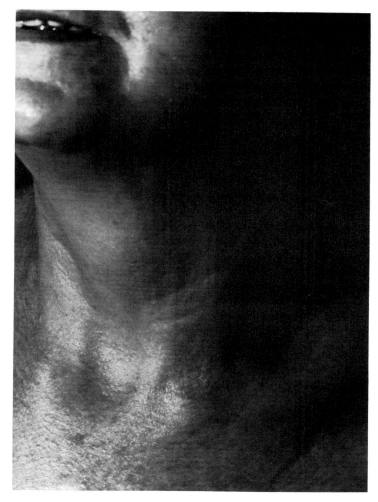

Abb. 58. Sklerodermie mit Hautveränderungen im vorderen Thoraxbereich

Umwandlung vorausgeht, lassen sich röntgenologisch gut nachweisen.

Auch die Skelettmuskulatur wird in einem Drittel der Fälle in den atrophischen Prozeß einbezogen.

Skelettmuskulatur

Eine Lungenbeteiligung erfolgt in Form einer diffusen Fibrosierung, die im Röntgenbild am ehesten in den basalen Abschnitten deutlich wird und mit alveolokapillarer Diffusionsstörung einhergeht. Hustenreiz, respiratorische Insuffizienz und eine vermehrte Rechtsherzbelastung sind die Folge.

Lunge

Am Herzen kann sich eine interstitielle Myokardfibrose entwickeln, die zu Digitalis-refraktärer Insuffizienz führen kann. Endo- und Perikard sowie die Koronararterien sind am Krankheitsgeschehen kaum beteiligt.

Herz

Niere Eine Nierenbeteiligung primär vaskulärer Genese tritt meist erst im Spätstadium hinzu. Sie verschlechtert die Prognose und führt zur Hypertonie.

Parästhesien sind oft erster Hinweis für eine Polyneuropathie.

Labor Die Befunde sind unspezifisch. Die BSG ist mäßig beschleunigt, das γ-Globulin leicht erhöht. Bisweilen besteht eine leichte Anämie. Der Rheumafaktor wird in 20–30% der Fälle, der LE-Test nur ganz vereinzelt positiv gefunden. Albuminurie und ein typischer Sedimentbefund sind Ausdruck einer Nierenbeteiligung.

Differentialdiagnose Im ausgeprägten Stadium ist die Abgrenzung von der chronischen Polyarthritis und den anderen Kollagenosen meist möglich, wenngleich Sklerodermie-ähnliche Hautveränderungen ebenso wie gleichartige viszerale Manifestationen auch bei diesen Erkrankungen gefunden werden können. Diagnostisch entscheidend ist der histologische Befund, weswegen eine Biopsie immer angestrebt werden sollte.

Therapie Jede Kälteexposition sollte vermieden werden. Bereits bestehende Hautveränderungen machen eine entsprechende Hautpflege notwendig. Physikalische durchblutungsfördernde Wärmeanwendungen und leichte Massagen sind in Abhängigkeit vom Ausmaß der Veränderungen meist angebracht. Die Behandlung mit Corticoiden, die vor allem für das ödematöse Stadium empfohlen wird, bedarf der laufenden Überwachung auf die Zeichen einer renalen Beteiligung hin. Im sklerotischen Stadium wird die Behandlung mit Progesteron empfohlen. Behandlungsversuche mit D-Penicillamin sind teilweise mit günstiger Wirkung durchgeführt worden. Immunsuppressiva sind umstritten.

Immer sollte die Betreuung und Behandlung des Patienten in Zusammenarbeit mit einer Spezialklinik erfolgen.

Polymyositis und Dermatomyositis

Definition

Im Gegensatz zu den anderen Kollagenosen steht bei diesen Erkrankungen der Muskelbefall im Vordergrund (Polymyositis). Bei Mitbeteiligung von Haut und Schleimhäuten spricht man von Dermatomyositis. Daneben kommt es durch eine Vaskulitis zu Manifestationen an inneren Organen und serösen Häuten.

In der Haut findet man eine Quellung und teilweise Homogenisierung der Bindegewebsfasern. Die elastischen Fasern zeigen Verklumpung und Zerfall. Die Epidermis ist sekundär verändert mit Hyper- und Parakeratosen, Ödem, Hyperpigmentierung, Atrophie und Abflachung der Grenze zwischen Epidermis und Cutis. Am Muskel finden sich ein interstitielles Ödem, später Homogenisierung und Hyalinisierung der Muskelfasern mit Verlust der Querstreifung, schließlich herdförmiger scholliger Zerfall mit interstitiellen vorwiegend rundzelligen Infiltraten. Die Blutgefäße sind erweitert und von Infiltraten, Exsudat und Hämorrhagien umgeben.

Klinik

Die Erkrankung verläuft meist schubweise mit zum Teil langen Remissionen. Im allgemeinen ist die Prognose mit zunehmendem Alter schlechter. Zum Tode führen interkurrente Infekte, Herzinsuffizienz, begleitende Malignome oder ein myorenaler Schock mit Nierenversagen. Frauen sind doppelt so häufig betroffen wie Männer. In 20% beginnt die Erkrankung bereits im Kindesalter.

Auffallend häufig ist eine Kombination von Dermatomyositis und malignen Tumoren; Verlaufsdauer und Malignomhäufigkeit gehen parallel. Letztere erreicht bei langen Verläufen 60–70%. Daraus folgt, daß bei jeder Dermatomyositis nach einem Malignom gesucht werden muß. Sie geht dem Malignom meist um Jahre voraus. Praktisch können alle Arten von Neoplasmen vorkommen. Die Malignomsuche darf also während des gesamten Krankheitsverlaufes nicht eingestellt werden.

Die Krankheit beginnt akut oder schleichend. Bei akutem Beginn finden sich uncharakteristische Allgemeinsymptome wie Fieber, Kopfweh, Erbrechen, Gliederschmerzen und allgemeines Krankheitsgefühl.

Haut

Bei langsamem Beginn stehen schon frühzeitig Symptome an Haut und Muskulatur im Vordergrund. Die Hautveränderungen beginnen häufig mit Ödemen im Gesicht, mit Bevorzugung der Augenlider und Betonung der mimischen Falten, bei gleichzeitiger Starre. Es bilden sich dann fleckförmige bis flächenhafte, unscharf begrenzte violettgetönte Erytheme, vor allem um die Augen und in der Mitte des Gesichts. Die Veränderungen greifen auf den oberen vorderen Thorax über und breiten sich dann peripherwärts auf die Streckseiten der Extremitäten, vor allem gelenknah aus. Der Nagelfalz ist häufig entzündet und hyperkeratotisch, und ein Zurückschieben verursacht starke Schmerzen. Innerhalb der Eryteme bilden sich kleine alabasterartige Atrophien, manchmal mit Teleangiektasien oder leichter Schuppung. Ferner kann es zu Pigmentverschiebungen und zu Kalkeinlagerungen in der Subkutis kommen. In 20% der Fälle ist die Schleimhaut befallen mit Rötung und umschriebenen Ödemen. Die Lippen und die Zungenpapillen können geschwollen sein und es kann über Bläschenbildungen zu Erosionen und fleckigen Atrophien kommen.

Muskulatur Zunächst werden Schwäche und Muskelschmerzen angegeben. Man findet eine teigige Schwellung mit Druck- und Bewegungsschmerz, in späteren Stadien Muskelatrophie mit Kontrakturen und manchmal Kalkeinlagerungen. Letztere können auch an Sehnen und Aponeurosen vorkommen. Der Muskelbefall bevorzugt die gesamte Rumpfmuskulatur inklusive Becken und Schultergürtel. Aber auch die Pharynx- und Kehlkopfmuskulatur kann betroffen sein und entsprechende Schluckstörungen verursachen.

Herz Der Herzmuskel kann ebenfalls beteiligt sein, histologisch in Form vaskulär bedingter Nekrosen und interstitieller Infiltrate. Die Folgen sind Herzvergrößerung, Insuffizienz und Tachykardie. Die häufigsten Zeichen im EKG sind eine Abflachung oder Negativierung von T-, seltener AV-Überleitungsstörungen oder Rhythmusstörungen in Form von Extrasystolen, Vorhofflimmern oder Vorhofflattern. Perikard und Endokard sind nur äußerst selten beteiligt.

Magen–Darm Auch die glatte Muskulatur des Magen-Darm-Traktes und der Harnblase kann betroffen sein und zu Motilitätsstörungen führen. Ferner kommt es im Magen-Darm-Bereich zu erosiven bis ulzerösen Schleimhautveränderungen.

Lunge Lungenbeteiligung ist nicht so häufig. Es handelt sich dann um eine Fibrose mit »alveolokapillarem Block«. Eine Dyspnoe kann aber auch als Folge einer Thoraxstarre durch Haut- und Muskelveränderungen oder auch einer Herzinsuffizienz auftreten.

Niere Die Niere ist nur selten beteiligt und zwar glomerulär.

Leber Eine Leberbeteiligung kommt in 50% der Fälle vor, und auch Milz und periphere Lymphknoten können vergrößert sein.

Nervensystem Zerebrale Symptome mit EEG-Veränderungen und eine Polyneuropathie sind fakultativ.

Letztere ist aber gegenüber myositischen Veränderungen klinisch oft schwer abzugrenzen. An den Augen führen die Gefäßveränderungen zu Netzhautblutungen.

Die BSG ist mäßig beschleunigt, die Elektrophorese kann eine Erhöhung von α- und γ-Globulinen aufweisen. LE-Zellen und Antikernfaktoren können in einem Teil der Fälle gefunden werden. Die Muskelnekrosen führen zu einer Erhöhung verschiedener Fermente, vor allem der

Aldolase, der GOT, der CPK und der LDH. Diese Erhöhung geht der Krankheits-Aktivität parallel. Auch das Serumkreatinin und die Ausscheidung von Kreatinin und Kreatin im 24-Stunden-Urin sind während eines myositischen Schubes erhöht. Im EMG findet man unspezifische Veränderungen. Das Blutbild zeigt allenfalls eine leichte Eisenmangelanämie sowie im fortgeschrittenen Stadium eine Lymphopenie.

Differentialdiagnose

Die Polymyositis erfordert die Abgrenzung gegen die progrediente Muskeldystrophie, die bevorzugt im Kindesalter auftritt und im allgemeinen nicht die Schultern und die mimische Muskulatur befällt, ferner gegen die Myasthenia gravis, die keine Erhöhung der Muskelenzyme aufweist. Auch bei der Polymyalgia rheumatica fehlen diese ebenso, wie hierbei auch Elektromyogramm und Histologie der Norm entsprechen. Eine Unterscheidungsmöglichkeit gegen die übrigen Kollagenosen ergibt sich meistens aus dem Gesamtbild und dem Verlauf, wenngleich Übergangs- und Zwischenformen vorkommen. Myopathien treten ferner bei endokrinen Erkrankungen, so der Thyreotoxikose, dem M. *Addison* und *M. Cushing* (auch iatrogen), dem Hyperparathyreoidismus und Diabetes auf. Die Trichinose verursacht nur Schmerzen, jedoch keine Muskelschwäche.

(Weitere Differentialdiagnose s. Kapitel extraartikulärer Rheumatismus.)

Therapie

Neben der symptomatischen medikamentösen und physiotherapeutischen Behandlung kommen am ehesten Corticoide, allenfalls noch Immunsuppressiva in Frage. Doch sprechen nicht alle Fälle an. Wiederum ist die Polymyositis eine Erkrankung, deren Behandlung wie die der anderen Kollagenosen entsprechenden Fachkliniken vorbehalten ist.

Panarteriitis nodosa

Synonyma Periarteriitis nodosa
Polyarteriitis nodosa

Definition Die Panarteriitis nodosa (P.n.) ist eine generalisierte Erkrankung der kleinen und mittleren Arterien.

Histologisch unterscheidet sie sich von den Angiitiden der anderen Kollagenosen durch eine Tendenz zu Stenose, Nekrotisierung im Bereich der Media, Thrombosierung und Aneurysmenbildung. Die Entzündung betrifft alle Gefäßwandschichten, bevorzugt die Media und bildet schließlich perivaskuläre lympho- und monozytäre Granulome (Periarteriitis). Meistens findet man ein Nebeneinander von verschiedenen Stadien.

Durchblutungsstörungen der betroffenen Organgebiete sind die Folge dieser Veränderungen. Im Verlauf der Erkrankung werden immer mehr Gefäßgebiete erfaßt, so daß schließlich eine Vielfalt von uncharakteristischen Symptomen entsteht. Die am häufigsten befallenen Organe sind Niere, Herz, Magen-Darm und Nervensystem. Männer erkranken wesentlich häufiger als Frauen. Besonders akut und rasch verlaufende Formen wurden im Kindesalter beobachtet.

Ätiologie und Pathogenese Die Ursache der Erkrankung ist bisher unbekannt. Diskutiert wird eine hyperergische Reaktion auf infektiöse oder toxische Antigene (eine durch infektiöse oder toxische Antigene ausgelöste Autoaggression), da in der Anamnese häufig eine Allergieneigung zu finden ist.

Die Prognose ist schlecht trotz der günstigen Wirkung von Cortison und Immunsuppressiva. Unbehandelt kommt es nach 1–2 Jahren, behandelt nach bis zu 5 Jahren zum Tod durch renale, kardiale oder zerebrale Insuffizienz.

Klinik Die Erkrankung geht fast immer mit Fieber einher, subfebril oder auch intermittierend septisch mit Schüttelfrösten. Es kommt zu Gewichtsabnahme bis zur Kachexie.

Niere Die Niere ist fast obligat befallen, wobei ein vorwiegend vaskulärer von einem vorwiegend glomerulären Typ unterschieden wird. Beim vaskulären Typ mit obliterierenden Gefäßveränderungen und einer Infarktniere als Folge steht die Hypertonie im Vordergrund. Sie geht häufig den anderen Nierensymptomen voraus. Der vorwiegend glomeruläre Typ führt zu stärkerer Albuminurie, Zylindrurie, Mikrohämaturie und eventuell Leukozyturie infolge herdförmiger Schlingennekrosen einzelner Glomerula und entzündlicher und proliferativer Veränderungen periglomerulär. Die Hypertonie tritt bei diesem Typ meist erst später auf. Meistens aber handelt es sich um glomerulär-vaskuläre Mischformen. Ein sekundärer Tubulusbefall führt zu Polyurie. Da die Niereninsuffizienz in 40% Todesursache ist, kommt dem Ausmaß der Nierenveränderung besondere prognostische Bedeutung zu.

 Das Herz ist mit fast derselben Häufigkeit befallen wie die Niere. Obliterierende Veränderungen der Koronararterien führen zu pektanginösen Beschwerden, Herzinfarkt, Tachykardie und Rhythmusstörungen. Allmählich entsteht durch zunehmende diffuse ischämische Myokardschädigung eine Herzinsuffizienz, vor allem, wenn gleichzeitig noch eine stärkere Hypertonie besteht. Das Endokard ist nie beteiligt.   *Herz*

 Im Bereich des Abdomens führen die Gefäßveränderungen zunächst zu uncharakteristischen Beschwerden wie Appetitlosigkeit, Übelkeit und kolikartigen Leibschmerzen verschiedenster Lokalisation, die den akuten Symptomen einer Appendizitis, Cholezystitis oder ähnlichen häufigeren Organerkrankungen gleichen können. Als Folgen größerer Gefäßverschlüsse sind Ulzera, Perforationen oder Blutungen, unter Umständen auch größere Mesenterialinfarkte mit Ileus möglich. Auch an der Leber, der Gallenblase und am Pankreas kann die Gefäßerkrankung vorkommen und zu entsprechenden Symptomen führen.   *Magen – Darm*

 Eine Leberbeteiligung äußert sich histologisch in perivaskulären Infiltraten wie bei interstitieller Hepatitis.   *Leber*

 Lymphknoten, Milz, Geschlechtsorgane und seröse Häute sind seltener beteiligt, ebenso die Lunge in Form einer chronischen Bronchitis oder Bronchopneumonie, welche ziemlich therapieresistent sein kann.   *Lunge*

 Das periphere Nervensystem ist durch Befall der Vasa nervorum in Form einer ischämischen Polyneuropathie verschiedener Ausprägung in 60% beteiligt, wobei vor allem die untere Extremität bevorzugt wird. Es finden sich zunächst Parästhesien und Neuralgien, bald aber auch motorische Ausfälle bis zu schweren Lähmungen. Die Gehirnbeteiligung ist etwas seltener. Die Patienten klagen zunächst über Kopfweh, Sehstörungen, Schwindel und Krampfanfälle. Größere Gefäßverschlüsse oder rupturierende Aneurysmen führen zu apoplektischen Insulten, Subarachnoidalblutungen und Psychosen, vor allem depressiver Art.   *Nervensystem*

 Augenveränderungen finden sich in Form eines Fundus hypertonicus und einer Optikusneuritis mit entsprechenden Sehstörungen.

 In der Hälfte der Fälle treten auch Arthralgien auf, welche in der Regel flüchtig sind und fast immer ohne objektiven Befund einhergehen. Eine Gelenkschwellung wird nur selten beobachtet. Auch Muskelbeteiligungen mit lokalisierten Schmerzen und Veränderungen im EMG werden beobachtet. Solche erkrankten Muskelbezirke bieten sich dann für eine Biopsie an.   *Gelenke Muskulatur*

Haut

Hautveränderungen können ganz unterschiedliches Aussehen haben. Es werden schmerzhafte intra- und subkutane Knötchen, livedoartige, urtikarielle oder scarlatiniforme Exantheme, Gangrän oder Ödeme beobachtet. Auch ein *Raynaud*-Syndrom findet sich gelegentlich ebenso wie bei anderen Kollagenosen.

Labor

Die BSG ist meistens sehr stark beschleunigt, und die Elektrophorese zeigt eine Erhöhung der γ-Globuline. Im Blutbild finden sich eine Leukozytose und relative Eosinophilie. Eine Anämie ist die Folge von Blutverlusten oder einer chronischen Niereninsuffizienz. Die Nierenerkrankung führt außerdem zu einer Albuminurie und einem pathologischen Sedimentbefund mit Mikrohämaturie sowie zur Erhöhung der harnpflichtigen Substanzen. Bei Leberbeteiligung sind die Transaminasen erhöht, beim Muskelbefall die CPK. Antinukleäre Faktoren lassen sich in der Regel nicht nachweisen, dagegen in 60% zytoplasmatische Auto-Antikörper. Der Latextest (RF) ist in $^1/_4$ der Fälle positiv.

Differentialdiagnose

Für die Diagnose und Differentialdiagnose ist die Histologie entscheidend. Als Entnahmestellen kommen bei entsprechendem Lokalbefund Haut-, Muskel- oder Nierenbiopsie in Frage.

Das klinische Bild bietet Ähnlichkeiten mit einer Sepsis und einer Miliar-Tb, welche sich aber im allgemeinen klar abgrenzen lassen. Einzelsymptome, vor allem wenn sie im frühen Stadium isoliert auftreten, können natürlich zu Verwechslungen mit vielen anderen Organerkrankungen führen. Wichtiges Unterscheidungsmerkmal der Panarteriitis nodosa gegenüber den anderen Kollagenosen sind die deutliche Leukozytose und die Eosinophilie, ferner das Fehlen der LE-Zellen und der antinukleären Faktoren. Charakteristiken der Nierenbeteiligung sind die vaskulären Symptome (Hypertonie und Niereninsuffizienz), während nephrotische Bilder kaum vorkommen.

Folgende Krankheiten gehen ebenfalls mit einer Vaskulitis einher, welche auf Autoimmunvorgängen beruht:

Der Hypersensitivitätsangiitis (*Zeek*) liegt wahrscheinlich eine allergische Reaktion gegenüber Fremdantigenen, evtl. auch Medikamenten zugrunde. Sie zeigt denselben histologischen Befund wie die Panarteriitis nodosa mit dem einzigen Unterschied, daß die Gefäßveränderungen bei der Hypersensitivitätsangiitis alle dasselbe Stadium aufweisen.

Die seltene *Wegener*'sche Granulomatose befällt vorwiegend die Lungen und die oberen Luftwege inkl. Nase und Nasennebenhöhlen, kann aber auch auf die Nieren- und Koronargefäße übergehen. Der Verlauf ist eher chronisch. Histologisch findet man eine Riesenzellarteriitis.

Die Arteriitis temporalis beginnt meist mit einer schmerzhaften Entzündung der Arteria temporalis, die allmählich zum Gefäßverschluß führt. Die Veränderungen können auch auf andere benachbarte Arterien übergehen, so z.B. auf die Arteria ophthalmica und die Arteria centralis retinae, und dann Sehstörungen verursachen. Später können generalisierte Organbeteiligungen und Symptome wie bei der Panarteriitis nodosa auftreten. Der Verlauf ist chronisch. Histologisch handelt es sich um eine teils endangiitisch-thrombosierende, teils nekrotisierende Riesenzellarteriitis (siehe auch: Polymyalgia rheumatica).

Angiitis bei chronischer Polyarthritis (siehe chronische Polyarthritis).

Die thrombotisch-thrombozytopenische Purpura *Moschcowitz* geht mit Mikroangiopathie, Eosinophilie, Verbrauchsthrombozytopenie, Fieber und Hämolyse einher.

Beim *Goodpasture*-Syndrom kommt es zu Angiitiden der Lungen- und Nierenkapillaren mit Lungenblutungen und einer prognostisch ungünstigen Nephritis.

Das *Takayashu*-Syndrom besteht in einer thrombosierenden Arteriitis des Aortenbogens und der von ihm abzweigenden Gefäße. Es finden sich dabei Hämoptyse, Perikarditis, Arthralgien, Hautulzera und Fieber.

Therapie

Corticoide und Immunsuppressiva. Eventuell auslösende Medikamente sollten vermieden werden.

Rheumatisches Fieber

Febris rheumatica
Akuter Gelenkrheumatismus
Polyarthritis rheumatica acuta
Rheumatismus verus
rheumatic fever

Synonyma

 Am Beispiel des rheumatischen Fiebers läßt sich der Wandel eines Krankheitsbegriffes, dem viele rheumatische Erkrankungen unterworfen sind, besonders gut darstellen. Stand nämlich früher der wechselnde und fließende Gelenkbefall, der zur Prägung des Wortes »Rheuma« überhaupt geführt hat, im Mittelpunkt des klinischen Interesses, so hat sich heute längst die Auffassung vom rheumatischen Fieber als einer Allgemeinerkrankung durchgesetzt. In zunehmendem Maße lernen wir Krankheitsbilder mit nur geringer oder gar ohne Beteiligung der Gelenke kennen.

 Auch in rehabilitationsmedizinischer Hinsicht tritt der Gelenkbefall gegenüber den übrigen Organmanifestationen eher in den Hintergrund, denn nur von extraartikulären Organmanifestationen – so vor allem von seiten der Herzbeteiligung – drohen irreversible Schäden.

 Nosologisch [ursächlich] gibt es keine Gemeinsamkeiten zwischen dem rheumatischen Fieber und den anderen großen rheumatischen Erkrankungen, der chronischen Polyarthritis oder der Spondylitis ankylopoetica.

 Im Gegensatz zu diesen ist beim rheumatischen Fieber als entscheidender ätiologischer Faktor eine Streptokokken-Infektion bekannt. Dadurch ist hierbei auch als einziger entzündlicher rheumatischer Erkrankung eine medikamentöse Prophylaxe möglich. Daraus ergibt sich die Forderung nach rechtzeitiger Diagnosestellung – auch uncharakteristischer und blander Krankheitsformen – und konsequenter medikamentöser Behandlung.

Definition

 Das rheumatische Fieber ist eine ursächlich mit einem vorangegangenen Streptokokken-Infekt zusammenhängende entzündliche Allgemeinerkrankung des Organismus allergisch-hyperergischer Natur, die sowohl im Kindes- als auch im Erwachsenenalter vorkommt. Sie verläuft – vor allem anfangs – fieberhaft und manifestiert sich hauptsächlich als Polyarthritis und Karditis. Daneben kommen aber auch Beteiligungen anderer Organe vor.

 Während die Polyarthritis folgenlos abheilt, können sich irreversible Schäden an den Herzklappen oder am Myokard limitierend auf Leistungsfähigkeit und Lebenserwartung auswirken.

Ätiologie und Pathogenese

Es ist heute unumstritten, daß der pathogenetische Ablauf beim rheumatischen Fieber mit einer Infektion mit β-hämolysierenden Streptokokken der Gruppe A, meist in Form einer Tonsillitis, seltener einer Pharyngitis, beginnt. Da jedoch nur ein Bruchteil, nämlich 3%, der von einer Streptokokken-Infektion befallenen Patienten anschließend an einem rheumatischen Fieber erkranken, müssen weitere prädisponierende Faktoren angenommen werden. Allergische Mechanismen, Autoimmunkörperreaktionen und auch besondere Anfälligkeit bestimmter Gewebe gegenüber den Streptokokken werden diskutiert. Für die ätiologische Bedeutung des Streptokokkeninfekts spricht auch die erfolgreiche Penicillin-Prophylaxe.

Die pathogenetischen Vorgänge im Intervall zwischen dem Streptokokken-Infekt und dem Ausbruch des rheumatischen Fiebers sind ungeklärt. Bei den verschiedenen Organmanifestationen handelt es sich nicht um bakterielle Infektionen. Vielmehr spielen sich hier immunologische Vorgänge ab. Es kommt zur Reaktion des mesenchymalen Gewebes mit einem oder mehreren Streptokokken-Antigenen oder mit dem Antigen-Antikörperkomplex.

Durch diese Reaktionen werden Entzündungsstoffe frei, welche nun die klinisch erkennbaren entzündlichen Erscheinungen des rheumatischen Fiebers bewirken.

In diesem Zusammenhang ist die Beobachtung von Bedeutung, daß sich in der Zellwand der A-Streptokokken eine Fraktion befindet, die eine Antigengemeinschaft mit Herzmuskelfasern besitzt, so daß der gebildete Antikörper sowohl mit dem Keimantigen als auch mit körpereigenen kollagenen Geweben reagiert. In diesem Falle würde also der primär gegen das Fremdantigen gebildete Antikörper sich sekundär auch gegen körpereigenes Gewebe wenden. Ein weiterer Erklärungsversuch beruht auf dem Befund, daß β-hämolysierende Streptokokken der Gruppe A an der Zelloberfläche ein Protein enthalten – als M-Substanz bezeichnet –, welche die Phagozytose des Keims durch die Leukozyten verhindert. Die Antikörperbildung erfolgt nun allein gegen diese M-Substanz, die ihrerseits streng typenspezifisch vorkommt. Fünfzig derartiger Typen hat man bisher differenziert. Im Laufe der Jahre wird der Organismus mit steigender Zahl der Streptokokken-Infekte immer mehr M-typenspezifische Antikörper bilden. Damit korreliert die klinische Erfahrung, daß mit zunehmendem Alter, vor allem jenseits des Schulalters, die Häufigkeit des rheumatischen Fiebers abnimmt.

Häufigkeit und Vorkommen

Das rheumatische Fieber bevorzugt das Schulalter. Sein Häufigkeitsgipfel liegt im 9. Lebensjahr. Vor dem 4. und nach dem 40. Lebensjahr kommt es kaum noch vor, tritt aber auch schon nach dem 18. Lebensjahr seltener auf.

Mit zunehmendem Alter verläuft die Erkrankung milder, insbesondere auch in bezug auf die Karditis, wodurch die Prognose beim Erwachsenen günstiger wird. Auch die Rezidivneigung wird im höheren Alter geringer.

[handschriftliche Notiz: ZNS-Beteiligung → Zuckungen, Grimacen]

Erythema anulare und Chorea minor als Folge weiterer Organmanifestationen werden beim Erwachsenen kaum gesehen. Lediglich das Rezidiv der Erkrankung kann bei vorgeschädigtem Herzklappenapparat infolge früher durchgemachter Erstmanifestation komplikationsreicher verlaufen. Auch hieraus erhellt die Bedeutung der Rezidivprophylaxe.

Eine Klimaabhängigkeit besteht insofern, als Zonen mit kontinentalem Klima, d. h. mit starken jahreszeitlichen und täglichen Temperaturschwankungen, eine größere Krankheitsdichte aufweisen. Diese Beobachtung widerspricht der weit verbreiteten früheren Auffassung von der Bevorzugung feucht-kalter, maritimer Klimazonen. Eine höhere Morbidität fand sich auch in Abhängigkeit vom sozialen Milieu in Form einer Bevorzugung ärmerer Schichten und in Abhängigkeit von der Wohndichte, die dazu in linearem Verhältnis steht.

Klinik

So beliebt die Diagnose des rheumatischen Fiebers bei vielen akuten polyarthritischen Bildern ist, so selten wird doch an dieses Krankheitsbild bei atypischen oder blanden Formen mit geringer oder fehlender Gelenksymptomatik gedacht. Noch vor Darstellung des klassischen Krankheitsbildes soll deswegen schon auf diese besonderen Krankheitsformen hingewiesen werden, da auch sie der gleichen gründlichen medikamentösen Therapie und Rezidivprophylaxe bedürfen.

Krankheitsmanifestationen

Hauptmanifestationen des rheumatischen Fiebers sind Polyarthritis und Karditis. An weiteren Manifestationsmöglichkeiten kennen wir an der Haut das Erythema anulare, das Erythema nodosum und die Rheumaknötchen; im Bereich des ZNS die Chorea minor und eine meningoenzephalitisähnliche Form, als zerebraler Rheumatismus bezeichnet. Hepatitis und seltener eine Nephritis können viszerale Begleiterkrankungen darstellen.

Zwischen dem Streptokokken-Infekt, der meist in Form einer Tonsillitis oder Pharyngitis abläuft, und dem rheumatischen Fieber liegt ein Intervall von mehreren Tagen bis einigen Wochen, im Schnitt 10–14 Tagen, in dem subjektive Beschwerden fehlen. In typischer Weise bleibt jedoch die Blutsenkung erhöht.

Gelenke

Nach diesem Intervall pflegt akut hohes Fieber aufzutreten, meist ohne Schüttelfrost. Zugleich zeigen sich die ersten, oft außerordentlich schmerzhaften, entzündlichen Gelenkveränderungen. Bevorzugt sind die großen Gelenke befallen, zu 75% die der unteren Extremitäten, und hier wieder in erster Linie die Kniegelenke. Doch auch die kleinen Gelenke, gelegentlich sogar die Wirbel-, Iliosakral- und die Kiefergelenke, können in den Prozeß einbezogen werden. Dieser »springt« von Gelenk zu Gelenk und pflegt nach einer

Dauer von einigen Tagen wieder abzuklingen, so daß die einzelnen Gelenke zu gleicher Zeit verschiedene Entzündungsphasen aufweisen. Es kann aber auch ein Gelenk mehrmals befallen werden. Gelenkergüsse kommen vor. Sie stellen sich am eindrucksvollsten an den Kniegelenken dar. Die Ergußflüssigkeit ist zellreich und kann bis zu 80000 Zellen/mm^3 enthalten. Zu 95% handelt es sich hierbei um neutrophile Granulozyten (Normal-Zellgehalt 100–200 Zellen mit 30% neutrophilen Granulozyten und 70% Synovialendothelzellen). In späteren Phasen überwiegen Lymphozyten im Gelenkerguß, und es kommen dann auch vermehrt eosinophile Granulozyten und Plasmazellen vor.

Histologisch findet man eine ödematöse Schwellung der Gelenkkapsel und des periartikulären Gewebes sowie eine fibrinoide Verquellung der kollagenen Fasern. Granulome kommen vor, Nekrosen oder Knorpelschädigungen treten nicht auf. Daher sind röntgenologisch außer einer Weichteilschwellung keine Veränderungen zu erkennen, wie sie etwa von der Gicht oder von der c.P. her bekannt sind.

Das Fieber bleibt zunächst gleichmäßig hoch, später nimmt es intermittierenden Charakter an, wobei jeder neuartige Gelenkbefall meist von einem Fieberschub begleitet wird. Extraartikuläre Manifestationen brauchen nicht mit Fieber einherzugehen. Allgemeinsymptome, wie sie bei jedem fieberhaften Krankheitsbild auftreten können, wie Schweißausbrüche, Appetitlosigkeit, Abgeschlagenheit, Kopfschmerz und Tachykardie sowie verminderter und hochkonzentrierter Urin und eine leichte febrile Albuminurie gehören auch hier in das Krankheitsbild.

Herz

Die schweren Verlaufsformen der rheumatischen Karditis sind heute offensichtlich seltener. Bei den Rezidiven ist die Prognose aber immer noch als ernst zu bezeichnen.

Eine rheumatisch vorgeschädigte Herzklappe neigt ganz besonders zum rheumatischen Rezidiv mit weiterer Zunahme der Stenose bzw. Insuffizienz und prädisponiert zu einer bakteriellen Endokarditis lenta.

Meistens sind alle drei Herzschichten beteiligt, wenn auch nicht immer klinisch manifest.

Am Myokard entwickelt sich aus einer herdförmigen fibrinoiden Verquellung von Bindegewebsfasern das vorwiegend subendokardial im Interstitium gelegene rheumatische Granulom (*Aschoff*'sches Knötchen). Daneben werden Muskelfasernekrosen beobachtet.

Am Endokard kommt es durch fibrinoide Verquellung der kollagenen Fasern zu warzenförmigen Auflagerungen. Diese sind stets auf der dem Blutstrom zugekehrten Seite der Klappe gelegen.

Durch Schrumpfung und Verschmelzung der Kommissuren kommt es zur Stenose, durch die Verhärtung und den Elastizitätsverlust der geschrumpften Klappe zur Schlußunfähigkeit. Vielleicht noch größere Bedeutung kommt der myokardialen Schädigung der Papillarmuskeln und der die Klappe umgebenden Muskulatur bei der Entstehung der Insuffizienz zu. Dadurch wird die Schließfunktion der Klappe gestört. Weitaus bevorzugt sind die Klappen des linken Herzens (Mitralis 60%, Aorta 11%, Mitralis und Aorta gemeinsam 25%).

Ebenso wie die anderen Organmanifestationen ist auch die rheumatische Karditis abakteriell.

Klinisch ist die Myokarditis vor allem an der Tachykardie zu erkennen, welche ausgeprägter ist als es der Höhe des Fiebers entspricht und auch im Schlaf kaum zurückgeht. Bei Kindern gilt eine Pulsfrequenz von über 80 im Schlaf als dringend verdächtig auf eine Myokarditis. Gelegentlich kommt es infolge ungleicher Kammerkontraktion zu einem Galopprhythmus. Ferner können Rhythmusstörungen (Extrasystolen, paroxysmale supraventrikuläre Tachykardien, absolute Arrhythmie bei Vorhofflimmern und Sinusbradykardien) ein Hinweis auf eine Myokarditis sein.

Myokard

Je nach Lokalisation des entzündlichen Prozesses resultieren isolierte oder kombinierte Klappenfehler mit den entsprechenden klinischen Bildern. Meist wird die Mitralklappe befallen. Dabei kann die Unterscheidung gegenüber akzidentellen Geräuschen, welche auch häufig bei Fieber auftreten, schwierig sein. Solche sind stets systolisch und ändern sich oder verschwinden mit der Atmung oder mit dem Wechsel der Körperlage (beim Aufsitzen). Diastolische und prädiastolische Geräusche sind in der Regel organisch.

Endokard

Die Perikarditis tritt zahlenmäßig an Bedeutung zurück. Das typische klinische Zeichen, das Reibegeräusch, bleibt oft unbemerkt, weil es leise und flüchtig sein kann. Kommt ein Perikarderguß hinzu, so werden die Herztöne leiser und das Reibegeräusch verschwindet. Der Erguß kann je nach Menge und Entstehungsgeschwindigkeit die Herzerweiterung in der Diastole behindern, was eine verminderte Ventrikelfüllung mit Rückstauung im großen und kleinen Kreislauf und mit verringertem Schlagvolumen zur Folge hat. Das Röntgenbild zeigt dann ein allseitig vergrößertes plumpes Herz mit verminderten Randpulsationen. Die Prognose der rheumatischen Perikarditis ist gut, da sie nicht zu nennenswerten Verwachsungen führt. Subjektiv kann sich eine Perikarditis in dumpfen retrosternalen Schmerzen äußern.

Perikard

Die EKG-Veränderungen bei rheumatischer Karditis sind uncharakteristisch. Sie können daher nur im Zusammenhang mit anderen klinischen Symptomen des rheumatischen Fiebers gedeutet werden. Wenn möglich, sollte man ein vor der Erkrankung angefertigtes EKG zum Vergleich heranziehen. Die Art der Veränderung hängt von der Lokalisation der rheumatischen Entzündung und von eventuellen hämodynamischen Mehrbelastungen ab. Am häufigsten wird eine Verlängerung der AV-Überleitungszeit (PQ über 0,20 Sekunden) gefunden, da die Myokarditis das Septum bevorzugt. Auch ein AV-Block zweiten Grades (*Wenckebach*) oder ein vollständiger AV-Block sind bei rheumatischer Karditis nicht ungewöhnlich. Je nach der Lokalisation

EKG-Veränderungen

der Herde findet man auch die bereits oben aufgeführten Rhythmusstörungen.

Subendokardial gelegene Herde führen zu ST-Senkung und T-Abflachung bis Negativierung. Diese Veränderungen von ST und T können aber auch durch Sympathikuseinfluß bei hohem Fieber hervorgerufen werden. In diesem Fall würde man eine aszendierende Senkung von ST erwarten. Horizontale oder deszendierende ST-Senkungen müssen aber auf eine organisch-entzündliche Ursache zurückgeführt werden.

Die Perikarditis führt durch Mitentzündung der perikardnahen Außenschichten zur Hebung von ST. Bei einem Perikarderguß findet man eine Niedervoltage in allen Ableitungen.

Die Endokarditis macht sich im EKG bemerkbar, wenn der Klappenfehler zu hämodynamischen Auswirkungen geführt hat. Je nachdem entwickeln sich dann Zeichen einer vermehrten Links- oder Rechtsbelastung von Kammern oder Vorhöfen bis hin zu Widerstands- oder Volumenhypertrophie des rechten oder linken Ventrikels. Die Überdehnung des linken Vorhofs beim Mitralvitium mit vorwiegender Stenose kann zu einem Vorhofflimmern mit absoluter Kammerarrhythmie führen. Diese kardiale Symptomatik kann flüchtig sein. Deshalb ist eine Verlaufsbeobachtung mit häufiger Auskultation und EKG-Kontrollen notwendig.

Weitere extraartikuläre Manifestationen

Haut
Erythema anulare
Subkutane Knötchen

Das Erythema anulare kommt meist nur bei Kindern vor, besteht aus blaß-rötlichen, ringförmigen, girlandenartig ineinanderübergehenden Effloreszenzen, fast nur am Stamm, in etwa der 2. bis 3. Krankheitswoche. Diese sind sehr flüchtig und kein Frühsymptom.

Die relativ selten auftretenden rheumatischen Knotenbildungen, die Erbsen- bis Haselnußgröße erreichen, in der Subkutis liegen und einer Anhäufung rheumatischer Granulome entsprechen, sind palpatorisch derb, kaum schmerzhaft. Die Haut darüber ist gut verschieblich. Sie sitzen vor allem an den Streckseiten der großen Gelenke, oft in Gruppen.

Im Verlauf von Wochen und Monaten bilden sie sich vollständig wieder zurück.

Hauterscheinungen wie das Erythema marginatum oder discoides oder aber das Erythema nodosum beobachtet man beim rheumatischen Fieber seltener. Letzteres kommt eher bei Tuberkulose oder Morbus *Boeck* vor.

Auch die Purpura rheumatica *Schoenlein-Henoch* kann als Begleiterscheinung beim rheumatischen Fieber auftreten. Sie beruht auf einer Kapillarschädigung. Die Gerinnungsverhältnisse sind normal. Die Petechien treten bevorzugt an den Unterschenkeln und Füßen auf. Es kann zu Hämaturie kommen. Die Hauterscheinungen klingen nach mehreren Tagen bis Wochen wieder ab.

ZNS

Die Chorea minor ist jenseits des 20. Lebensjahres extrem selten und tritt auch im Kindesalter heutzutage viel seltener auf als früher. Das symptomfreie Intervall zwischen Streptokokken-Infekt und Chorea beträgt mehrere, bis zu 7 Monate, wobei die serologischen Zeichen meist schon abgeklungen sind. Bei Erkrankung des Neostriatums kommt es durch Wegfall seiner Hemmungsfunktion auf das Pallidum zur Hyperkinese und Muskelhypotonie; bei Befall des Pallidums treten umgekehrt Muskelhypertonie und eine Hypokinese auf.

Die Chorea beginnt schleichend. Typische Symptome sind unwillkürliche, ausfahrende Zwangsbewegungen, Zuckungen und Grimassieren. Man findet eine Dysdiadochokinese, eine Ataxie und eine Muskelhypotonie. Im Schlaf verschwindet die Dyskinese, durch Aufregung wird sie verstärkt. Die Prognose ist günstig. Die Chorea pflegt nach mehreren Wochen bis Monaten abzuklingen.

Der sehr seltene zerebrale Rheumatismus ist u.a. durch psychotische Zustände, Stupor und Delirien gekennzeichnet.

Niere

Eine echte Glomerulonephritis mit Hämaturie, Albuminurie, Hypertonie und Ödem ist beim rheumatischen Fieber sehr selten. Die häufig gefundene Albuminurie ist eher als febrile oder aber Stauungsalbuminurie aufzufassen.

Leber

Die Leber kann vergrößert sein, zum Beispiel infolge einer Stauung bei Rechtsinsuffizienz im Verlauf einer Karditis. Unspezifische Begleitentzündungen sind selten. Es finden sich histologisch keine rheumatischen Granulome.

Abdomen

Abdominelle Beschwerden beim rheumatischen Fieber sind meist diffus, können aber auch lokalisiert sein und gelegentlich eine Appendizitis vortäuschen. Selten beruhen diese Beschwerden auf einer spezifisch rheumatischen Peritonitis. Häufiger sind sie als uncharakteristisches Symptom aufzufassen, wie dies von vielen fieberhaften Erkrankungen besonders im Kindesalter her bekannt ist. Leberkapsel-Spannungen bei Vergrößerung des Organs infolge einer kardialen Stauung sind zuweilen Ursache rechtsseitiger Oberbauchbeschwerden.

Andere entzündliche Manifestationen (Pleuritiden, Pneumonien, Aortitiden, Konjunktivitiden, Iridozyklitiden, eine Thyreoiditis und Neuritiden sowie meningoenzephalitische Bilder) werden nur äußerst selten bei rheumatischem Fieber angetroffen.

Klinische Hinweise auf rheumatisches Fieber

Vorangegangener Streptokokken-Infekt (Intervall ca. 2 Wochen)
Polyarthritis, fakultativ fieberfrei, mit wechselndem Befall vorwiegend großer Gelenke
Karditis (Endo-, Myo-, Peri- oder Pankarditis)
Erythema anulare (selten)
Subkutane Knötchen (selten)
Blutsenkungsgeschwindigkeit stark beschleunigt
Antistreptolysintiter ansteigend bis zu 2000 E

Besondere Verlaufsformen

In den letzten 15–20 Jahren sind die schweren Verlaufsformen seltener geworden. Häufiger dagegen sind zur Zeit subklinisch verlaufende Fälle mit nur ganz flüchtigen Gelenkerscheinungen und geringem Fieber, während derer sich die Endokarditis zunächst unbemerkt abspielt. Erst nach Monaten oder Jahren wird dann das Vitium entdeckt.

Labor

Die für das rheumatische Fieber wichtigsten Laboruntersuchungen stellen die Blutsenkungsgeschwindigkeit und der Antistreptolysin-O-Titer dar.

Die Blutsenkungsgeschwindigkeit ist gewöhnlich sehr stark beschleunigt bis zu einem Einstundenwert von 100 mm. Diese Beschleunigung bleibt auch während des beschwerdefreien Intervalls zwischen Streptokokken-Infekt und rheumatischem Fieber bestehen.

Dysproteinämie

Sie beruht in der Hauptsache auf einer Vermehrung des Fibrinogens und der α_2-Globuline bei Albumin-Verminderung.

Auch das Gesamteiweiß ist meist vermehrt. Diese Eiweiß-Verschiebungen mit der daraus resultierenden Blutsenkungsbeschleunigung sind nicht pathognomonisch für das rheumatische Fieber, aber unersetzlich für die Aktivitätsbeurteilung.

Die Normalisierung dieser Werte, vor allem aber der Blutsenkungsbeschleunigung, beansprucht auch bei einer Behandlung lege artis mehrere, mindestens aber drei Wochen. Erst ein über mehrere Wochen anhaltend pathologischer Ausfall dieser Untersuchungsmethoden legt den Verdacht auf eine Therapieresistenz oder aber ein Rezidiv nahe.

Antistreptolysin-O-Titer

Im Gegensatz zu diesen unspezifischen Nachweismethoden stellt der Antistreptolysin-O-Titer einen spezifischeren Nachweis einer Auseinandersetzung des Organismus mit Streptokokken dar. Der Antistreptolysin-O-Titer gibt Auskunft über den gegen das Streptolysin-O gerichteten Antikörper. Er ist wegen der Zuverlässigkeit und der Einfachheit der Methodik der gebräuchlichste Nachweis. Der Normalwert liegt unter 200 Einheiten. Beim rheumatischen Fieber steigt der Titer auf Serumwerte bis zu 2000 Einheiten an, wobei das Maximum etwa 4 Wochen nach Beginn des Streptokokken-Infektes erreicht wird. Wichtig sind mehrfache Bestimmungen zum Nachweis des Titer-Anstiegs und Titer-Abfalls. Im Gegensatz zu den oben erwähnten unspezifischen Untersuchungsmethoden erlaubt die Höhe des ASL-O-Titers keine Rückschlüsse auf den Schweregrad, die Aktivität oder die Prognose des Prozesses. Sie weist nur auf den ursächlichen Zusammenhang mit der vorangegangenen Streptokokken-Infektion hin.

Allerdings sind wahrscheinlich Patienten mit langanhaltenden Titer-Erhöhungen (länger als 6 Monate) besonders rezidivgefährdet.

Die ASL-Reaktion hat also vor allem diagnostischen und differentialdiagnostischen, jedoch kaum prognostischen Wert. Naturgemäß ist der ASL-O-Titer auch bei anderen Streptokokken-Infekten (Tonsillitis, Scharlach, Glomerulonephritis) erhöht, jedoch nicht in dem Maße wie beim rheumatischen Fieber.

Da der Karditis ein immunologischer Prozeß zugrundeliegt, ist der Nachweis von Autoantikörpern gegen Endo- und Myokardgewebe mit dem Antiglobulinkonsumptionstest nach *Steffen* möglich. Es besteht wahrscheinlich eine hohe Korrelation zwischen dem Autoantikörper-Titer und der karditischen Aktivität. Der Test ist aber wegen seiner Aufwendigkeit bisher nur in Speziallabors möglich. Nach *Seidel* und *Müller* findet sich bei geringer Aktivität in 64,4%, bei mittlerer Aktivität in 80,9%, bei hoher Aktivität in 100% der Fälle ein positiver Endomyokard-Autoantikörper-Titer.

Gewebs-Autoantikörper

Das Blutbild zeigt die bekannten unspezifischen, für eine Entzündung typischen Veränderungen in Form einer neutrophilen Granulozytose mit mäßiger Linksverschiebung.

Aus den gewonnenen Erkenntnissen über die Ätiologie, den pathogenetischen Ablauf und die verschiedenen Organmanifestationen ergeben sich klare Richtlinien für Therapie und Rezidivprophylaxe.

Therapie

Bettruhe bis zur Normalisierung von Temperatur und Laborbefunden. Körperliche Belastung erst nach sicherem Abklingen der Karditis.

1. Allgemeinmaßnahmen

Das Mittel der Wahl ist das Penicillin G in einer täglichen Dosierung von 1,0–2,0 Mega per os oder i.m. bei Erwachsenen. Mit Abklingen der klinischen Erscheinung und Regredienz der BSG kann man auf eine Langzeitbehandlung zur Rezidivprophylaxe übergehen.

2. Antibiotika

Für diese hat sich die Gabe von 1,2 Mega Benzathin-Penicillin i.m. einmal monatlich bewährt. Die Prophylaxe muß beim Erwachsenen mindestens 5 Jahre fortgesetzt werden, da in dieser Zeit die meisten Rezidive auftreten. Bei Kindern wird die Penicillin-Prophylaxe mindestens bis zum 18. Lebensjahr empfohlen. Später, nach Beendigung der Prophylaxe, muß jeder Racheninfekt sofort antibiotisch behandelt werden. Wegen der besonderen Gefährdung der Kinder ist sicher eine grundsätzliche Behandlung jeder Angina mit Penicillin in diesem Alter, besonders im Hinblick auf die möglicherweise schweren kardialen Folgen eines rheumatischen Fiebers, berechtigt. Im Falle einer Penicillin-Unverträglichkeit kann auf Erythromycin ausgewichen werden.

Eine Tonsillektomie kann bei chronischer Tonsillitis im Rahmen der Rezidivprophylaxe angezeigt sein.

3. Antiphlogistika

Mehrere annähernd gleichwertige Medikamente stehen zur Auswahl: Acetyl-Salicylsäure (Tagesdosis um 8 g), Phenylbutazon und seine Abkömmlinge (in den ersten 3–4 Tagen 600–1000 mg, dann allmähliche Reduzierung auf 400–500 mg, anfangs als i.m.-Injektion, später per os) und Cortisonoide.

Die Cortisonoide sollen besonders auf die Karditis eine größere Wirkung haben als andere Antiphlogistika. Ein wesentlicher Unterschied zwischen den einzelnen Cortison-Präparaten besteht bei der hier in Frage kommenden kurzfristigen Therapie nicht. Als initiale Tagesdosis werden bei Erwachsenen bis zu 100 mg Prednisolon-Äquivalent empfohlen. Ein stufenweiser Abbau um 5 mg alle 2–3 Tage soll dann zur Erhaltungsdosis von 5–20 mg führen, die über 4–8 Wochen gehalten werden sollte. Als Richtlinie für die antiphlogistische Therapie gilt auch hier die Blutsenkungsgeschwindigkeit. Erst deren Normalisierung gestattet die Beendigung der antiphlogistischen Behandlung.

Kombinationen von Cortisonoiden mit Salicylsäure oder Butazolidin haben sich ebenfalls bewährt. Sie gestatten eine Reduktion der Dosen der einzelnen Komponenten bis zu einem Drittel, können aber die Magenunverträglichkeit erhöhen.

Herzrhythmusstörungen bedürfen einer entsprechenden medikamentösen Behandlung.

Differentialdiagnose

Beim rheumatischen Fieber stehen meist zunächst die Gelenkbeschwerden im Vordergrund. Differentialdiagnostisch sind daher folgende Erkrankungen zu berücksichtigen:

Chronische Polyarthritis

Bei der akut beginnenden chronischen Polyarthritis fehlt die vorangegangene Streptokokken-Infektion. Der ASL-O-Titer ist normal.

Spondylitis ankylopoetica

Das polyartikuläre Vorstadium einer Spondylitis ankylopoetica verläuft meist nicht so dramatisch. Auch werden nicht in so kurzer Zeit so viele Gelenke in abwechselnder Folge befallen.

Bei den Kollagenosen, dem Lupus erythematodes, der Periarteriitis nodosa und der Dermatomyositis stehen zu Beginn der Erkrankung die Gelenkmanifestationen nicht in dem Maße im Vordergrund wie beim rheumatischen Fieber. Hier dominieren eigentlich meistens die viszeralen Symptome. Laborchemisch gehen diese Erkrankungen mit einer stärkeren γ-Globulin-Vermehrung einher und sind gekennzeichnet durch das Auftreten von antinukleären Faktoren.	andere Kollagenosen
Die Gicht in der akuten polyartikulären Form ist charakterisiert durch die Hyperurikämie und unterscheidet sich hauptsächlich durch das Erkrankungsalter.	Gicht
Der akute Morbus Boeck (*Löfgren*-Syndrom) hat mit dem rheumatischen Fieber zwar das Fieber, die hohe BSG und die Gelenkmanifestationen gemeinsam, oft auch ein Erythema nodosum, doch sind für ihn bilateral vergrößerte Hiluslymphknoten charakteristisch.	Morbus Boeck
Unter den differentialdiagnostischen Möglichkeiten der rheumatischen Karditis steht die Endokarditis lenta an erster Stelle.	Endokarditis lenta

Eine Milzvergrößerung, bakterielle Thromboembolien, Mikrohämaturie, septische Temperaturen und eine Bakteriämie unterscheiden sie von der Karditis beim rheumatischen Fieber.

Virusmyokarditiden oder Perikarditiden lassen sich serologisch durch entsprechende Komplementbindungsreaktionen nachweisen. Elektrokardiographisch können sie gleiche Veränderungen zeigen wie die rheumatische Karditis.

Die Prognose des rheumatischen Fiebers wird fast allein von der Herzbeteiligung bestimmt, da irreversible Schäden hier Leistungsfähigkeit und Lebenserwartung des Patienten limitieren.	**Prognose**

Daraus erhellt die Notwendigkeit des frühzeitigen Therapiebeginns, der wiederum die Frühdiagnose zur Voraussetzung hat.

Die Prognose ist um so günstiger, je älter der Patient bei der Ersterkrankung ist und hängt außerdem von einer konsequent und lange genug durchgeführten Rezidivprophylaxe ab. Jede erneute Streptokokken-Infektion nach vorangegangenem rheumatischen Fieber kann zu einem Rezidiv führen, wofür das Klappenendokard besonders empfänglich ist.

Da nach jeder Streptokokken-Infektion, namentlich im Kindesalter, ein rheumatisches Fieber auftreten kann, sollte man jeden Patienten nach einer Angina 2–3 Wochen überwachen und für diese Zeit vor körperlichen Anstrengungen und anderen Streß-Situationen warnen.

Die generelle Behandlung jeder Angina mit Penicillin kann unter diesem Gesichtspunkt berechtigt, im Kindesalter sogar indiziert sein.

Gicht

Aus dem historischen »Zipperlein« der Begüterten ist heute eine weit verbreitete Wohlstandskrankheit geworden.

Mit der Angleichung der Ernährungsgewohnheiten aller Schichten haben sich die früheren sozialen Unterschiede auch in der Manifestationshäufigkeit der Gicht verwischt. Die Allgemeinerkrankung Gicht ist eine Krankheit der Allgemeinheit geworden. Allerdings sind neuerdings Zusammenhänge zwischen der Höhe des Harnsäurespiegels und dem berufssozialen Status im Gespräch.

Definition

Die Gicht ist eine Stoffwechselerkrankung mit polytopem Organbefall, die sich aber bevorzugt an den Gelenken und allenfalls an der Niere klinisch manifestiert. Sie geht mit einer Erhöhung des Harnsäurespiegels im Serum und in Körperflüssigkeiten einher. Die Auskristallisation von Uraten in Gelenkflüssigkeit oder Gewebe bewirkt die akuten, anfallsartigen, rezidivierenden, in charakteristischer Weise monoartikulären Arthritiden oft typischer Lokalisation. In chronischen Stadien des Leidens werden Urate protrahiert im Gewebe abgelagert zu sogenannten Gichtknoten oder Tophi.

Obwohl die Disposition zur Gicht genetisch bedingt ist, bedarf es zu ihrer Manifestation auslösender exogener Faktoren, deren Präsenz in einer »Überflußgesellschaft« zu hohen Morbiditätsraten führt.

Uratnephrolithiasis und Uratnephropathie sind häufige Komplikationen.

Ohne daß eine kausale Verknüpfung im einzelnen bekannt ist, sind der Gicht Erkrankungen wie Fettsucht, Hypertonie, Arteriosklerose, latenter und manifester Diabetes mellitus, Fettleber und Störungen im Fettstoffwechsel im Sinne einer Syntropie zugeordnet.

Von der primären Gicht als vererbbarer Stoffwechselstörung mit einer Hyp- oder Anenzymopathie wird die sekundäre Gicht abgegrenzt, bei welcher Hyperurikämie und Gicht Folge anderer Grundkrankheiten sind oder iatrogen nach bestimmten Medikamenten auftreten.

Häufigkeit und Vorkommen

Die Gichtfrequenz hat in den letzten Jahren stark zugenommen. Bei Männern ist annähernd jede zweite Arthritis durch eine Gicht bedingt. Am häufigsten manifestiert sich die Gicht zwischen dem 40. und 50. Lebensjahr. Offensichtlich verlagert sich der Gipfel der Manifestationshäufigkeit aber weiter in jüngere Altersklassen. 10% manifestierten sich vor dem 30. Lebensjahr, 5% nach dem 60. Lebensjahr. Meist

ist der Krankheitsverlauf um so schwerer, je früher die Gicht beginnt. Bei Kindern ist sie zwar sehr selten, verläuft dann aber besonders schwer. Dagegen zeigen die ebenfalls seltenen Fälle mit Gichtmanifestation nach dem 60. Lebensjahr einen milderen Verlauf.

Der »typische« Gichtkranke ist ein übergewichtiger Pykniker mit Plethora (83%). Nur 4% aller Gichtfälle betrifft untergewichtige Astheniker.

Frauen erkranken wesentlich seltener an einer manifesten Gicht. Sie stellen weniger als 10% aller Gichtkranken. Die Harnsäurewerte der Frau liegen schon physiologischerweise um etwa 1 mg/100 ml niedriger als die des Mannes und erreichen erst nach der Menopause vergleichbar hohe Werte. Gicht vor der Menopause ist eine Seltenheit. Auch verläuft die Krankheit bei der Frau im allgemeinen weniger heftig. Tophi, Gelenkzerstörungen und Nephrolithiasis sind selten. Ein Befall der Hände ist dagegen häufiger als beim Mann zu beobachten.

Daß die Anlage zur Entwicklung einer Gicht vererbt wird, ist bekannt; nach welchen Gesetzmäßigkeiten diese Vererbung erfolgt, entzieht sich vorläufig unserer Kenntnis. Angehörige von Gichtkranken weisen in höherem Maße Hyperurikämie und Gicht auf als ein Normalkollektiv.

Harnsäurestoffwechsel

Harnsäure ist ein Endprodukt des Nukleoproteidstoffwechsels. Der Abbau der Purinbasen Adenin und Guanin führt über mehrere Zwischenstufen zu Hypoxanthin. Das Enzym Xanthinoxydase steuert den weiteren Abbau über Xanthin zu Harnsäure. Beim Menschen und Primaten wird im Unterschied zu den übrigen Säugetieren die Harnsäure nicht zu Allantoin abgebaut. Das dafür notwendige Enzym Urikase ging phylogenetisch verloren (Abb. 59).

Die Harnsäure stammt einerseits aus Purinbasen, die mit der Nahrung aufgenommen wurden, zum anderen aus solchen, die der Organismus selbst aus kleinmolekularen Substanzen synthetisiert.

Der Gesamtharnsäurepool des Organismus beträgt 1,2 g. Täglich werden 50–75 mg davon umgesetzt.

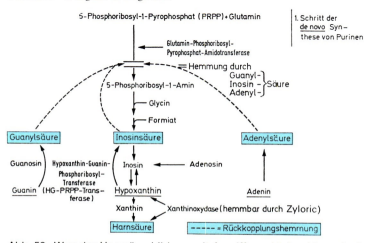

Abb. 59. Weg der Harnsäurebildung mit Angriffspunkt des Allopurinols

Zwei Drittel der täglich anfallenden Harnsäure werden durch die Nieren ausgeschieden. Nur etwa ein Drittel der täglichen Harnsäureproduktion wird über den Gastrointestinaltrakt eliminiert und fällt dort der bakteriellen Urikolyse zu Allantoin anheim.

Die glomerulär filtrierte Substanz wird im proximalen Tubulus reabsorbiert und im distalen Tubulus aktiv sezerniert. Ebenso wie der Serumharnsäurespiegel ist die Höhe der Harnsäureausscheidung abhängig von der Purinzufuhr mit der Nahrung.

In normaler Konzentration hat die Harnsäure offensichtlich keine physiologischen Wirkungen. Krankheitsauslösend wirkt sie erst bei Vergrößerung des Harnsäurepools und erhöhten Konzentrationen in Serum, Synovia und interstitieller Flüssigkeit.

Ätiologie und Pathogenese

Zur Erklärung der Stoffwechselstörung bei der familiären Hyperurikämie und der primären Gicht existieren zwei Theorien:

Die Überproduktionstheorie gründet sich auf Isotopenuntersuchungen, die einen vermehrten und beschleunigten Einbau kleinmolekularer Harnsäurebausteine zeigten. Diese Störung beruht auf einem Enzymdefekt.

Die renale Gichttheorie nimmt eine Störung der tubulären Sekretion an, die nicht mehr den aktuellen Erfordernissen angepaßt werden kann.

Die sekundäre Hyperurikämie kann Folge eines vermehrten Anfalls oder einer verminderten Ausscheidung von Harnsäure sein. Bei hämatologischen Erkrankungen z.B., die mit erhöhtem Zellzerfall einhergehen, fällt Harnsäure vermehrt an.

Nahrungsentzug, übermäßiger Alkoholgenuß oder körperliche Anstrengung können zu verminderter Harnsäureausscheidung führen. Die bei diesen Zuständen vermehrt zur Ausscheidung anstehenden β-Hydroxylbuttersäure und Milchsäure benützen als schwache organische Säuren den gleichen Transportweg wie die Harnsäure, wodurch deren Sekretion im distalen Tubulus gestört wird.

Eine Niereninsuffizienz selbst kann Ursache einer Hyperurikämie sein.

Die Harnsäuresekretion wird auch von einer Anzahl gebräuchlicher Medikamente beeinflußt. So wirken z.B. Salicylate in niedriger Dosierung Harnsäure-retinierend, während sie übrigens in hoher Dosierung urikosurisch wirken (paradoxer Effekt). Saluretika heben den Harnsäurespiegel sowohl bei Gesunden als auch bei Gichtikern.

Harnsäurebestimmung und Normalwerte

Die Harnsäure kann photometrisch oder enzymatisch bestimmt werden.

Die enzymatische Bestimmung ist genauer, die photometrische erfordert geringeren technischen Aufwand. Sie liefert besonders im hyperurikämischen Bereich zu hohe Werte.

Die Mittelwerte differieren je nach Rasse, Population, Alter und Geschlecht des untersuchten Kollektivs. In dem auslesefreien Kollektiv der Tecumseh-Studie wurde für Männer ein Mittelwert von $4,9 \pm 1,4$ mg%, für Frauen $4,3 \pm 1,2$ mg% ermittelt. Der obere Normalwert ist annähernd definiert durch die Löslichkeitsgrenze der Harnsäure im Serum, die bei 6,4 mg% liegt. Demnach legen wir als oberen Normalwert für Frauen 6,5 mg%, für Männer 7 mg% zugrunde. Höhere hyperurikämische Werte können bei etwa 10% der erwachsenen Männer, aber nur bei 0,4% der Frauen nachgewiesen werden. Gelegentlich werden noch höhere Prozentzahlen angegeben.

Die Bestimmung erfolgt unter »Normalbedingungen«. Jedoch sollen 12 Stunden vorher weder Fett noch Alkohol genossen werden. Hypourikämisierende Medikamente werden abgesetzt. Eine laufende hyperurikämisierende Medikation sollte beibehalten werden, da die aktuellen Bedingungen interessieren.

Klinik
Stadieneinteilung

Die symptomlose Hyperurikämie, aus der sich eine Gicht entwickelt, kann als »Prä-Gicht« von den manifesten Stadien der Gicht abgetrennt werden. Diese Diagnose läßt sich jedoch nur retrospektiv stellen.

Die manifeste Gicht teilen wir, dem Krankheitsverlauf folgend, in zwei klinische Stadien ein.

Im Stadium der akut rezidivierenden Gicht wird das klinische Bild beherrscht von anfallsartigen Arthritiden wechselnder Lokalisation, unterbrochen von symptomfreien Intervallen, den interkritischen Phasen.

Das chronische Stadium der Gicht ist gekennzeichnet durch den Tophus und die chronische Arthritis mit anfallsartiger Verschlechterung und fortschreitender Gelenkzerstörung.

Prä-Gicht	Stadium I	Symptomlose, prä-gichtige, primäre Hyperurikämie (retrospektive Diagnose)
manifeste Gicht	Stadium II	Stadium der rezidivierenden, akuten Gichtanfälle mit interkritischen Phasen, in denen das Leiden symptomlos fortschreitet
	Stadium III	Stadium der chronisch tophösen Gicht mit chronischer Arthritis und Tophi

Diese Stadien der Erkrankung brauchen nicht gesetzmäßig durchlaufen zu werden. Auch Tophus oder chronische Arthritis können Erstmanifestation sein. Insbesondere aber der Therapie gelingt es, den stadienhaften Ablauf zu durchbrechen. Atypische Verläufe begegnen uns vor allem bei jugendlichen oder älteren Patienten, bei denen polyartikuläre Erscheinungsformen und atypische Lokalisationen erhebliche differentialdiagnostische Schwierigkeiten bereiten können. Die juvenile Gicht manifestiert sich nicht selten zuerst als Gichtnephropathie mit renaler Hypertonie, während die Gelenkerscheinungen später hinzutreten.

Stadium I

Die Hyperurikämie, eine Erhöhung der Serum-Harnsäure-Konzentration, ist heute ein häufiger laborchemischer Befund. Sie zählt zu den Risikofaktoren des Myokardinfarktes und geht oft mit Hyperlipoproteinämie, Hypertonie, Adipositas, Arteriosklerose oder latentem Diabetes mellitus einher.

Nierensteine sind um so häufiger, je höher die Harnsäurewerte liegen. Wenn Hyperurikämie und Uraturolithiasis gemeinsam vorliegen, dann ist die Wahrscheinlichkeit der Manifestierung einer Gicht höher.

Für den Einzelfall ist nicht voraussagbar, ob die Hyperurikämie schließlich zu einer Gicht führt. Wir wissen aber, daß die Wahrscheinlichkeit, eine Gicht zu entwickeln, um so größer ist, je höher die Serumharnsäurewerte liegen. Bei Harnsäurekonzentrationen über 8 mg% manifestiert sich die

Gicht im Laufe der Zeit in 36% der Fälle; bei Werten über 9 mg% ist die spätere Manifestation nahezu gewiß.

Nach jahre- oder jahrzehntelanger Dauer der symptomlosen Hyperurikämie wird die Gicht in einem Teil der Fälle manifest.

Stadium II

Der erste Gichtanfall ist in zwei Drittel der Fälle monoartikulär. In der Hälfte der Fälle ist das Großzehengrundgelenk betroffen. Diese klassische Manifestation wird seit altersher als »Podagra« bezeichnet. Nachts, nach einem opulenten Mahl oder auch tagsüber treten plötzlich oder im Laufe von wenigen Stunden sich steigernde Schmerzen im Großzehengrundgelenk auf. Hochrote Schwellung und lokale Überwärmung sowie die Gebrauchsunfähigkeit der Extremität runden das Bild der akuten Entzündung ab. Weder das Gewicht der Bettdecke noch die leisesten Berührungen werden ertragen. Die Körpertemperatur kann sogar bis auf 39 Grad Celsius ansteigen mit entsprechender Tachykardie. Das Allgemeinbefinden ist beeinträchtigt. Gegen Morgen lassen die Schmerzen dann meist etwas nach (Abb. 60).

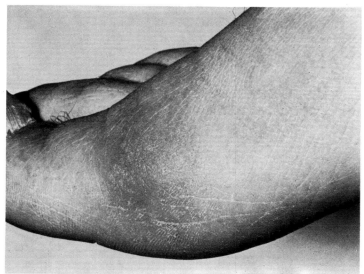

Abb. 60. Podagra

Der akute Anfall dauert meist 3–4 Tage, manchmal länger, in schweren Fällen auch Wochen. Bei Abklingen der entzündlichen Erscheinungen schält sich die Haut in charakteristischer Weise in feinen Schuppen ab. Gering erhöhte Schmerzempfindlichkeit kann noch wochenlang bestehen. Die Gelenkfunktion wird nach dem ersten Anfall ad integrum wiederhergestellt. Pathologisch-anatomisch findet man jedoch durchaus schon bleibende Uratablagerungen. Die Gichtanfälle häufen sich im Frühjahr. Prodromi wie Arthralgien, Meteorismus oder Obstipation können dem akuten Anfall vorausgehen. Je länger die Gicht besteht, um so häufiger werden die Anfälle.

Nicht immer ist das klinische Bild so typisch. Die weniger stürmisch verlaufenden Anfälle sind häufiger. Die Schwellung ist diffuser und nicht so ausgesprochen, die Farbtönung mehr blaßrot, livide, die Allgemeinreaktion weniger ausgeprägt.

Nicht selten folgt auf das Podagra nach Stunden oder Tagen ein Anfall an irgendeinem anderen oder sogar mehreren Gelenken. Ein primär polyarthritischer Verlauf gehört dagegen zu den Seltenheiten, und wir rechnen eine solche Erstmanifestation ebenso zu den Atypien wie den Beginn an der oberen Extremität.

Bei Befall des Kniegelenkes steht der anderorts zwar auch vorhandene, jedoch weniger leicht nachweisbare, entzündliche Gelenkerguß im Vordergrund des klinischen Bildes.

Lokalisation des ersten Gichtanfalles nach abnehmender Häufigkeit (nach *Merz*)

Großzehengrundgelenk
Sprunggelenk
Handgelenk
Kniegelenk
übrige Fingergelenke
Ellenbogengelenk
Schultergelenk
übrige Zehengelenke
Daumengrundgelenk

Extraartikuläre Gichtanfälle

Über dem typischen artikulären Gichtanfall werden die weniger bekannten, jedoch recht häufigen extraartikulären lokalisierten Anfälle oft verkannt. Gichtanfälle paraartikulär in den Weichteilen und gichtische Bursitiden – insbesondere lokalisiert in der Bursa olecrani und praepatellaris – sind recht häufig (Abb. 61). Anfälle im Bereich der Sehnenansätze und in den Weichteilen der Fingerspitzen und Zehen werden auch nicht eben selten angetroffen. Phlegmone und Phlebitis sind häufige Fehldiagnosen in solchen Fällen.

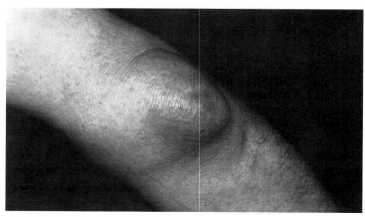

Abb. 61. Bursitis urica olecrani

Anfallsauslösende Ursachen

Nicht alle Gichtiker können eine Abhängigkeit von auslösenden Ursachen angeben. Hierfür ist nicht die absolute Höhe der Serumharnsäurekonzentration verantwortlich. Auch bei normalen Harnsäurewerten sind Anfälle beobachtet worden, wenn diese auch ein selteneres Ereignis darstellen. Anfälle zu Beginn einer medikamentösen Therapie sind bekannt. Es deutet dieses mit darauf hin, daß weniger die absolute Höhe der Harnsäurewerte als vielmehr Schwankungen in der Harnsäurekonzentration des Blutes und der Gewebe anfallsauslösend wirken.

Pathogenese des akuten Gichtanfalles

Unmittelbarer Anlaß für die Auslösung eines Gichtanfalles ist die Kristallisation von Natrium-Urat in der Gelenkflüssigkeit, in der Synovalis, im Bereich von Sehnenansätzen, in Schleimbeuteln oder in der Subkutis. Diese Orte sind reich an Kollagen und Mucopolysacchariden. Lokale Faktoren physikalischer oder chemischer Natur sowie aktuelle Durchblutungsfaktoren dürften mit an der Auslösung eines Gichtanfalles beteiligt sein.

Der mechanische und chemische Reiz durch die Uratkristallbüschel wird mit einer Kininfreisetzung beantwortet, der wahrscheinlich eine Aktivierung des *Hageman*-Faktors durch die Uratkristalle ursächlich vorausgeht. Diese wirken schmerzauslösend und vasodilatierend, erhöhen die Permeabilität der Gefäßwand und locken Leukozyten an. Die Granulozyten phagozytieren Uratkristalle und gehen dabei zugrunde. Der pH-Wert sinkt, und in dem sauren Milieu verstärkt sich die Uratausfällung nach Art eines Circulus vitiosus.

Labor

In den meisten Fällen ist der Serumharnsäurespiegel während eines akuten Gichtanfalles erhöht. Eine länger anhaltende Normourikämie bei manifester Gicht ist atypisch.

Die Blutsenkung ist während des akuten Anfalles meist beschleunigt. Sie kann sogar extreme Einstundenwerte bis 100 mm n.W. erreichen. Auch zwischen zwei Anfällen kann eine mäßige bis mittlere BKS-Beschleunigung durchaus bestehenbleiben. Diese wenig bekannte Tatsache führt häufig zu diagnostischen Fehlentscheidungen. Als Ausdruck des frisch entzündlichen Geschehens sind die α-Globuline vermehrt, und es findet sich eine Leukozytose.

Die Gelenkpunktion liefert wertvolle diagnostische Aufschlüsse. Die Gelenkflüssigkeit ist getrübt, massenhaft neutrophile Granulozyten sind nachweisbar. Pathognomonisch sind die zum Teil in Granulozyten eingeschlossenen, z.T. in der Gelenkflüssigkeit liegenden Uratkristalle, die infolge ihrer starken negativen Doppelbrechung von den Ca-Pyrophosphatkristallen der Pseudo-Gicht abgegrenzt werden können.

Stadium III

Mit zunehmender Dauer der Erkrankung werden die Anfälle häufiger. Während anfangs die interkritischen Phasen Monate bis Jahre dauerten, werden sie nun kürzer. Schließlich wird zwischen den Anfällen keine Beschwerdefreiheit mehr erreicht. Von der gichtischen Arthritis werden zunehmend mehr Gelenke erfaßt. Der akute Anfall neigt nun eher zum Überspringen auf ein zweites oder drittes Gelenk, wird polyartikulär. Schwerpunkt bleiben die unteren Extremitäten. Die Begleitkrankheiten werden häufiger und rücken mehr in den Vordergrund des klinischen Bildes.

Die Entwicklungszeit von der Erstmanifestation bis zur chronischen Gicht ist unterschiedlich lang. Man darf damit rechnen, daß die Hälfte der Fälle nach 15–20 Jahren in das chronische Stadium mündet. Dabei ist die Verwandlung des Krankheitsbildes fließend. Allerdings kann die Entwicklung zum chronischen Stadium durchaus auch ausbleiben.

Chronische Gichtarthritis

Das Stadium der chronischen Gicht ist gekennzeichnet durch die chronische Gichtarthritis und die Tophi.

Die Ablagerung von Uratkristallen im gelenkbildenden Knorpel führt zur Zerstörung der Gelenkflächen. Uratkristalldepots lassen sich nun auch in den gelenknahen Markräumen des Knochens nachweisen. In die Synovia lagern sich massenhaft Urate ein und führen zu einer Verdickung der Gelenkinnenhaut. Sekundäre Arthrose und fibröse oder knöcherne Ankylosen stellen Folgen der Gichtarthritis dar. Eine chronische Gichtarthritis läßt sich auch an Gelenken feststellen, über die nie ein akuter Anfall hinwegging.

Je älter der Patient bei der Manifestation der Gicht war, um so geringer sind die Gelenkveränderungen. Auch werden bei älteren Menschen häufig nur Hände und Füße allein betroffen.

Gichttophus

Wesentliches zweites Merkmal der chronischen Gicht ist der pathognomonische Tophus. Die über längere Zeit erfolgte Ablagerung von Harnsäurekristallen wird vom Organismus mit einer granulomatösen Entzündung beantwortet. Um die Kristallablagerungen wird Bindegewebe neu gebildet, Fremdkörperriesenzellen entstehen. In den Tophi lassen sich reichlich Lipide nachweisen. Ca-Salze fallen aus; in der Hauptsache besteht der Inhalt aber aus bröckeliger Harnsäure, die gelblich-weiß durch die vorgewölbte Haut schimmert.

Tophi entstehen schmerzlos und unbemerkt. Gelenknaher Knochen und gelenknahe Weichteile sind ebenso Prädilektionsstellen wie Gelenkkapseln, Bursae, Sehnenscheiden, subkutanes Gewebe und subchondraler Knochen. Die meisten Tophi lokalisieren sich im Bereich des Großzehengrundgelenkes, an der Ohrmuschel, an Händen, Füßen (Achillessehne), Ellenbogen und der Umgebung des Kniegelenkes (Abb. 62 u. 63). Besonders die Gichtknoten der Hand und des Fußes können sehr hinderlich und beschwerlich werden. Gelegentlich brechen Tophi in Gelenke ein und führen zu einer weiteren Verschlimmerung des Gelenkleidens. Häufig ist der Durchbruch des Tophus durch die gespannte Haut mit Neigung zur Superinfektion. Die Uratmassen treten als krümelig weißer Brei zutage (Gichtgeschwür Abb. 63).

Abb. 62. Ohrtophi

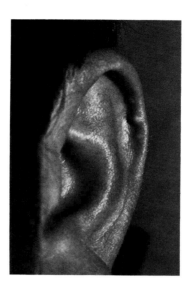

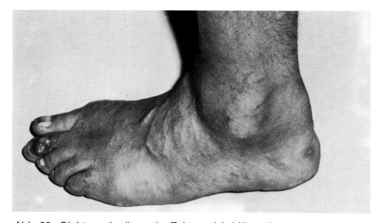

Abb. 63. Gichtgeschwür an der Zehe und Achillessehnentophus

Die Harnsäure kann mit der Murexidprobe chemisch nachgewiesen werden. Der mit einer Kanüle geborgene Tophusinhalt wird auf einem Porzellanschälchen mit einigen Tropfen Salpetersäure eingedampft; dabei bildet sich ein orangeroter Fleck, der mit Ammoniak befeuchtet purpurfarben, bei nachträglichem Zusatz von Kalilauge blau wird.

Nach 10–20 jähriger Krankheitsdauer sind in einem Drittel bis zu der Hälfte der Fälle Weichteiltophi nachweisbar. Selten ist der Tophus erstes Zeichen der Gicht. Die Diagnose einer Gicht sollte vor dem Auftreten des Tophus gestellt sein.

Perikard, Arterien, Herzklappen, Kehlkopfknorpel (Heiserkeit), Cornea und Sclera sind sehr seltene Lokalisationen tophöser Ablagerungen. Tophi im Nierenparenchym sind bei schwerer Uratnephropathie allerdings häufiger anzutreffen.

Hauttophi sind gelegentlich nicht von ausgeprägten subkutanen Rheumaknoten bei rheumatoider Arthritis zu unterscheiden. Auch Xanthome können zu Verwechslungen führen. *Heberden*'sche Knötchen werden von Laien häufig mit Gichtknoten verwechselt.

Röntgen

Erst in späteren Stadien lassen sich bei der Gicht pathologische Röntgenbefunde erheben. Sie sind aus diesem Grunde für eine Frühdiagnose nicht geeignet, in ihrer Mehrzahl auch nicht gichtspezifisch.

Der Knochentophus läßt sich im Röntgenbild als typischer osteolytischer Defekt in Form einer zystoiden Aufhellung oder einer Usur nachweisen. Meist fehlt ein sklerotischer Randsaum. Er kann gegenüber der chronischen Polyarthritis, bei der die Zystenbildungen einen Durchmesser von 4–5 mm in der Regel meist nicht überschreiten, größere Defekte verursachen. Aber mehr als Form und Größe des Defektes ist die Lokalisation kennzeichnend. Ein isolierter Befall der Großzehengrundgelenke ist außerordentlich gichtverdächtig (Abb. 64). Das von der chronischen Polyarthritis bevorzugte Köpfchen des Metatarsale V wird bei der Gicht selten und später befallen. Im Bereich der Finger- und Handgelenke dagegen ist eine Diagnose allein aufgrund der Lokalisation nicht möglich (Abb. 65). Randständig usurierende Tophi können bei entsprechender Lage im Bereich der Großzehengrundgelenke die sogenannte Hellebardenform hervorrufen, die als typisch gilt. Charakteristisch sind auch der sogenannte überhängende Rand und der Tophusstachel. Die von der c.P. bekannte gelenknahe Osteoporose fehlt bei den gichtbedingten Röntgenveränderungen meist.

Sehr häufig sind allein arthrotische Veränderungen nachweisbar, vorwiegend mit osteophytärer Reaktion. Diese Bilder finden sich bevorzugt an den mittelgroßen Gelenken, aber auch an den Großzehengrundgelenken. Das Ausmaß der typischen gichtarthritischen Veränderungen im Röntgenbild ist an den peripheren kleinen Gelenken stärker ausgeprägt als an den mittelgroßen Gelenken, die mehr uncharakteristische Arthrosen bei der Gicht aufweisen.

Die Iliosakralarthritis ist bei der Gicht äußerst selten und tritt dann gern einseitig auf. Die Weichteiltophi lassen sich an der Schwellung oder an den Ca-Salz-Einlagerungen im Röntgenbild nachweisen.

Spondylosis hyperostotica und Femurkopfnekrose sind häufiger als in einem Allgemeinpatientengut.

Weitere extraartikuläre Manifestationen

Die Gicht ist nicht nur eine Gelenkkrankheit. Besonderer Aufmerksamkeit bedürfen die Manifestationen außerhalb des Bewegungsapparates sowie die Begleitkrankheiten, die für die Prognose quoad vitam entscheidender sind als die seltenen schweren Gelenkzerstörungen.

Gicht

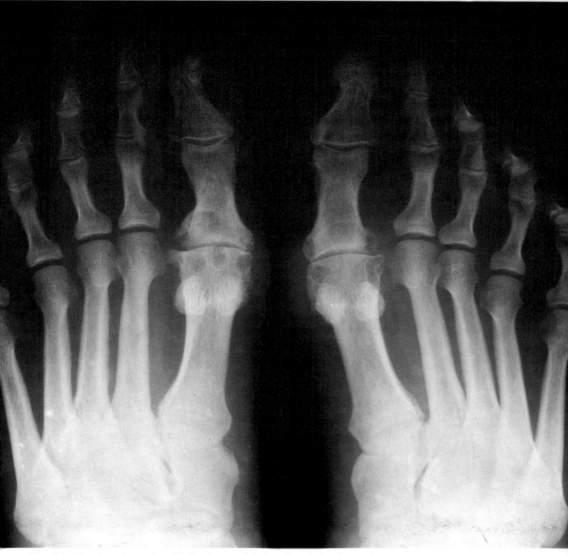

Abb. 64. Tophi an typischer Stelle des Vorfußskeletts mit beginnender Großzehengrundgelenksarthrose

Die Nierenbeteiligung bei Gicht und Hyperurikämie ist außerordentlich häufig und hat Urämie und renalen Hochdruck mit hypertoniebedingten anderweitigen Gefäßschäden wie Koronar- und Zerebralsklerose zur Folge.

Jeder vierte Gichtkranke stirbt an den Folgen der Gichtniere in der Urämie. Die Gichtnephropathie ist der für die Prognose ungünstigste Faktor. Ausdrücklich sei auf die häufige Nierenbeteiligung bei jugendlichen Hyperurikämikern und Gichtpatienten hingewiesen. Dem Erkennen einer Nierenbeteiligung kommt um so mehr Bedeutung zu, als die Therapie das Fortschreiten der Schäden verhindern kann.

Niere

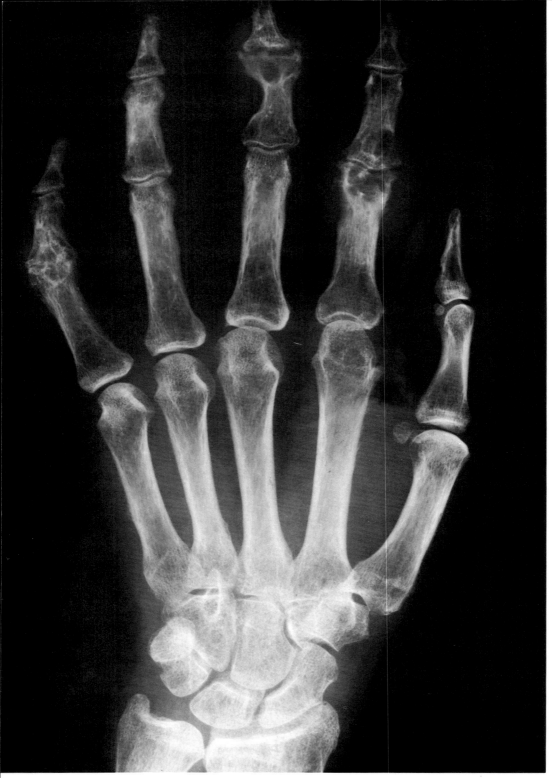

Abb. 65. Arthritis urica im Bereich der Fingergelenke in verschiedenen Stadien

Wenngleich nicht häufigste, so doch eindruckvollste Manifestation der Uratnephropathie ist der Abgang von Harngrieß oder eines Uratsteines unter dem Bild der Nierenkolik. Uratlithiasis kommt bei 12–40% (je nach Höhe der Hyperurikämie) der Gichtkranken vor. Auch sie kann erstes Symptom einer Gicht sein.

Proteinurie, Hämaturie, Leukozyturie, Koliken, Kreatinin- und Harnstofferhöhung, eingeschränkte Konzentrationsfähigkeit als Ausdruck einer tubulären Schädigung geben diagnostische Hinweise auf eine Nierenbeteiligung. Uratkristalle im Harnsediment sind ein Befund, der erst in quantitativer Betrachtung an Bedeutung gewinnt.

Derselbe pathogenetische Mechanismus, welcher dem akuten Gichtanfall und der Tophusbildung zugrundeliegt, ist auch verantwortlich für die Nierenschädigung. Begünstigt durch saures Milieu kristallisiert die Harnsäure intratubulär aus. Die Kristalle können die Tubuli und Sammelrohre verlegen oder treten in das Interstitium über. Die chemische Irritation führt zu einer sklerosierenden interstitiellen Nephritis. Um Harnsäurekristalle lagern sich Fremdkörperriesenzellen. Bei schweren Fällen bilden sich regelrechte Tophi aus. Intratubuläre Kristalle ebenso wie die interstitielle Nephritis oder die Tophi bewirken einen Harnrückstau, der seinerseits die Entwicklung einer sekundären Pyelonephritis begünstigt. Ferner findet man an den Glomerula Basalmembranverdickungen als gichtige Glomerulosklerose. Die Gefäße weisen Veränderungen im Sinne einer Arterio-Arteriolosklerose auf. Das Auftreten der Uratnephropathie ist nicht an Stadien gebunden. Die Nierenbeteiligung kann sogar erstes Symptom einer Gicht sein. Dies trifft vor allem für die juvenile Gicht zu.

Häufiger als dem Bindehaut-Tophus begegnet der Ophthalmologe der gichtbedingten Iritis, Skleritis und Episkleritis. Die Mitreaktion der Konjunktiva beim akuten Gichtanfall mit Rötung und Fremdkörpergefühl ist als »hot eye of the gout« bekannt. Entsprechend der Häufigkeit der arteriellen Hypertension lassen sich hypertonische Fundusveränderungen nachweisen. *Auge*

Die Gicht geht in zahlreichen Fällen mit Begleitkrankheiten einher. Die kausale Verknüpfung ist unklar, am ehesten wird man den Verhältnissen gerecht, wenn man ein gemeinsames Vorkommen auf dem Boden eines konstitutionellen Gefüges sieht. *Begleitkrankheiten*

Die Übergewichtigkeit des Gichtkranken (in 75%) ist eine klinische Erfahrungstatsache und bestimmt sein Erscheinungsbild. *Übergewicht*

Hyperlipidämie mit Hypertriglyceridämie und Hypercholesterinämie sind Befunde, die auf eine in über der Hälfte der Fälle vorliegende Störung des Fettstoffwechsels hindeuten. In der Lipidelektrophorese läßt sich die Hyperlipoproteinämie meist als Typ IV nach *Fredrickson* klassifizieren. Eine Lebervergrößerung ist häufig. Bioptische Untersuchungen wiesen in 62–90% der Fälle eine Fettleber nach, in deren Rahmen auch Transaminasenerhöhungen vorkommen können. *Fettstoffwechselstörungen*

Kohlenhydratstoffwechselstörungen

Störungen des Kohlenhydratstoffwechsels sind weit häufiger als in einem Normalkollektiv. Über 50% der Gichtiker weisen eine herabgesetzte Glukosetoleranz auf. Auch der manifeste Diabetes mellitus ist häufiger als in der Normalbevölkerung zu finden, sind doch Faktoren wie Hypertriglyceridämie und Übergewicht als diabetogen bekannt.

Hypertonie und Arteriosklerose

Besonders häufig ist eine arterielle Hypertonie.

Die vorzeitige und schwere Arteriosklerose ist bei der beschriebenen Häufung von Risikofaktoren ein gewöhnlicher Befund beim Gichtkranken. Die Koronarsklerose macht die Gicht zu einem bekannten Risikofaktor für den Myokardinfarkt.

Atypische Verläufe und Sonderformen der Gicht

Schilling rechnet zu den atypischen Verläufen der Gicht die Fälle, bei denen die Gelenkmanifestationen an der oberen Extremität beginnen oder Kleinzehengrundgelenke und sternumnahe Gelenke befallen werden, ferner Krankheitsbilder mit primär chronischem Beginn, isolierte Manifestationen an der Niere und längeranhaltende Hypourikämie sowie das Auftreten der Gicht bei untergewichtigen Asthenikern.

Lesch-Nyhan-Syndrom

Im Kindesalter ist die Gicht sehr selten. In diesem Alter stellt das *Lesch-Nyhan*-Syndrom eine Sonderform dar. Dabei liegen neben der Hyperurikämie mit ihren Folgen noch neurologische Störungen vor, die sich in Choreoathetose und Spastizität äußern. Selbstverstümmelung von Lippen und Fingern wird dabei als typisch beschrieben. Die Vererbung ist X-chromosomal rezessiv. Ein Mangel an Hypoxanthin-Guaninphosphoribosyltransferase wird für die Harnsäurestoffwechselstörung verantwortlich gemacht.

Sekundäre Gicht

Naturgemäß ist die sekundäre Gicht noch seltener als die sekundäre Hyperurikämie. Nur 2% aller Gichtfälle sind sekundär bedingt. Das klinische Bild unterscheidet sich nicht von der primären Form, doch steht in diesen Fällen die meist ernste Grundkrankheit im Vordergrund.

Am häufigsten ist die sekundäre Gicht Folgekrankheit einer Polycythaemia vera, wobei sie in etwa 5% der Fälle auftritt. Grundsätzlich aber können alle myeloproliferativen Erkrankungen, die mit gesteigertem Zellumsatz und vermehrtem Zelluntergang einhergehen, eine sekundäre Gicht verursachen. Besonders kann eine erfolgreiche Leukosetherapie mit dem damit verbundenen raschen Zelluntergang von erheblicher Hyperurikämie gefolgt sein. Dabei sind akute Anurien infolge der Tubulusverlegung mit Uraten beobachtet worden.

Diagnose und Differentialdiagnose

Der Verlauf der unbehandelten Gicht mit seinen Komplikationen und den Risiken der Begleitkrankheiten einerseits sowie das sehr gute therapeutische Ansprechen andererseits machen die Frühdiagnose erforderlich. Sie kann bereits nach dem ersten Gichtanfall gestellt werden. Das Risiko, an einer manifesten Gicht zu erkranken, läßt sich grob aus dem Grad der Hyperurikämie abschätzen.

Für die Praxis empfiehlt es sich, bei jedem von der Konstitution her auf Hyperurikämie verdächtigen Patienten, bei jedem Mann mit rheumatischen Beschwerden sowie insbesondere bei jedem Nierensteinkranken die Serumharnsäurewerte zu bestimmen.

Eine ausführliche Anamnese erbringt allein aus der typischen Schilderung des gut im Gedächtnis haftenden akuten Gichtanfalles so manche Verdachtsdiagnose. Der Verdacht verdichtet sich, wenn zusätzlich Nierenkoliken angegeben werden mit Steinabgang oder Abgang von Harngrieß.

Die Familienanamnese muß mit Zurückhaltung bewertet werden, weil der Laie unter dem Krankheitsbegriff Gicht alles versteht, was mit Gelenkschmerzen und Knötchenbildung einhergeht, von der rheumatoiden Arthritis bis zur *Heberden-Bouchard*-Arthrose.

Der Gichtdiagnose liegen definierte Kriterien zugrunde. Von den tabellarisch nach *Schilling* wiedergegebenen Kriterien 1 bis 3 müssen zur sicheren Gichtdiagnose 2 erfüllt sein.

Diagnostische Kriterien der Gicht (nach *Schilling*)

1. Hyperurikämie

2. Der akute Anfall
   artikulär
   extraartikulär
   a) vom Patienten typisch geschildert
   b) vom Arzt gesehen
   c) Nachweis von Uratkristallen oder Uratkristall-Phagozytosen

3. Die erkennbare Uratablagerung (chronisches Stadium)
   a) flächiger Hauttophus
      subkutaner Weichteiltophus
      Bursaknoten
      Sehnenknoten
   b) Knochentophus
   c) chronische Gichtarthritis   Röntgenbefunde
      oder -arthrose
   d) chemischer oder mikroskopischer Uratnachweis im Gewebe

Die unter 3 aufgeführten Kriterien sollten nur selten zur Diagnosestellung führen, da die aufgeführten Veränderungen alle dem chronischen Stadium eigen sind.

Gicht

Differentialdiagnose

Je nach dem Stadium der Gicht stellen sich andere differentialdiagnostische Fragen.

akuter Gichtanfall artikulär	bakterielle Arthritis aktivierte Arthrose rheumatisches Fieber akuter Schub einer progredient chronischen Polyarthritis periphere Arthritis bei Spondylitis ankylopoetica Arthritis psoriatica Pseudo-Gicht (Chondrocalcinose)
extraartikulär	rheumatische Bursitis, Tendovaginitis, Tendosynovitis gereizte Tendoperiostose Phlegmone Erysipel, Thrombophlebitis
chronische Gicht	rheumatoide Polyarthritis aktivierte Arthrose Polyarthrose

Prophylaxe und Therapie

Ziel der Therapie ist es, den Harnsäurespiegel auf Normalwerte zu senken und die Uratdepots zu entleeren, um damit die biochemische Ursache des Krankheitsbildes zu eliminieren. Daneben erfordern die Begleitkrankheiten eigene therapeutische und prophylaktische Sorgfalt.

Prophylaxe und Behandlung sind sehr effektiv. Sie sind jedoch an die Mitarbeit des Patienten gebunden. Zeitraubende Aufklärung von seiten des Arztes über die Gicht, ihre Prognose und Therapiechancen sind erforderlich, um die nötige Einsicht des Patienten zu gewinnen. Er muß erst von der Ernsthaftigkeit seines Leidens überzeugt werden, von dem er in vielen Fällen bis auf gelegentliche Attacken nicht tangiert wird. Er soll wissen, daß die Gicht ein Risiko für seine Gesundheit darstellt, dem er selbst durch vernünftige Lebensweise entgegenwirken kann. Die Abgrenzung gegenüber einer rheumatoiden Polyarthritis bedeutet einen Abbau von Ängsten, die der Patient entwickelt, wenn er fälschlicherweise in solchen Patienten sein Spätschicksal zu sehen glaubt. Im allgemeinen allerdings nimmt der Gichtkranke die Dinge leicht, er fühlt sich gesund und leistungsfähig, ist vergleichsweise aktiv und von kräftiger Konstitution. Nur der aufgeklärte Gichtiker wird gewisse Einbußen seines epikureischen Lebensstiles hinnehmen wollen. Als Gegenleistung können wir ihm aber eine ambulante Therapie anbieten, die bei konsequenter Durchführung große Erfolgsaussichten hat.

Allgemeinmaßnahmen

Wenn nicht gerade der akute Gichtanfall zu raschem Handeln zwingt, sollte am Beginn der Therapie die Regelung der Lebensweise stehen, deren Einhaltung es erlaubt, die Dosierung der medikamentösen Behandlung niedrig zu halten.

Obwohl die medikamentöse Therapie heute absoluten Vorrang hat, sollen die alten therapeutischen Vorstellungen nicht in Vergessenheit geraten.

Zunächst soll der Patient alles meiden, was die Hyperurikämie fördert. An erster Stelle steht die Gewichtsreduktion. Die Beziehung zwischen Ausmaß der Hyperurikämie und Übergewicht ist linear. Bei Reduktion des Körpergewichtes ist eine Reduktion der Serumharnsäurewerte zu erwarten. Eine im Hungerzustand auftretende Ketoazidose vermindert allerdings die tubuläre Harnsäuresekretion und wirkt hyperurikämisierend. Wir sehen aus diesem Grunde von Fastenkuren ab. Eine Diät im engeren Sinne hat bei den effektiven medikamentösen Therapieprinzipien an Bedeutung verloren. Wegen des Purinreichtums bleiben Innereien wie Gehirn, Leber, Niere, Bries sowie Sardellen vom Speiseplan ausgenommen. Bier, Wein sowie andere Alkoholika sind wegen ihres Kalorienreichtums und der hyperurikämisierenden Wirkung einzuschränken.

Mit der Umstellung der Ernährungsgewohnheiten soll eine Umstellung der Lebensweise verbunden sein mit ausreichender Bewegung. Regelmäßige körperliche Belastung ist in der Lage, den Harnsäurespiegel zu senken. Dann lösen körperliche Anstrengungen auch weniger leicht Anfälle aus.

Medikamentöse Maßnahmen

Die medikamentöse Therapie richtet sich nach dem Stadium der Erkrankung. Grundsätzlich ist jede wesentliche Hyperurikämie behandlungsbedürftig im Sinne der Prophylaxe. Eine medikamentöse Therapie der leichten Hyperurikämie leiten wir erst ein, wenn die allgemeinen Therapieregeln nicht zum Erfolg führen.

Wenn die Hyperurikämie, wie häufig, von anderen Risikofaktoren begleitet wird, entschließen wir uns eher zu einer medikamentösen Therapie. Bei einer Hyperurikämie von konstant über 7,5 mg % liegenden Serumharnsäurewerten leiten wir sie immer ein. Die Behandlungsrichtlinien gelten in gleicher Weise für die primäre und die sekundäre Gicht.

Therapie des akuten Gichtanfalles

Die betroffene Extremität soll ruhiggestellt werden; kühlende Umschläge wirken schmerzlindernd. Ein Bettbügel mag dienlich sein.

Welche Medikamente man auch wählen mag, der Erfolg der Therapie muß darin bestehen, den akuten Anfall auf 1 bis höchstens 2 Tage Dauer abzukürzen.

Sehr gut bewährt hat sich Indometacin beim akuten Anfall in einer Dosis bis zu 300 mg/die kurzfristig. Davon sollte die größtmögliche Menge abends gegeben werden. Auf diese Weise werden etwaige Nebenwirkungen des Präparates weniger realisiert.

Unter den weiteren Antirheumatika hat sich Phenylbutazon, von dem man insgesamt 1 g/die in 5 Einzeldosen geben kann, noch zur Anfallskupierung bewährt.

Colchicin war früher das Mittel der Wahl. Experimentell hemmt Colchicin die Phagozytosefähigkeit der Granulozyten und deren amöboide Beweglichkeit. Vermutlich ist die Wirkung in vivo von gleicher Art, so daß der beschriebene Circulus vitiosus des akuten Gichtanfalles unterbrochen würde. Wegen seiner nahezu gichtspezifischen Wirkung hat man die Ansprechbarkeit einer Arthritis auf Colchicin früher als diagnostisches Kriterium herangezogen. Colchicin muß möglichst früh, schon bei den ersten Anzeichen des Anfalles, eingesetzt werden. Das therapeutische Vorgehen ist schematisiert als Colchicinkur. In den ersten 4 Stunden gibt man stündlich 1 mg, anschließend stündlich 0,5 mg. Die Tageshöchstdosis beträgt 8 mg. In den folgenden Tagen wird die Dosis bis zu 1 mg reduziert. Wenn dann mit der Einleitung einer Dauertherapie begonnen wird, behält man diese Menge (1 mg/die) als Erhaltungsdosis bei.

Meist stellen sich bei einer Dosis von 5 mg als Nebenwirkung Diarrhoen ein, die mit Tinctura opii abgefangen werden können.

Therapie im zweiten und dritten Stadium

Zur Dauertherapie der Hyperurikämie und Gicht stehen zwei pharmakologisch unterschiedliche Medikamentengruppen zur Verfügung.

Urikosurika

Die Urikosurika fördern die renale Harnsäureausscheidung, indem sie die tubuläre Rückresorption hemmen. Sie müssen einschleichend dosiert werden, damit nicht initial eine übermäßige Anflutung von Harnsäure zur Uratkristallpräzipitation in den Tubuli führt. Darüberhinaus ist bei jeder urikosurischen Therapie reichliches Flüssigkeitsangebot obligat. Ein Harnvolumen von 2 Litern muß erreicht werden. Zur weiteren Prophylaxe der Gefahren einer renalen Schädigung durch Uratkristalle muß der Harn neutralisiert werden. Eine Alkalisierung sollte vermieden werden, weil dadurch die Gefahr der Phosphatsteinbildung und der Aktivierung einer Pyelonephritis aufkommen könnte.

Kontraindikationen der Urikosurika

Die Urikosurika sind bei einer Niereninsuffizienz kontraindiziert.

1. Hyperurikämie über 10 mg/100 ml
2. Hyperuraturie (Harnsäureausscheidung über 600 mg/die)
3. Nephrolithiasis
4. eingeschränkte Nierenfunktion

Probenecid wird anfänglich in einer Dosierung von 0,5 g gegeben und kann bis zu 3 g gesteigert werden. Meist ist die

Erhaltungsdosis 0,5–1 g. Das Sulfinpyrazon steigert man auf 200–400 mg/die in drei Einzeldosen.

Positive Erfahrungsberichte liegen von Brenzbromaronum vor.

Von Vorteil ist, daß die Tagesdosis von 100 mg in einer Tablette enthalten ist, wodurch täglich nur eine Tabletteneinnahme notwendig wird.

Für alle Medikamente, die den Harnsäurespiegel senken, gilt, daß die Dosierung sich nach dem Erfolg richten muß. Harnsäurekontrollen sind nach 14 Tagen, dann nach 4 Wochen und weiter in monatlichen bis vierteljährlichen Abständen angezeigt.

Die Einstellung des pH-Wertes auf den gewünschten Bereich zwischen 6,4 und 6,8 ist mit Uralyt-U® problemlos und kann vom Patienten selbst kontrolliert werden. Das Zitronensäure-Zitrat-Gemisch *Uralyt-U* ist auch erfolgreich zur Litholyse reiner Uratsteine verwendet worden.

Hauptvertreter der zweiten, urikostatisch wirkenden Medikamentengruppe ist das Allopurinol. Diese Substanz greift nicht in den Auscheidungsmechanismus der Harnsäure ein, sondern reduziert oder unterbricht die Bildung der Harnsäure im Intermediärstoffwechsel. Die renale Harnsäureausscheidung nimmt nicht zu – wie bei den Urikosurika – sondern ab. Alle Gefahren einer durch Urate ausgelösten Nephropathie entfallen. Allopurinol ist ein Isomer des Hypoxanthins und hemmt die Xanthinoxydase kompetitiv. Obwohl Xanthin und Hypoxanthin vermehrt im Urin ausgeschieden werden, ist die Gefahr der Steinbildung aus diesen Substanzen wegen ihrer besseren Löslichkeit äußerst gering. Neben der Senkung der Harnsäurekonzentration im Serum ist also eine Verminderung der Harnsäureausscheidung in der Niere zu vermerken. Darüberhinaus werden die Uratdepots geleert; auch die Einschmelzung tophöser Harnsäureablagerungen wird beobachtet. Allopurinol senkt den Harnsäurespiegel rasch und mit großer Sicherheit. In 7–10 Tagen ist mit einer Senkung um 50% des Ausgangswertes zu rechnen.

Indiziert ist Allopurinol vor allem in den Fällen, in denen Urikosurika wegen einer Nierenbeteiligung kontraindiziert sind oder besonders hohe Ausgangswerte für Harnsäure vorliegen.

Bewährt hat sich eine initiale Dosis von 3mal 100 mg Allopurinol täglich. Die weitere Dosierung richtet sich nach den wiederholt kontrollierten Harnsäurewerten. Diese sollen in einem Bereich unter 6 mg/100 ml liegen.

Bei Beginn der Therapie ist die Auslösung akuter Gichtanfälle ein geläufiges Ereignis.

Dem kann man mit subklinischen Dosen von Colchicin, 0,5–1 mg täglich, begegnen. Diese Prophylaxe setzt man einige Monate fort.

Urikostatika

Chondrocalcinose

Synonyma

Pseudogicht

Definition

Die Chondrocalcinose zählt ebenso wie die Gicht zu den sogenannten Kristall-Arthropathien.

Häufigkeit und Vorkommen

Von der primären Chondrocalcinose ist die sekundäre Form oder das sogenannte chondrocalcinotische Syndrom (*Pavelka, Wagenhäuser et al.*) abzutrennen. Dabei tritt die Chondrocalcinose im Gefolge oder zusammen mit einer anderen Grundkrankheit auf. Das chondrocalcinotische Syndrom wurde bisher beobachtet bei Gicht, Hämochromatose, Hyperparathyreoidismus, Morbus *Wilson*, Akromegalie, Diabetes und Niereninsuffizienz.

Die Chondrocalcinose bevorzugt das mittlere und höhere Lebensalter. Eine Geschlechtsdisposition besteht nicht. *Wieser* fand in den Altersklassen über 45 Jahren einen Prozentsatz von 2,7, umgerechnet auf die Gesamtbevölkerung von 1.

Ätiologie und Pathogenese

Die eigentliche Ätiologie ist unbekannt. Am ehesten dürfte es sich um eine Enzymopathie handeln mit lokaler Stoffwechselstörung, möglicherweise einem Pyrophosphatasemangel des Knorpels. Beobachtungen einer familiären Häufung der Erkrankung lassen eine Heredität vermuten mit wahrscheinlich dominantem Erbgang.

Ursache der Arthropathie ist die Knorpelverkalkung, die entweder zur Arthrose führt oder aber bei Durchbruch der Calcium-Pyrophosphatkristalle in das Gelenk eine akute Synovitis hervorruft.

Klinik

Nach *de Sèze* unterscheiden wir folgende klinische Formen der Chondrocalcinose:

1. akute Form (Pseudogicht)
2. chronische Arthropathie
3. asymptomatische Form.

Arthralgien können dem akuten Anfall vorausgehen, Störungen des Allgemeinbefindens in Form von Appetitlosigkeit, Krankheitsgefühl mit Fieber oder subfebrilen Temperaturen ihn begleiten. Die Arthritis tritt meist monoartikulär und nur zuweilen oligoartikulär auf. Unbehandelt dauert ein Schub 10–15 Tage. Mittelgroße und große Gelenke werden bevorzugt befallen; am häufigsten manifestiert sich die Erkrankung an den Kniegelenken (Abb. 66). Es folgen die Sprung-, Hand-, Ellenbogen-, Hüft- und Schultergelenke.

Nach mehrjähriger Krankheitsdauer mit rezidivierenden akuten oder subakuten Arthritiden nehmen die Schübe einen milderen Verlauf an. Die Erkrankung geht in ein arthrotisches Stadium über. Bei alten Patienten verläuft sie von vornherein milder. Das Beschwerdebild wird dann weniger von Arthritiden – die zwar noch gelegentlich auftreten können – als vielmehr von Arthrosebeschwerden bestimmt. Zuweilen auch kommen die Patienten lediglich unter der Diagnose einer Arthrose in die Behandlung, und erst röntgenologisch stellt sich die Chondrocalcinose als Ursache heraus.

Andererseits begegnen uns wahrscheinlich manche akuten synovitischen Formen der Pseudogicht ohne röntgenologisch sichtbare Chondrocalcinose, die als solche dann nicht eingestuft werden.

Röntgen

Das typische Röntgenbild der Chondrocalcinose ist unverkennbar. Die punkt- oder bandförmigen Kalkniederschläge entlang der Knorpeloberfläche sind vom Knochen durch eine, der Knorpelschicht entsprechende, transparente Schicht getrennt. Derartige Verkalkungen finden sich an den Menisci der Kniegelenke (Abb. 66) oder in fast pathognomonischer Weise am Meniscus articularis ulnae (Abb. 67). Ferner zeigen sie sich auch in den Zwischenwirbelscheiben und im Bereich der Symphyse sowie periartikulär, z.B. am Kniegelenk, und extraartikulär, etwa im Bereich des Ligamentum nuchae. Bei jüngeren Personen scheint es früher zu Verkalkungen zu kommen, bei älteren Patienten bleiben diese eher rudimentär. Eine Rückbildung dieser Verkalkungen wurde nie beobachtet.

Labor

Im Schub ist die BSG erhöht mit Vermehrung der α-Globuline, und es kann eine Leukozytose auftreten.

Das Gelenkpunktat zeigt dann die Kriterien eines entzündlichen Ergusses mit erhöhter Zellzahl zugunsten polynukleärer Zellen. Im chronischen Stadium ähnelt die Beschaffenheit der Synovia mehr der bei einer Arthrose.

Pathognomonisch für die Chondrocalcinose sind die leicht doppeltbrechenden Calcium-pyrophosphatdihydratkristalle, die zuweilen schon lichtmikroskopisch, besser aber polarisationsoptisch nachgewiesen werden können. Dabei trifft man diese Kristalle entweder frei in der Synovia oder aber phagozytiert in Leukozyten an. Sie finden sich auch in bioptisch gewonnenem Synoviamaterial.

Differentialdiagnose

Die Differentialdiagnose hat einmal die Trennung in die primäre und sekundäre Form der Chondrocalcinose zu vollziehen, was allein klinisch möglich ist. Krankheitsbild, Serologie und Gelenkpunktatsbefunde ermöglichen auch die Abgrenzung gegenüber der chronischen Polyarthritis. Die posttraumatischen Meniskusverkalkungen werden durch Calcium-Hydroxyl-Apatitkristalle verursacht. Das Gelenk-

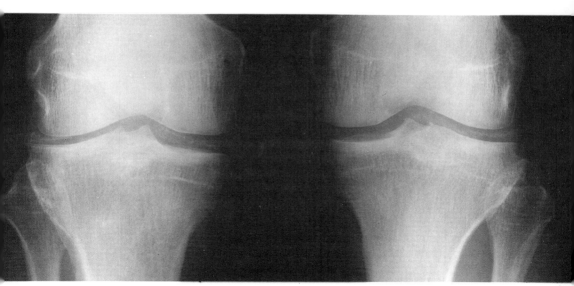

Abb. 66. Meniskusverkalkung bei Chondrocalcinose

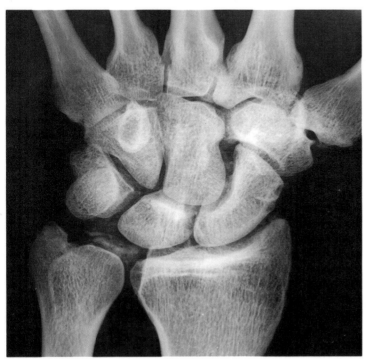

Abb. 67. Verkalkung des Meniscus articularis ulnae bei Chondrocalcinose

punktat bei aktivierter Arthrose läßt Kristallbildungen vermissen. Verkalkungen bei Kalkgicht oder dem *Thibièrge-Weißenbach*-Syndrom sind paraartikulär gelegen; bei der sehr seltenen Ochronose finden sie sich im Zwischenwirbelgewebe.

Therapie

Die Behandlung kann lediglich symptomatisch erfolgen. Im akuten Stadium sind Antirheumatika angebracht. Steroide sollten der intraartikulären Applikation vorbehalten sein. Im Intervall oder im arthrotischen Stadium stehen physikalische Maßnahmen an erster Stelle.

Arthrosen

Degenerative Gelenkerkrankungen begegnen dem Arzt in der Praxis fast täglich. Auch sozialmedizinisch gehören die Arthrosen zu den bedeutendsten Leiden. Ihre Chronizität verführt zu oft zur therapeutischen Resignation. Diese ist – nicht nur in Anbetracht neuerer chirurgischer Möglichkeiten – nicht gerechtfertigt. Vor allem aber hilft sie dem Patienten in keiner Weise. Alle therapeutischen Möglichkeiten sollten – gerade in den frühen Krankheitsphasen – ausgeschöpft werden.

Die Diagnose wird nach klinischen Gesichtspunkten gestellt. Diese stimmen keineswegs immer mit den pathologisch-anatomischen oder röntgenologischen Befunden überein.

Der Pathologe findet degenerative Gelenkveränderungen bereits ab dem 30. Lebensjahr in einem höheren Prozentsatz, als sie klinisch manifest werden. Auch die radiologisch erkennbare Arthrose kann erfahrungsgemäß klinisch völlig stumm sein. Ebenso oft aber läßt eine ausgeprägte klinische Symptomatik nicht selten das radiologische Substrat noch vermissen. Hier liegt somit die Aufgabe des Arztes, die klinische Diagnose zu realisieren und dem röntgenologischen Befund die richtige Wertigkeit zu geben. Einerseits gilt es, die Diagnose der Arthrose rechtzeitig zu stellen, auch wenn röntgenologisch erkennbare Veränderungen noch fehlen. Andererseits sollte röntgenologisch sichtbaren degenerativen Veränderungen kein Krankheitswert zugesprochen werden, wenn ein entsprechendes klinisches Substrat fehlt. Es ist erwiesen, daß z.B. die Gonarthrose pathologisch-anatomisch schon bei über 30% aller 40-jährigen nachweisbar ist und nach dem 40. Lebensjahr eine sehr rasch steigende Häufigkeit bis nahezu 100% bei den über 70 Jahre alten Patienten zeigt. Die Arthrose-Morbidität bleibt demgegenüber jedoch weit zurück.

Aufgabe des Arztes ist es, bei einer vorerst klinisch noch stummen Gelenkdegeneration durch die Ausschaltung evtl. schädigender Noxen ein späteres Manifestwerden zu verhindern und damit eine Art Vorsorgetherapie zu betreiben.

Der pathologisch-anatomische, der röntgenologische und der klinische Arthrosebegriff müssen demzufolge voneinander unterschieden werden. Eine Einteilung der Arthrose hat dieses zu berücksichtigen. Wir unterscheiden die latente Arthrose mit pathologisch-anatomischen bzw. röntgenologischen Befunden ohne klinische Symptomatik von der manifesten Arthrose mit subjektiver und objektiver Symptomatik.

Dekompensation (*Wagenhäuser*) bzw. Aktivierung (*Otte*) infolge Irritation der Synovia mit reaktiver Synovitis lassen die Arthrose subjektiv manifest werden.

Funktionsverlust und Deformierung kennzeichnen das irreversible Endstadium.

Unter den Arthrosen der stammnahen und -fernen Gelenke folgen der Häufigkeit nach den Gonarthrosen die Arthrosen der Hüft-, Großzehengrund-, Finger-, Ellenbogen-, Schulter- und Handgelenke.

Ätiologie und Pathogenese

Mehrere Faktoren können ursächlich an der Entstehung oder Verschlimmerung einer Arthrose beteiligt sein.

Arthrosen mit erkennbaren auslösenden oder verschlimmernden Faktoren bezeichnet man als sekundär. Sie werden oft einseitig angetroffen.

Die Genese der sogenannten primären Arthrose dagegen ist unbekannt. Sie entwickelt sich meist beidseitig.

Mechanische Ursachen

Fehlstellungen innerhalb eines Gelenkes führen zu unphysiologischer Belastung und prädisponieren zu Arthrosen. Solche Zustände werden deswegen als präarthrotische Deformitäten bezeichnet. Beispielhaft seien die Hüftdysplasie oder die Varus- und Valgusstellungen im Kniegelenk genannt.

Unterschiedliche Progredienz bei gleichartigen Präarthrosen legen eine unterschiedliche Anfälligkeit des hyalinen Gelenkknorpels (Faktor x nach *Hackenbroch*) nahe.

Der vermehrten statischen Belastung bei Übergewichtigkeit kommt eine arthrosefördernde Rolle zu.

Aber auch bei anatomisch normalem Stütz- und Halteapparat kann eine funktionelle Überbeanspruchung zu degenerativen Gelenkveränderungen führen. Thailänder neigen z.B. in höherem Maße zur Gonarthrose infolge ihrer Eigenart, in Hockstellung zu arbeiten. Auch Traumen können die physiologische Gelenkfunktion verändern und für eine später auftretende Gelenkdegeneration verantwortlich sein. Eine Folge von subjektiv nicht registrierten Mikrotraumen wird für die frühzeitig einsetzende Arthrose der Kniegelenke aktiver Fußballsportler verantwortlich gemacht.

Gelenkfehlstellungen, wie sie nach Frakturen, Luxationen oder als Spätfolge nach entzündlichen Prozessen auftreten können, prädisponieren durch Fehlstatik ebenfalls zur Arthrose.

Mangel oder Minderwertigkeit der Synovialflüssigkeit führt zu mechanischer Alteration und beeinträchtigt die Ernährung des Gelenkknorpels. Auch physiologischen Altersveränderungen ist die Synovialflüssigkeit unterworfen. Die Hyaluronsäure-Produktion der Synovialzellen geht zurück. Dadurch nimmt die Viskosität der Synovia zu. Es resultiert eine mechanische Überlastung der Knorpelschichten durch Zunahme des Reibungswiderstandes mit konsekutiver Arthrose.

Bei jeder Synovitis, gleich welcher Genese, werden aus den Granulozyten der Synovia Enzyme freigesetzt, die die oberflächliche Knorpelschicht angreifen und Schrittmacher einer späteren Arthrose sein können.

Entzündliche Ursachen

Stoffwechselerkrankungen können durch intraartikuläre Ablagerungen von Stoffwechselprodukten direkt zu Arthropathien mit fakultativem Ausgang in eine Arthrose führen. Daneben ist eine indirekte Wirkung über Gefäß- oder Nervenschädigungen möglich. Am bekanntesten sind die Uratablagerungen bei der Gicht. Eine Knorpelschädigung ruft auch die Homogentisinsäure bei der Ochronose hervor oder das Hämosiderin bei der Hämochromatose. Bei der Chondrocalcinose lagern sich Calciumpyrophosphatkristalle ab. Inwieweit Hyperlipidämien Arthrosen fördern steht noch dahin!

Metabolische Ursachen

Arthrosefördernde Ernährungsstörungen des Knorpels können durch langdauernde Immobilisation nach Operationen, Traumen oder auch bei ungenügender Bewegung im hohen Alter auftreten (Ruheschaden nach *Mohing*).

Trophische Ursachen

Die überzufällige Häufung von Gonarthrosen mit einer Varikosis der Beine, der sogenannte phleboarthrotische Komplex nach *Krieg*, ist bekannt. Die venöse Abflußstörung dürfte hier einen die Arthrose begünstigenden Faktor darstellen.

Gelenkkapselverdickungen durch zunehmende Fibrosierung verschlechtern die Stoffwechsellage des Gelenkknorpels, da seine Ernährung über die Synovia von den weitverzweigten arteriellen Anastomosen der Synovialis her erfolgt.

Auffällig erscheint die Zunahme arthrotischer Veränderungen bei Frauen im und nach dem Klimakterium, am deutlichsten bei den Fingergelenksarthrosen, so daß eine pathogenetische Bedeutung hormoneller Faktoren möglich erscheint.

Hormonelle Ursachen

Die Degenerationsvorgänge bei den Arthrosen beginnen am Gelenkknorpel, in der Regel an der gelenkspaltnahen Schicht. Hier kommt es zu Spalt- und Lückenbildungen infolge Auseinandertretens der Fibrillen und enzymatischen Abbaues der Interzellularsubstanz. Als Ausdruck einer Stoffwechselsteigerung der Mukopolysaccharide ist hierbei die Einbaurate von radioaktiv markiertem Schwefel erhöht. Im Gegensatz dazu ist die Stoffwechselaktivität bei der reinen

Pathologie

Alterung des Gelenkknorpels vermindert. Auch bleibt die Knorpeloberfläche bei der Alterung unverändert. Degeneration und Alterung stellen somit verschiedene Vorgänge dar.

Im weiteren Verlauf der Arthrose erstrecken sich die degenerativen Veränderungen auch auf die tiefen Knorpelschichten, in denen Usuren auftreten.

Späterhin treten dann Veränderungen der gelenkbildenden Knochenanteile hinzu. Knöcherne Randwulstbildungen führen – teleologisch gesehen – durch Verbreiterung der Gelenkfläche zu einer Abnahme der Arthrose-fördernden lokalen Überbelastung. Auch den belastungsabhängigen subkartilaginären Sklerosierungen liegen echte Knochenneubildungen zugrunde, während die gelenknahen Zystenbildungen durch ein Überwiegen von Knochenabbauprozessen entstehen.

Für die klinische Manifestation der Arthrose aber ist die sekundäre Beteiligung der Gelenkkapsel und der gelenkumgebenden Weichteile von großer Bedeutung.

Die Synovialis ist oft hyperplastisch verändert, der persynoviale Stofftransport dadurch erschwert. Die Produktion an Hyaluronsäure geht zurück, und die Viskosität der Synovialflüssigkeit steigt. Daraus resultiert eine Ernährungsstörung des Gelenkknorpels. Im Sinne eines Circulus vitiosus trägt dieser Mechanismus zu weiterer Knorpelschädigung bei.

In Abhängigkeit vom Ausmaß der Erosion der gelenkflächenbildenden Gewebe fällt ein Detritus an mit enzymatischer Aktivität, der nun seinerseits eine Synovitis induzieren kann und damit die Arthrose aktiviert (*Otte*).

Auch das übrige periartikuläre Gewebe im Bereich arthrotisch veränderter Gelenke kann in den Krankheitsprozeß mit einbezogen werden.

Durch chronische Überlastung der krankhaft veränderten Gelenke entstehen Tendopathien, die ihrerseits einen wesentlichen Anteil an der Schmerzhaftigkeit der Gelenkerkrankung haben. Dazu können schmerzreflektorische Tonusänderungen der Muskulatur treten.

Der Begriff der Arthrose muß also unter dem Blickwinkel der funktionellen Einheit zwischen Gelenkknorpel, -knochen, -kapsel und der das Gelenk umgebenden Sehnen und Muskeln gesehen werden. Ausgehend von der primären Knorpelschädigung kommt es erst durch die sekundäre Beteiligung von Gelenkkapsel und periartikulärem Gewebe zum klinischen Bild der Arthrose.

Röntgen

Die Arthrose ist gekennzeichnet durch vier radiologische Leitsymptome:
osteophytäre Randwulstbildung
subchondrale Sklerosierung
Geröllzystenbildung
Gelenkspaltverschmälerung

Die osteophytäre Randwulstbildung ist wie die subchondrale Sklerosierung eine reaktive knöcherne Veränderung. Gelenkspaltverschmälerung und Geröllzysten zählen zu den regressiven Veränderungen. Dabei stellt die Osteophytenbildung das häufigste Frühsymptom dar. Ihr kann eine Entrundung der Gelenkränder aber noch vorausgehen. Subchondrale Sklerosierungen finden sich in Zonen verstärkten Druckes. Das gleiche gilt von den Geröllzystenbildungen. Meist treten diese erst im weiteren Verlauf der Arthrose auf. Die Gelenkspaltverschmälerung ist Ausdruck einer deutlichen Höhenabnahme des Knorpelgewebes und somit keineswegs ein Frühzeichen. Sie ist nur feststellbar durch Vergleich mit der normalen Gelenkspaltweite des korrespondierenden Gelenkes der Gegenseite.

Gelenkfehlstellungen späterer Arthrose-Stadien sind nicht mehr der röntgenologischen Diagnostik vorbehalten, sondern klinisch erkennbar.

Klinik

In vielen Fällen besteht eine umgekehrte Diskrepanz zwischen klinischen und röntgenologischen Befunden. Im Frühstadium können stärkere Beschwerden auftreten, obwohl das Röntgenbild nur geringe Veränderungen zeigt; bei der Spätform der Arthrose mit ausgeprägten Gelenkverformungen nimmt das Beschwerdebild dagegen sogar zuweilen ab. Zur Deutung unklarer Gelenkbeschwerden gehören deshalb gleichwertig röntgenologische und klinische Befunde. Laborchemisch ist die Arthrose stumm.

Beschwerdebild

Zu den Frühsymptomen gehört der Schmerz, dessen Charakter durch gezielte Befragung des Patienten genau definiert werden muß. Der typische *Anlaufschmerz* mit Steifigkeitsgefühl tritt besonders am Morgen oder nach längerer Immobilisation auf und kann sich nach einigen Gelenkbewegungen wieder verlieren. Die Gelenke müssen sich regelrecht »einlaufen«, bis sie wieder ihre normale Funktionsfähigkeit erlangen. Im Vergleich zur chronischen Polyarthritis ist die Dauer dieser Steifigkeit jedoch viel kürzer. Nach Belastung kommt es bei Arthrose zur frühen Ermüdung und zu *Belastungsschmerzen,* im fortgeschrittenen Stadium besteht oft ein *Dauerschmerz,* der auch in Ruhe nicht verschwindet.

Im Rahmen von Begleittendopathien gibt der Patient zusätzlich gelegentlich lokalisierte Schmerzpunkte an. In der Regel sind die Schmerzen jedoch diffus auf das gesamte betroffene Gelenk verteilt. Als Folge der Gelenkschmerzen kommt es zur Bewegungseinschränkung und zur reflektorischen Tonusänderung der das Gelenk umgebenden Muskulatur, so daß die subjektiven Beschwerden über das eigentliche Gelenk in die naheliegenden Weichteile übergehen können. Dadurch ist wiederum eine zunehmende Funktionseinschränkung bedingt, die zu einer weiteren Schädigung des Gelenkes führt.

Die Gelenkschmerzen sind gelegentlich *witterungsabhängig,* vor allem Kälteeinflüsse können zu einer Exazerbation der Beschwerden führen. Manche Patienten klagen über *Spannungsgefühl* und Schwellung der erkrankten Gelenke. Eine Gelenkschwellung ist jedoch nicht typisch für Arthrosen, sie kann am ehesten im sekundär entzündlichen Stadium auftreten und zeitweise Bewegungseinschränkung verursachen. Objektivierbar sind dann die Zeichen einer Entzündung: Schwellung, Rötung und Überwärmung.

Untersuchungsbefund

Anders als bei der Polyarthritis bleibt die Haut über arthrotischen Gelenken unbeteiligt. Optisch wahrnehmbare Veränderungen finden wir erst bei fortgeschrittener Arthrose. Es kommt dann durch knöcherne Umbauvorgänge zu *Gelenkauftreibungen* und zur Zunahme des Gelenkumfanges. Gleichzeitig rufen die starken Veränderungen an der Gelenkfläche *Fehlstellungen* hervor, die besonders an den Knie- und Fingergelenken imponieren. Zusätzlich kann es durch Muskelkontraktur zu Fehlstellungen bis zur *Subluxation* kommen.

Durch andauernde schmerzhafte Bewegungseinschränkung tritt schließlich eine *Muskelatrophie* auf, so daß sich knöchern verdickte Gelenkanteile verstärkt von den angrenzenden atrophischen Muskelpartien abheben können.

Bei der Palpation können *druckschmerzhafte Bezirke* lokalisiert werden, zunächst im Bereich der Gelenkspalten und bei gleichzeitiger Tendopathie an den Sehnenansatzstellen; später kann die gesamte Gelenkkapsel druckschmerzempfindlich werden. Da zusätzlich oft noch eine *Periarthrose* vorliegt, zeigen die umgebenden Weichteile zeitweise akute Schmerzzustände.

Die *Kapselverdickung,* hervorgerufen durch die fibrös veränderte Synovialis, ist in vielen Fällen zu tasten. Bei sekundär entzündlichen Zuständen können außerdem Gelenkschwellungen und *Ergußbildungen* dazutreten. Die *Randwulstbildungen* sind gelegentlich als Frühsymptom der manuellen Untersuchung zugänglich.

Um *Funktionseinschränkungen* einzelner Gelenke richtig beurteilen zu können, ist eine Kenntnis der physiologischen Bewegungsmaße notwendig; eine Hilfe kann evtl. die Vergleichsuntersuchung des gesunden Gelenkes sein. Die Angabe der Ergebnisse in Winkelmaßen ist unerläßlich, damit der Erfolg oder Mißerfolg einer Therapie objektivierbar wird.

Der *Endphasenschmerz* bei passiver Prüfung der Gelenkfunktion ist das charakteristische Zeichen einer beginnenden Arthrose. Bei zunehmender Gelenkveränderung nimmt auch der Bewegungsschmerz zu und kann schließlich den Bewegungsablauf völlig hemmen. Gelegentlich sind freie Gelenkkörper für Einklemmungserscheinungen verantwortlich.

Gelenkgeräusche zeigen die Störung der physiologischen Gleitfähigkeit der Gelenkflächen an. Nicht jedem Gelenkknacken kommt jedoch eine pathognomonische Bedeutung zu. Gerade auch bei jugendlichen gesunden Gelenken sind recht häufig Gelenkgeräusche hörbar.

Neben der häufigen Bewegungseinschränkung durch Muskelhypertonie, Kapselschrumpfung und knöcherne Gelenkverformungen kann in Einzelfällen aber auch eine Hypermotilität durch Bänder- und Muskelschwäche auftreten und zu einer *Gelenkinstabilität* führen, die an abnormer Beweglichkeit und verstärkter Aufklappbarkeit des Gelenkes erkennbar ist.

Klinische Symptomatik bei Arthrose

1. Beschwerdebild:
   Spannungsgefühl und Steifigkeit
   witterungsabhängige Gelenkbeschwerden
   Anlaufschmerz
   Belastungsschmerz
   Dauerschmerz

2. Untersuchungsbefunde:
   Funktionseinschränkungen
   Endphasenschmerz
   Gelenkgeräusche
   lokalisierter Druckschmerz
   Kapselverdickung
   Ergußbildung
   Randwulstbildungen
   Gelenkinstabilität
   Kontrakturen
   Gelenkauftreibungen
   Fehlstellungen
   Muskelatrophie

Gelenkpunktat

Die Untersuchung der Gelenkflüssigkeit dient hauptsächlich der differentialdiagnostischen Abgrenzung. Das Gelenkpunktat zeigt bei einer Arthrose normale Viskosität und das regelrechte hellgelbe und klare Aussehen. Die Zellzahl ist nur mäßig erhöht (bis zu 2000/cm^3), wobei überwiegend (ca. 75%) Rundzellen gefunden werden.

Prophylaxe und Therapie
Allgemeinmaßnahmen

Die wichtigste Maßnahme zur Bekämpfung der Arthrosen ist die *Prophylaxe,* die der Hausarzt noch vor dem Auftreten aller subjektiven Symptome betreiben sollte. Dazu müssen die zur Krankheit prädisponierenden Faktoren erkannt und rechtzeitig ausgeschaltet werden. Als häufigster Risikofaktor gilt die *Adipositas,* die neben Herz-Kreislauf-

Belastungen auch zu bedeutenden Veränderungen in der Gelenkstatik führt. Die Häufung von Gonarthrosen bei Frauen um das 50. Lebensjahr herum bei gleichzeitig klimakterisch bedingtem Übergewicht sind dafür ein augenscheinlicher Beweis. Aber auch bei jungen Menschen scheint eine Beziehung zwischen Körpergewicht und Abnutzungserscheinungen an Gelenken zu bestehen. Blutzirkulationsstörungen an den unteren Extremitäten in Form von *Varikosis* sind frühzeitig zu therapieren, da sie die physiologische Gelenkernährung stören können.

Wichtig sind weiterhin die Früherkennung und Beurteilung solcher orthopädischer Leiden, die die *Gelenkstatik* beeinflussen und somit als präarthrotische Veränderungen gelten können. Man achte deshalb auf angeborene Hüftdysplasien, Valgus- oder Varus-Stellungen der unteren Extremitäten, Beinverkürzungen (angeboren oder posttraumatisch), Wirbelsäulendeformierungen und Frakturen, die in Fehlstellung verheilt sind. Nur die konsequente Behandlung dieser orthopädischen Krankheiten kann die Ausbildung schwerer Arthrosen verhindern. Stärkere Abweichungen von der physiologischen Belastungsachse sollten operativ korrigiert werden, geringere Veränderungen können konservativ mit orthopädischen Hilfsmitteln (Schuheinlagen, Höhenausgleich usw.) und physikalischer Therapie behandelt werden. Aufgabe des behandelnden Arztes ist es, den Patienten bei diesen Krankheiten über mögliche Spätfolgen aufzuklären.

Weiterhin sollte der Arzt bei zur Arthrose prädisponierenden Faktoren an der Wahl einer vernünftigen Sportart mitwirken. Empfehlenswert sind regelmäßige *sportliche Betätigungen,* die einen möglichst lockeren Bewegungsablauf gewähren, wie Schwimmen, leichte Gymnastik, Radfahren und Wandern. Sportarten wie Ski-Abfahrtslaufen und Fußball sowie jeglicher Leistungssport sind wegen ihrer eher arthrosefördernden Eigenschaften für diese Patienten abzulehnen.

Bei manifester Arthrose und beginnenden Beschwerden sollten alle erwähnten Maßnahmen intensiviert und eine stärker entlastende Therapie betrieben werden. Dazu gehört z.B. auch die Verordnung eines richtig angepaßten Gehstockes bei Hüft- und Kniegelenksarthrosen zur Entlastung des betroffenen Gelenkes. Auf einen *regelmäßigen Wechsel von Bewegung und Ruhigstellung* sollte geachtet werden. Eine gelegentlich angebrachte Schonung erkrankter Gelenke darf nicht übertrieben werden oder den Patienten gar zu einer längeren Ruhigstellung verleiten, da es durch die fehlende Gelenkfunktion zu weiteren trophischen Störungen des Gelenkknorpels kommen kann. Sollte jedoch bei starken Schmerzen und Reizzuständen eine Immobilisierung einmal notwendig sein, muß der Patient in dieser Zeit zu einem isometrischen Spannungstraining der Muskulatur angehalten werden, um frühzeitige Atrophien, die das Gelenkleiden komplizieren, zu verhindern.

Die physikalische Therapie hat Vorrang vor der medikamentösen. Während Kälte von Patienten mit degenerativen Erkrankungen in der Regel als unangenehm empfunden wird und nur bei sekundären Entzündungen zur Anwendung kommt, führen *Wärmeanwendungen* durch ihre hyperämisierende und muskelentspannende Wirkung zu einer Schmerzlinderung. Dadurch kann die aktive Bewegung gefördert werden.

Physikalische Therapie

Neben den einfachen physikalischen Maßnahmen, die auch zu Hause durchgeführt werden können (warme Wickel, Packungen, Bäder mit Zusätzen wie Moor, Heublumenextrakt und Schwefel), sind auch in der Praxis anwendbare Verfahren wie Heißluft, Ultrakurzwellenbestrahlung, Iontophorese und diadynamische Ströme wirkungsvoll.

Die physikalische Behandlung soll möglichst früh einsetzen, mit Regelmäßigkeit und in nicht zu großen Abständen wiederholt werden. Das Überwärmungsbad ist unter Berücksichtigung der Belastbarkeit von Herz und Kreislauf anzuwenden. Nach *Lampert* soll bei diesen Erkrankungen die Überwärmung eine Körpertemperatur von 38,5 Grad nicht überschreiten.

Von den *Peloidbädern* mit dem Ziel der Überwärmung des Organismus hat sich das Moorbad besonders bewährt. Packungen stellen eine örtliche Teilbehandlung dar.

Im Gegensatz zu einem weitverbreiteten Irrtum ist das *Saunabad* vom Patienten als Mittel gegen rheumatische Erkrankungen fehleingeschätzt und überschätzt. Es ist kein Ersatz für das Hyperthermiebad und hat im Therapieplan der Arthrosen keinen festen Platz. Mit seinem Wechsel zwischen intensivem Wärme- und raschem Kältereiz, wobei der Kältereiz das Nachschwitzen verhindert, ist es ein gutes Anpassungstraining an Temperaturschwankungen und bewährt bei Kreislaufregulationsstörungen sowie bei Störungen vegetativer Funktionen.

Von großem Wert ist eine physikalische Übungsbehandlung, die auch im Bewegungsbad ausgeführt werden kann. Die Wassertemperatur sollte dabei zwischen 29 und 33 Grad Celsius liegen. Die täglichen gymnastischen Übungen müssen vom Patienten erlernt und in den Tagesablauf fest eingeplant werden. Zur Anleitung kann der Kranke Broschüren erhalten, die Sinn und Zweck einzelner Übungen allgemeinverständlich erläutern.

Die die Arthrosen häufig begleitenden lokalen Muskelhärten machen die Behandlung mit Massagen erforderlich.

Kurmäßige Anwendungen haben den Vorteil, daß der Patient für einige Zeit von den Anforderungen des Werktages befreit wird. Er kann sich völlig auf die für ihn notwendige Lebensführung einstellen und wird nach der Kur vieles von dem, was er gelernt hat, auch zu Hause anwenden können. Die persönliche Einstellung zur Krankheit wird neu überdacht und der Kontakt mit Leidensgefährten kann neue positive Impulse geben. Dabei steht der Patient in dauernder ärztlicher Überwachung, Erfolge seiner Anstrengungen werden registriert und falsches Verhalten kann erkannt und gebessert werden.

Medikamentöse Therapie

Die medikamentöse Behandlung ist in vielen Fällen von schmerzhaften Gelenkerkrankungen nicht zu umgehen. Wir unterscheiden die symptomatische analgetische und antiinflammatorische Therapie von der sogenannten Basisbehandlung, die in die ursächlichen Mechanismen des Knorpelstoffwechsels eingreifen soll.

Die Vielzahl der im Handel befindlichen sogenannten Antirheumatika (siehe Kapitel chronische Polyarthritis) sollte genutzt werden, da die Erfahrung zeigt, daß jeder Patient anders reagiert und in jedem Einzelfall das effektivste Medikament mit der möglichst geringsten Nebenwirkungsquote neu herausgesucht werden muß.

Neben der parenteralen Verwendung von Antirheumatika sollten jedoch auch lokal anzuwendende Therapiemöglichkeiten genutzt werden, wie sie z. B. in Form von Salbenpräparaten mit hyperämisierender Wirkung gegeben sind.

Intraartikuläre Injektionen mit Corticoiden können bei rezidivierenden Reizzuständen und Ergußbildungen zuweilen notwendig werden. Die intraartikuläre Applikation muß unter den bekannten streng aseptischen Kautelen erfolgen. Wässerige Lösungen von Corticoiden haben eine gute lokale und rasch einsetzende Wirkung, die jedoch schneller wieder abnimmt; Kristallsuspensionen haben einen Depoteffekt, zeigen aber eine stärkere Allgemeinwirkung. Außerdem sind elektronenoptisch sichtbare Mikroverletzungen der Knorpelschicht durch Präparate mit größeren Kristallformen beschrieben worden, so daß heute gelegentlich empfohlen wird, bei Kristallsuspensionen nur den wässerigen Überstand zu injizieren. Obwohl die intraartikuläre Corticoidbehandlung oft frappante Erfolge hat, muß man sich darüber im klaren sein, daß sie keine spezifische, sondern eine rein symptomatische, entzündungshemmende Therapie darstellt. Die primäre Knorpelschädigung ist durch sie nicht zu beeinflussen.

Zu den von manchen Autoren als Basistherapeutika gewerteten Substanzen zählen die *Knorpelknochenmarkextrakte, Mukopolysaccharidschwefelsäureester* und *Glukosamine*.

Ihre Anwendung setzt einen noch regenerationsfähigen Knorpel voraus. Ein Effekt ist also nur in Frühfällen zu erwarten. Diese Substanzen sollen direkt in den Knorpelstoffwechsel eingreifen. Ihr Einsatz ist vorwiegend bei den primären Arthrosen angezeigt. Bei gleichzeitiger Kombination mit Anästhetika hat diese intraartikuläre Behandlung auch den Vorteil einer raschen Schmerzstillung.

Die Möglichkeit einer operativen Arthrosebehandlung, die nicht nur als prophylaktische Therapie sondern auch bei Spätformen zur Anwendung kommen kann, sollte durch einen orthopädisch erfahrenen Chirurgen geprüft werden. Vor allem schwere Hüft- und Kniegelenksarthrosen können zu operativen Eingriffen zwingen. Die verschiedenen Möglichkeiten seien hier nur kurz erwähnt; die spezielle Indikationsstellung für die verschiedenen Operationsverfahren kann im Einzelfall sehr schwierig sein.

Operative Therapie

Versteifende Operationen dienen zur Ausschaltung von Schmerzen und gewähren oft noch eine gewisse Funktionsfähigkeit der betroffenen Extremität.

Arthroplastische Operationen verbessern die Gelenkbeweglichkeit; der Einsatz von Hüfttotalprothesen kann z. B. die frühere Gelenkfunktion wieder völlig herstellen.

Palliative Operationen sollen die Gelenkstatik ändern und zu einer Entlastung der Gelenkflächen führen. Dazu gehören z. B. die varisierenden und valgisierenden Osteotomien.

Synovektomien, die bei chronischer Polyarthritis durchgeführt werden, zeigen bei Arthrose keinen bleibenden Erfolg.

Als große therapeutische Aufgabe, die bei schweren Arthrosen am wichtigsten ist und nicht vernachlässigt werden darf, bleibt die *soziale Rehabilitation* zu erwähnen.

In Berufsfragen soll der Arzt beratend mitwirken und gegebenenfalls eine rechtzeitige Umschulung in die Wege leiten. Orthopädische Hilfsmittel müssen besorgt und oft materielle Schwierigkeiten durch geeignete Unterstützungsmaßnahmen behoben werden.

Gonarthrose

Häufigkeit und Vorkommen

Das Kniegelenk unterliegt von allen peripheren Gelenken am häufigsten degenerativen Veränderungen. Die Gonarthrose nimmt mit der Zahl der Lebensjahre nahezu linear zu. Pathologisch-anatomisch erreicht sie ab dem 70. Lebensjahr die 100%-Grenze, wird jedoch nicht in diesem Ausmaß manifest.

Frauen leiden ca. 4mal häufiger unter degenerativen Kniegelenksveränderungen als Männer. Bei ihnen finden sich auch die optisch eindrucksvollsten Gelenkverformungen.

Ätiologie und Pathogenese

Am häufigsten ist die Gonarthrose mechanisch bedingt. Bei andauernder unphysiologischer Belastung der Gelenkflächen kommt es zu Zerstörungen der Knorpelschichten und reaktiven An- und Umbauvorgängen.

Mechanische Ursachen

Adipositas

Zu unphysiologischer Belastung führt z.B. die Adipositas. Man findet sie erfahrungsgemäß besonders häufig bei Frauen im Klimakterium. Hier können sich dann Kniegelenksveränderungen entwickeln, die schon bei der Inspektion durch Verdickung und Deformierung imponieren. Sehr oft findet man dann auch im entzündlichen Reizstadium Gelenkergüsse. Typisch sind auch sekundäre Fehlstellungen in Form von Valgus- oder Varusbildungen sowie manchmal zusätzlich eine hochgradige Varikosis.

Präarthrosen

Zu den Präarthrosen zählen wir angeborene oder erworbene Veränderungen des Bewegungsapparates, die zu Arthrosen disponieren. Wichtig sind hier vor allem die verschiedenartigen *Dysplasien im Bereich der Hüftgelenke,* die auch eine Fehlstatik im Femorotibialgelenk hervorrufen. Die Abweichungen von der physiologischen Belastungsachse des Beines, die im Normalfall eine Verbindungslinie zwischen dem Mittelpunkt des Femurkopfes, den Kreuzbandhöckern des Kniegelenkes und dem Mittelpunkt zwischen den Knöcheln ergibt, sind die Ursache für eine sich bei Hüftdysplasien später entwickelnde Gonarthrose. Ähnlich mitbeteiligt sind die Kniegelenke auch bei coxarthrotisch bedingten Fehlstellungen. Daher ist es unerläßlich, bei länger andauernden Hüftgelenksveränderungen röntgenologisch den Zustand der Kniegelenke zu überprüfen.

Weniger bekannt, aber genauso wichtig, sind *die Dysplasien an den Kniegelenken* selbst. In unterschiedlichem Ausmaß sind sie angeborene Formvarianten der beteiligten

Gelenkflächen. So kann z.B. eine Entwicklungsstörung des lateralen Femurcondylus für eine Valgusstellung des Beines verantwortlich sein. Angeborene oder erworbene *Valgus- oder Varusstellungen* sind anzusehen als Präarthrosen. Fehlbildungen des Tibiakopfes oder der Femurcondylen rufen aber auch Veränderungen in der sagittalen Ebene hervor und führen dann zu den sogenannten *Genua recurvata*.

Häufig sind *Formvarianten der Patella,* die nach *Wiberg* in verschiedene Typen klassifiziert werden. Ungünstige Druckverhältnisse bei unphysiologischer Form und Lage der Patella sind die Ursache einer sich frühzeitig entwickelnden Chondropathia patellae, so daß man auch hier von *Präarthrosen der Femoropatellargelenke* sprechen kann.

Eine seltenere, schon in der Jugend auftretende Krankheit, die *Osteochondrosis dissecans,* zieht unbehandelt obligatorisch eine Gonarthrose nach sich. Die Prophylaxe besteht in einer rechtzeitigen operativen Entfernung der freien Gelenkkörper.

Usuren und isolierte arthrotische Veränderungen am lateralen Schienbeinkopf weisen gelegentlich auf ein *Meniskusganglion* hin, das in der Regel zwischen dem 30. und 40. Lebensjahr auftritt und durch lokalen Druck zu arthrotischen Veränderungen führt.

Gelenknahe *Knochenbrüche* heilen oft in unphysiologischer Stellung aus, so daß sich die statische Belastungsachse ändert. *Traumatische Patella-Luxationen* oder *rezidivierende Mikrotraumen* im Bereich der Kniescheibe (z.B. bei Fußballspielern) sind bei jungen Menschen für eine fortschreitende Chondropathie verantwortlich (Chondropathia patellae). Beschwerden treten hier vor allem beim Treppabwärtsgehen und bei Beugung auf. Röntgenologisch sind die Veränderungen jedoch erst relativ spät bei manifester femorotibialer Arthrose erkennbar. Oft liegt bei rezidivierenden traumatischen Patella-Luxationen auch eine angeborene Luxationsbereitschaft vor, die nur noch operativ beseitigt werden kann.

Traumen oder Operationen

Mechanische Ursachen der Gonarthrose
Adipositas

Präarthrosen
    Dysplasien der Hüft- und Kniegelenke
    Varus- oder Valgusstellungen
    Formvarianten der Patella
    Habituelle Patellaluxationen
    Osteochondrosis dissecans
    Meniskusganglion
    Enchondrale Dysostose

Traumen und posttraumatische Zustände
    Gelenknahe Knochenbrüche
    Traumatische Patellaluxationen
    Rezidivierende Mikrotraumen
    Kniebinnenverletzungen (Meniskusschäden)

Operationen am Kniegelenk

Entzündliche Ursachen

Gonarthritiden jeglicher Genese können einen bleibenden Schaden im Gelenkknorpel setzen und somit sekundär zur Gonarthrose führen. Derartige Sekundärarthrosen finden wir nach unspezifischen und spezifischen Arthritiden sowie nach Gonarthritiden im Rahmen entzündlich-rheumatischer Erkrankungen wie der chronischen Polyarthritis und der Spondylitis ankylopoetica.

Metabolische Ursachen

Gicht und Chondrokalzinose können mit Kniegelenksbefall einhergehen und von Sekundärarthrosen gefolgt sein. Ochronose und Hämochromatose stellen eher seltene derartige Ursachen dar.

Trophische Ursachen

Beim Diabetiker sind wahrscheinlich Gefäßveränderungen für eine trophische Störung der Kniegelenksstrukturen mit verantwortlich. Auch die diabetische Neuropathie ruft im Spätstadium an den Gelenken arthrotische Veränderungen hervor mit Neigung zur Gelenkmausbildung.

Immer wieder wurde von verschiedenen Autoren auf die überzufällige Häufung von Gonarthrosen, Übergewicht und *Varikosis* hingewiesen.

Nach *Krieg,* der bei zwei Dritteln aller Kniegelenkserkrankungen stärkere venöse Insuffizienzen fand, bezeichnet man dieses Zusammentreffen als phleboarthrotischen Komplex. Zum statischen Irritationsfaktor, dem Übergewicht, gesellt sich hier die venöse Stauung, die den kreislaufabhängigen Stoffwechsel der Kniegelenke stört.

Auch im Alter manifestieren sich trophische Störungen an den Kniegelenken u.a. in Form einer fibrösen Verdikkung der Gelenkkapsel, die eine vollwertige Ernährung des Gelenkknorpels von den Synovialgefäßen aus nicht mehr zuläßt.

Klinik

Die Patienten klagen über den typischen Anlaufschmerz nach längerem Sitzen oder beim morgendlichen Aufstehen. Dabei besteht kurzfristig ein Steifigkeitsgefühl in den Kniegelenken, das sich beim Gehen allmählich wieder löst.

Belastungsschmerzen treten nach längerem Gehen oder beim Treppenlaufen auf. Dabei ist das Treppabwärtsgehen in typischer Weise mit stärkeren Schmerzen verbunden als das Treppensteigen. Zusätzliche Insertionstendopathien verstärken die Schmerzzustände. Zwangshaltungen mit Muskelverspannungen führen zu einer weiteren Verschlechterung der Gelenkstatik. Im Frühstadium äußern sie sich in Schmerzen im Bereich des Quadriceps und in der Kniekehle beim Aufrichten aus der Hockstellung sowie beim Treppabwärtsgehen, im Spätstadium finden sich Kontrakturen in Beuge-, X- oder O-Beinstellung mit deutlicher Beeinträchtigung der Gelenkbeweglichkeit. Im Endstadium der Gonarthrose können *Dauerschmerzen* auftreten, die auch nachts nicht abklingen.

Bekanntlich sind diese Beschwerden oft *witterungsabhängig*. Besonders kaltes, nasses Wetter wird von den Patienten als schmerzauslösend angeschuldigt.

Neben den Schmerzen beunruhigen und quälen den Kranken oft *Gelenkgeräusche,* die bei Bewegung hörbar werden. Sie müssen – wie das Knacken – nicht immer pathognomonische Bedeutung haben. Meist verursacht die Gonarthrose Reibegeräusche. Bei stark deformierten Gelenkanteilen können auch knarrende Geräusche auftreten.

Anamnestisch erfährt man gelegentlich von einer Unsicherheit im Kniegelenk beim Gehen und dem Gefühl, als ob man leicht stürzen könnte. Dieses Symptom entsteht durch die *Instabilität* des Gelenkes bei Inkongruenz der Gelenkflächen und Irritation der periartikulären Sehnenansätze. Später verstärkt eine progrediente Muskelatrophie diese Gelenkinstabilität.

Untersuchungsgang

Die klinische Untersuchung sollte zunächst am *unbekleideten stehenden Patienten* vorgenommen werden. Nur so können arthrosefördernde statische Besonderheiten erkannt werden:

Wirbelsäulenverbiegungen, Hüftgelenkserkrankungen (angeboren oder erworben), Valgus- oder Varus-Fehlstellungen und Genua recurvata. Genua vara stellen am häufigsten den typischen Befund bei Gonarthrose dar. Gleichzeitig muß auf Muskelatrophien, Gelenkverformungen und Subluxationen geachtet werden. Mit einem Maßband lassen sich Achsenabweichungen feststellen, wobei bei Genua vara der Kondylenabstand und bei Genua valga die Knöcheldistanz ausgemessen wird. Vergleichende Umfangsmessungen der Ober- und Unterschenkelmuskulatur sowie der Kniegelenke geben Aufschluß über sekundäre Muskelatrophien.

Läßt man den Patienten im Zimmer einige Schritte hin- und hergehen, werden zwanghafte Schonhaltungen oder Hinken erkannt. Die Einnahme einer Hockstellung kann schon sehr früh schmerzhaft sein und oft überhaupt nicht mehr vollständig durchgeführt werden.

Die Untersuchung am *liegenden Patienten* beginnt mit einem Abtasten der oft vergröberten Gelenkkonturen und einer Suche nach druckschmerzempfindlichen Punkten im Bereich des periartikulären Gewebes. Ergußbildung, Meniskuszeichen und Seitenbänder werden geprüft.

Die Festigkeit der Seitenbänder läßt sich dabei am zweckmäßigsten bei leichter Beugestellung von ca. 30 Grad durch Abduktion und Adduktion der Unterschenkel feststellen (verstärkte Aufklappbarkeit).

Meniskus-Läsionen können sich in einer schmerzhaften Streckhemmung oder in einem am Gelenkspalt lokalisierten Schmerz bei Rotation des gebeugten Unterschenkels äußern. Die Außenrotation ist bei Verletzung des medialen Meniskus schmerzhaft. Eine Außenmeniskusschädigung macht sich bei Innenrotation bemerkbar (*Steinmann*sches Zeichen I).

Ein weiteres Zeichen für Meniskuserkrankungen ist die Angabe des Patienten, daß sich bei Beugung des Beines der Schmerz im Gelenkspalt von vorn nach hinten verlagert (*Steinmann*sches Zeichen II).

Die subpatellare Arthrose läßt sich manchmal durch aktive und passive Bewegung der Kniescheibe unter erhöhtem Auflagedruck an ihrer Schmerzhaftigkeit und den gelegentlich wahrnehmbaren Reibegeräuschen erkennen (Hobelzeichen).

Aktive und passive Beuge- und Streckfähigkeit können durch *Winkelmaße* ausgedrückt werden. Um eine objektive, jederzeit vergleichbare Messung zu erreichen, bedient man sich heute der Normal-Null-Methode. Dabei entsprechen 0° der anatomischen Normalstellung beim aufrecht stehenden Menschen. Beim liegenden Patienten ist das gestreckte Bein als 0 Grad zu werten. Die Beugefähigkeit kann dann in einem Winkel zwischen 0 und ca. 150 Grad liegen, eine Überstreckung ist am Kniegelenk um etwa 10 Grad möglich. Ein Meßprotokoll könnte somit lauten:

Rechtes Kniegelenk: Linkes Kniegelenk:
150 – 0 – 10   120 – 0 – 0

Durch diese Bewegungsmaße wäre eine Einschränkung der Flexions- und Hyperextensionsfähigkeit im linken Kniegelenk zahlenmäßig dargestellt.

Da das Kniegelenk zu den Gelenken mit 2 Freiheitsgraden gehört, können auch Innenrotation und Außenrotation gemessen werden. Das Gelenk muß dabei in Flexionsstellung gehalten werden. Bei Gonarthrose ist die Rotationsfähigkeit – normal Innen- und Außenrotation ca. 10° bzw. 30° – manchmal schon frühzeitig eingeschränkt.

Bei beginnender Arthrose ohne aktive Bewegungseinschränkung findet sich bei passiver starker Beugung oft eine endgradige Schmerzhaftigkeit als erstes Zeichen degenerativer Veränderungen. Auch die Streckung kann frühzeitig endgradig behindert sein und bei passiver Prüfung in der Kniekehle zu Schmerzerscheinungen führen.

Klinische Symptomatik der Gonarthrose

1. *Beschwerden (Anamnese):*
    Anlaufschmerz (»Startschmerz«)
    Belastungsschmerzen
    Witterungsabhängige Beschwerden (Kälte, Feuchtigkeit)
    Periartikulär lokalisierte Schmerzen (Insertionstendopathien) und Schmerzen in der Kniekehle (Quadricepskontraktur)
    Schwierigkeiten beim Aufrichten aus Hockstellung
    Gangunsicherheit (Seitenbandlockerung)
    Gangbehinderung (Beweglichkeitseinschränkung)

2. *Objektive Befunde:*
    Verändertes Gangbild (Hinken)
    Fehlstellungen (Genua valga, vara oder recurvata)
    Gelenkverformungen und Subluxationen
    Bewegungseinschränkung
    Endgradiges Streckdefizit
    Endgradige Schmerzhaftigkeit bei extremer Beugung
    Seitenbandlockerung und Gelenkinstabilität
    »Hobelzeichen«
    Gelenkgeräusche
    Muskelatrophien
    Kontrakturen
    Kapselverdickung
    Ergußbildung

Röntgen

Radiologisch erkennbare Veränderungen an den Kniegelenken treten in der Regel erst nach längerem Krankheitsverlauf auf. Zuweilen aber stellen sie auch erste Symptome einer beginnenden Arthrose bei klinischer Latenz dar.

Der osteophytären *Randwulstbildung* geht meist eine *Entrundung der Gelenkränder* voraus (Abb. 68). An den tibialen Gelenkflächen können sich oft eindrucksvolle Osteophytosen entwickeln. An der Patellarückfläche sind sie meist nur zart ausgeprägt, bedürfen aber als Ausdruck einer Femoropatellararthrose besonderer Beachtung (Abb. 69).

Die Orte stärkerer Belastung geben sich durch *subchondrale Sklerosierung* zu erkennen. In diesem Bereich können sich später *Geröllzysten* entwickeln. Die *Gelenkspaltverschmälerung* gehört ebenfalls zu den regressiven Veränderungen und ist nicht als Frühsymptom anzusehen. Sie drückt indirekt die Höhenabnahme der Knorpelschicht aus. Im Beginn der Gelenkspaltverschmälerung ist eine Beurteilung nur durch Vergleich mit der kontralateralen gesunden Seite möglich.

Gelenkkörper, fixiert oder frei, finden sich relativ häufig.

Axiale Aufnahmen ermöglichen eine Einsicht in den Femoropatellarspalt und auf die Patellarückfläche sowie eine Beurteilung der Patellaform und Femurrolle.

Tunnelaufnahmen in Beugestellung sind zur Diagnose von freien Gelenkkörpern notwendig und geben einen guten Einblick in das Gebiet der Kreuzbandhöcker. Damit lassen sich beginnende knöcherne Appositionen der Kreuzbandhöcker gut darstellen (Abb. 70).

Gehaltene Aufnahmen in X- oder O-Beinstellung beweisen bei verstärkter Aufklappbarkeit die Beteiligung der Kollateralbänder am Krankheitsgeschehen.

Im späteren Verlauf der Gonarthrose sind neben diesen röntgenologischen Symptomen auch Gelenkfehlstellungen und Subluxationen evtl. bis zu Luxationen deutlich sichtbar.

Um operative Möglichkeiten zur Prophylaxe einer Gonarthrose bei Beinfehlstellungen diskutieren zu können, sind oft *Ganzaufnahmen* der unteren Extremitäten notwendig, da an ihnen die Abweichungen von der physiologischen Achsenstatik genau gemessen werden können.

Röntgenologische Befunde bei Gonarthrose

Entrundung der Gelenkränder
Osteophytenbildung (Patella, Tibia)
Knöcherne Appositionen der Kreuzbandhöcker
Subchondrale Sklerosierung
Gelenkspaltverschmälerung
Geröllzysten
Gelenkkörper
Vermehrte Aufklappbarkeit bei gehaltener Aufnahme
Achsenabweichungen (Ganzaufnahmen)

Therapie

Prophylaxe und Ausschaltung arthrosefördernder Faktoren sind die wichtigsten Aufgaben der Therapie im Frühstadium. Schmerzhafte Formen der Arthrose sind in eine klinisch latente Erkrankung umzuwandeln. Das bedeutet die Rückführung der manifesten Gonarthrose mit Schmerzen und Funktionseinschränkung in das Stadium der trotz röntgenologisch erkennbarer Veränderungen noch klinisch stummen Arthrose.

Im Endstadium der Gonarthrose mit Funktionsverlust (Kontrakturen, Luxation und Versteifung) ist jedoch nur noch eine palliative Behandlung möglich.

Für die Behandlung der Gonarthrose stehen konservative und operative Möglichkeiten zur Verfügung.

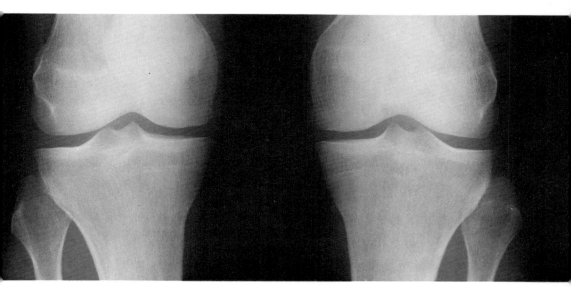

Abb. 68. Entrundung der Gelenkränder bei beginnender Gonarthrose

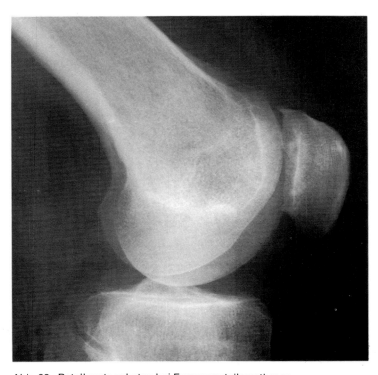

Abb. 69. Patellaosteophyten bei Femoropatellararthrose

Die konservative Therapie ist vor allem bei leichten und mittelgradigen Fällen, bei denen keine Indikation zur operativen Korrektur besteht, angezeigt; jedoch kann sie auch bei schweren Gonarthrosen die Beschwerden lindern.

Therapiemöglichkeiten der Gonarthrose

1. Allgemeinmaßnahmen
2. Physikalische Therapie passiver und aktiver Art
3. Medikamentöse Therapie (parenteral oder lokal)
4. Operative Arthrosebehandlung

In der Regel ist die bestmögliche Therapie durch eine sinnvolle Kombination der Behandlungsmöglichkeiten zu erreichen.

Allgemeinmaßnahmen

Zu ihnen zählt vor allem die Gewichtsabnahme, die bei Übergewicht der Entlastung des Gelenkes dient. Eine Varikosis sollte behandelt werden.

Vor allem dekompensierte Gonarthrosen bedürfen der Schonung und Entlastung, evtl. der kurzfristigen Ruhestellung. Bei kompensierter Gonarthrose sollte durch sinnvolle Begrenzung körperlicher Belastungen die Provokation der Arthrose vermieden werden.

Alle das Kniegelenk belastenden Sportarten sind zu meiden. Hierzu gehört vor allem der Skiabfahrtslauf, das Fußball-

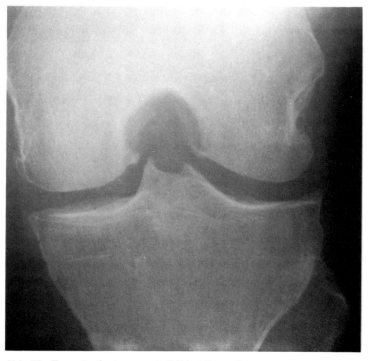

Abb. 70. Tunnelaufnahme nach *Frik* bei Gonarthrose

und auch Tennisspiel. Eine sehr wichtige Aufgabe des Arztes ist es dagegen, den Patienten zu einer entsprechenden, der Gonarthrose gemäßen, spielerisch-sportlichen Betätigung anzuhalten, wobei für das Kniegelenk besonders das Schwimmen und das Radfahren zu empfehlen sind.

Wichtig ist die schon frühzeitige Verordnung eines Gehstockes, der bei richtiger Anpassung zur Entlastung beiträgt. Es muß jedoch dem Patienten erklärt werden, daß der Gehstock immer auf der gesunden Seite eingesetzt wird. Bei entsprechender Indikation müssen Schienen oder Bandagen orthopädisch angepaßt werden.

Zur Verbesserung der Gelenktrophik empfiehlt sich ein regelmäßiger Wechsel zwischen sitzender Beschäftigung und zwischenzeitlichen Gehübungen.

Die physikalische Behandlung der Gonarthrose entspricht den allgemeinen Grundsätzen dieser Anwendungen in der Arthrose-Therapie.   *Physikalische Therapie*

Das Kniegelenk ist wärmetherapeutischen Maßnahmen wesentlich besser zugänglich als das Hüftgelenk. Als Wärmeapplikatoren dienen z.B. Peloide oder auch elektrotherapeutische Anwendungen, wobei vor allem den Dezimeterwellen wegen ihrer Tiefenwirkung der Vorzug zu geben ist. Bei der aktivierten Gonarthrose sind Wärmeanwendungen allerdings kontraindiziert.

Passive Maßnahmen müssen durch eine krankengymnastische Übungsbehandlung mit muskellockernder und -trainierender Wirkung ergänzt werden.

Die aktivierte Gonarthrose stellt eine Indikation für Antirheumatika dar.   *Medikamentöse Therapie*

Die intraartikuläre Injektions- und Infusionsbehandlung mit Knorpelschutztherapeutika ist nur dann sinnvoll, solange eine reagible Knorpelschicht vorhanden ist.

Miehlke hat zur Entfernung des Detritus eine Gelenkdialyse angegeben.

Die Instillation von Kortikoiden ist nur gelegentlich bei therapieresistenten, rezidivierenden aktiven Gonarthrosen angezeigt.

Die Punktion des Kniegelenks hat unter strengen sterilen Kautelen zu erfolgen.

Korrigierende Maßnahmen sind indiziert sowohl zur Prävention und Frühbehandlung der Gonarthrose, z.B. bei Präarthrosen, wie auch zur Korrektur arthrotischer Fehlstellungen und damit zur Unterbrechung des fortschreitenden arthrotischen Prozesses.   *Operative Therapie*

Am häufigsten werden bei Kniegelenksarthrosen *Osteotomien* zur Korrektur von Beinfehlstellungen ausgeführt. Sie können je nach Art der Deformität am Tibiakopf oder suprakondylär am Femurschaft erfolgen.

Die besten Therapieergebnisse sind im Stadium der Präarthrose und bei noch relativ intakten Gelenkflächen zu erwarten. Es hat sich aber immer wieder gezeigt, daß auch schon bestehende arthrotische Veränderungen nach valgisierender oder varisierender Osteotomie im postoperativen Spätstadium noch verschwinden können. So darf vor allem bei leichteren Fehlstellungen mit der Indikationsstellung zur operativen Korrektur bis zum Auftreten von Beschwerden oder röntgenologischen Veränderungen gewartet werden. Zu berücksichtigen ist auch, daß nicht jede Fehlstellung zur Arthrose führt.

Alloarthroplastische Operationen sind heute auch am Kniegelenk in Form von Total- und Hemiarthroplastiken möglich geworden. Im Gegensatz zur Totalendoprothese am Hüftgelenk sind sie aber mit erhöhten Komplikationsraten belastet und befriedigen noch nicht.

Die Indikation zur Arthrodese ist in den vergangenen Jahren sehr zurückgegangen. Sie hat sich nicht nur nach dem Lokalbefund, sondern auch nach dem Allgemeinzustand des Patienten und den sozialen Anforderungen zu richten.

Coxarthrose

Arthrosis deformans coxae
Coxose

Synonym

Ehe die Röntgenologie die Differenzierung der verschiedenen Formen der Erkrankung in ihren Verlaufsbeobachtungen ermöglichte, war das Malum coxae senile die wichtigste Form der Hüftarthrose. Sie kennzeichnete das Leiden als im Alter auftretend und durch das Alter bedingt. Heute kommen wir mit dieser Bezeichnung nicht mehr aus, da wir wissen, daß auch bei über 60jährigen verschiedene Faktoren als Ursache einer Coxarthrose in Frage kommen. Außerdem liegt auch beim Malum coxae senile der Erkrankungsbeginn vor dem Senium.

Immer sind das Wesentliche die degenerativen, nicht entzündlichen Veränderungen: Knorpelumbau, Knorpeldegeneration und -schwund, z.T. Ersatz durch glattes Knochengewebe, Osteophytenbildung am Rande des Gelenkknorpels und Hyperplasie der Synovialis, Veränderungen der subchondralen Knochenanteile, Sklerosierung, Zystenbildung, Nekrotisierungen, irreversible Formveränderungen des Gelenkes, Verdickung der Gelenkkapsel.

Die Coxarthrose ist nicht nur eine der häufigsten degenerativen Gelenkerkrankungen, sondern vor allem die schwerwiegendste Lokalisation der Arthrose. Keine andere Arthrose kann so stark die körperliche Leistungsfähigkeit und damit die Berufsausübung beeinflussen und so hart in das Schicksal eingreifen.

Häufigkeit und Vorkommen

Die Coxarthrose steht in der Häufigkeit an zweiter Stelle hinter der Gonarthrose. Der Erkrankungsbeginn liegt meist zwischen dem 40. und 60. Lebensjahr, doch kommt je nach anzunehmender Ursache auch wesentlich früherer Beginn vor. Beide Geschlechter sind gleich häufig betroffen, bevorzugt aber Frauen zwischen dem 50. und 60. Lebensjahr.

Ätiologie und Pathogenese

Die Coxarthrose entsteht entweder primär oder sekundär, d.h. das Leiden entwickelt sich ohne offenkundige Ursache oder läßt örtliche oder allgemeine Ursachen erkennen. Im allgemeinen wird die Bezeichnung »primäre« Coxarthrose insofern eine Verlegenheitslösung sein, als man eine Ursache lediglich nicht erkennen kann. Bei den sekundären Arthrosen werden als Ursache oder die Entwicklung der Arthrose entscheidend begünstigende Faktoren Formabweichungen des Gelenkes oder der Nachbargebiete des Stütz- und Bewegungsapparates mit gestörter Statik und

Gelenkmechanik des Hüftgelenkes angesehen, ferner Allgemeinerkrankungen wie Fettleibigkeit, Gicht und Gelenkentzündungen verschiedener Genese.

Mechanische Ursachen Präarthrosen

Präarthrosen können angeboren oder erworben sein. Je jünger der Patient bei Beginn der Coxarthrose ist, um so eher ist als Ursache eine Präarthrose anzunehmen. Hier ist in erster Linie die angeborene Hüftdysplasie zu nennen, kombiniert mit der Coxa valga (Abb. 71). Sie führt zur Fehlbelastung bzw. ungünstigen Verteilung der Belastung im Gelenk, weil das Dach der Hüftpfanne schräg steht, zu kurz und flach ist. Dazu kann eine Subluxationsstellung des Hüftkopfes treten. An weiteren Präarthrosen kennen wir die Folgezustände nach Morbus *Perthes* mit verformtem, oft abgeflachtem Kopf und zu kurzem Hals; Epiphysiolysis capitis, nicht selten unbemerkt verlaufend und kaum zu erkennen; Schädigung bzw. Deformierung nach Coxitis purulenta, tuberculosa oder nach Infektarthritis. Bei der c.P. dagegen steht der chronisch entzündliche Prozeß im Vordergrund. Achsenfehlstellungen wie X-Bein mit funktioneller Coxa valga, Verletzungsfolgen am coxalen Femurende und an der Pfanne führen zu Fehlbelastungen des Gelenkes im Sinne einer Präarthrose. Die traumatische Hüftluxation hat nicht selten die frühe Entwicklung einer Arthrose im Gefolge.

Der Morbus *Perthes* bezeichnet eine aseptische Hüftkopfnekrose Jugendlicher im 3. bis 14., am häufigsten 5. bis 7. Lebensjahr. Die Ursache wird sehr verschieden gedeutet. (Dysostose mit verzögerter Knochenreifung, milde Infektion, Trauma, Stoffwechselstörung, hormonelle Ursache, spastisch-vasomotorische Störung, neurogene Funktionsstörung, konstitutionell schwache Epiphyse.) Die Heilungsergebnisse variieren von fast völliger Wiederherstellung, geringer Kopfabflachung und Verbreiterung bis zur schweren Kopfdeformierung (Coxa plana = Caput planum) (Abb. 72).

Die Coxa vara epiphysarea oder Coxa retrorsa als Spätstadium nach *juveniler Kopfkappenlösung* (Epiphysiolysis capitis) ist eine im Adoleszentenalter entstandene Präarthrose. Nach fibröser Umwandlung und Auflockerung der Epiphysenfuge kommt es akut oder langsam zum Abrutschen der Kopfkappe. Die Erkrankung wird im Alter von 11–17 Jahren beobachtet und geht wahrscheinlich auf eine hormonelle Dysregulation zurück. Die Dislokation der Kopfkappe erfolgt am häufigsten nach hinten–unten, seltener nach vorne–unten, oben–hinten, unten–hinten. Die akute Kopfkappenlösung führt zu einem sehr schmerzhaften Zustand.

Eine relativ seltene Präarthrose ist die *Protrusio acetabuli,* in der Mehrzahl eine angeborene Fehlentwicklung, doch auch als Folge einer Coxarthritis oder Pfannenfraktur vorkommend. Der Kopf steht tief in der Pfanne (Coxa profunda). Nicht selten besteht gleichzeitig eine Coxa vara, der Centrum-Collum-Diaphysenwinkel ist kleiner als $120°$. Eingeengt ist der mediale Anteil des Gelenkspaltes. Die Arthrose bei Coxa profunda gilt als relativ gutartig (Abb. 73).

Eine extreme Form der Coxa vara congenita – Folge angeborener Minderwertigkeit im Metaphysenbereich des Femur mit Abgleiten des Oberschenkelkopfes – kann zur sogenannten *Hirtenstabform* des proximalen Femurendes führen (Abb. 74, S. 194).

Die *Osteochondrosis dissecans,* im Alter von 14–25 Jahren wohl auf der Basis endokriner Störungen auftretend, betrifft selten das Hüftgelenk. Im apikalen Hüftkopfsegment als Hauptbelastungszone entsteht eine aseptische Knochennekrose. Die Bildung eines freien Gelenkkörpers ist dabei in der Hüfte sehr selten. Gleichzeitige Valgus-Deformität ist häufig. Beckenasymmetrie und -schiefstand können als Präarthrose in Frage kommen, ebenso Beinverkürzung, Frakturfolgen, Wirbelsäulenverkrümmungen.

Bei Oberschenkelamputierten ist die Coxarthrose des unversehrten Beines weit seltener ein *Überlastungsschaden* als vielfach angenommen. Dies wies *Arens* durch umfangreiche Nachuntersuchungen Amputierter nach. Es gilt in gleicher Weise auch für Varikose, Gonarthrose und Senkspreizfuß. Die Höhe der Amputation ist dabei ohne Einfluß auf dieses Ergebnis. Im allgemeinen trifft die Vorstellung einer Überlastung des unversehrten Beines weder beim Stehen noch beim Gehen zu. Die genannten degenerativen Veränderungen treten bei Amputierten nicht häufiger auf als bei Nichtamputierten.

Die Hüftkopfnekrosen Erwachsener beruhen wahrscheinlich auf degenerativ-obliterierenden oder entzündlichen Gefäßprozessen. Sie bevorzugen das männliche Geschlecht in den mittleren Lebensjahren. Als Ursachen werden Stoffwechselstörungen wie Hyperurikämie, Gicht, Hepatopathien eruiert, aber auch Minimaltraumen und Dysplasien angeschuldigt. Die progredient chronische Polyarthritis wird zuweilen durch eine Hüftkopfnekrose kompliziert. Unregelmäßige Sklerosierungen des Kopfes, Einbruch und Sequestierung der Kopfkalotte bei unveränderter Pfannenkontur und normaler Weite des Gelenkspaltes stehen im Vordergrund der röntgenologischen Veränderungen (Abb. 75, S. 196).

Metabolische Ursachen

Wenn auch in erster Linie Veränderungen der Statik mit daraus resultierender Fehlbelastung oder Überlastung als Präarthrose angesehen werden, so können Stoffwechselerkrankungen wie Diabetes, Gicht, Adipositas, postentzündliche Zustände und auch Verletzungen zu Schädigungen des Gewebsstoffwechsels führen bzw. an eine vorbestehende Minderwertigkeit des Gewebes denken lassen (sekundäre Minderwertigkeit nach *Dörr*), die ebenfalls als präarthrotische Zustände aufgefaßt werden können. Die Gicht soll nach *Dihlmann* besonders bei langsamer und niedrig konzentrierter Uratausscheidung zur Arthrose führen.

Jede Coxitis kann durch bleibende Knorpelschädigung oder auch durch Deformierung des Kopfes und damit Gelenkinkongruenz zur Arthrose führen.

Entzündliche Ursachen

Ebenso wie für die Fingerarthrosen wird für die Coxarthrose ein möglicher Zusammenhang mit dem Klimakterium angenommen.

Hormonelle Ursachen

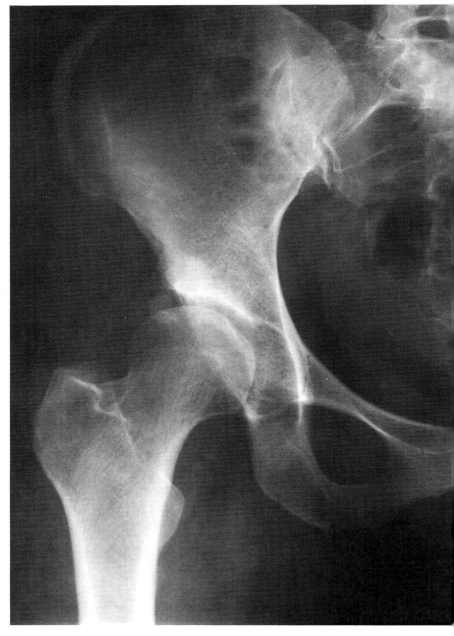

Abb. 71. Angeborene Hüftdysplasie mit Coxa valga

Arthrosen · Coxarthrose

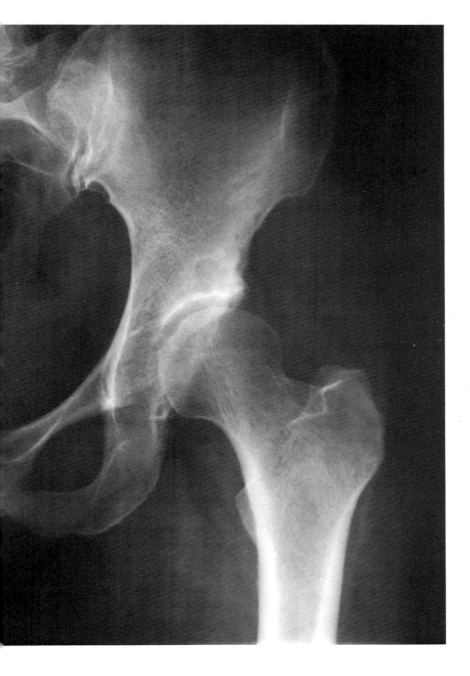

189

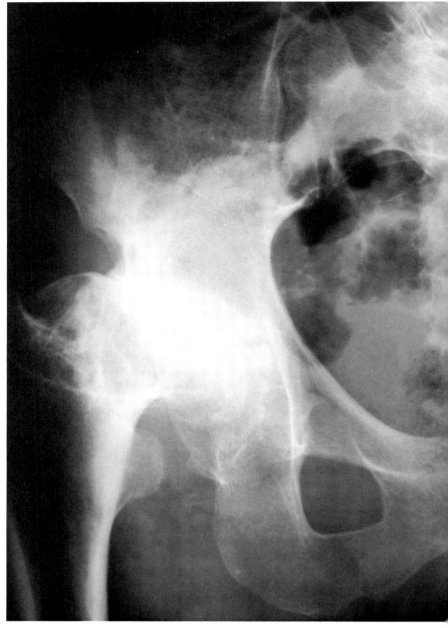

Abb. 72. Coxarthrose bei Status nach *M. Perthes*

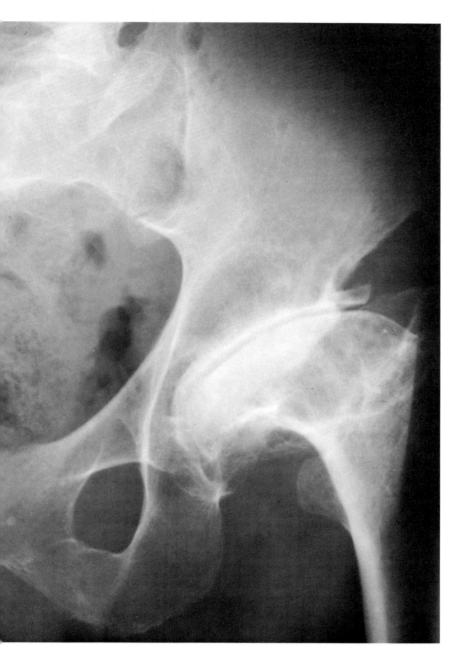

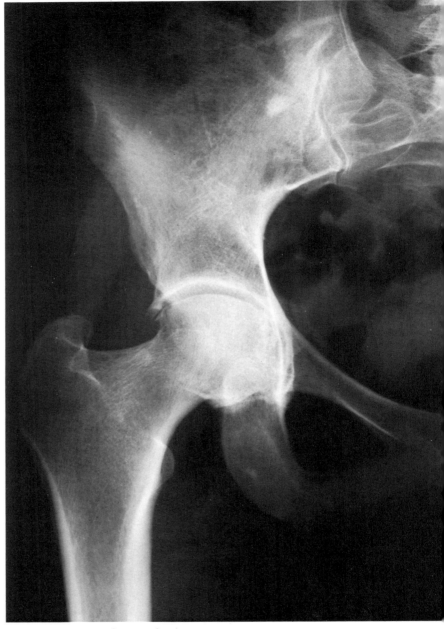

Abb. 73. Coxa profunda

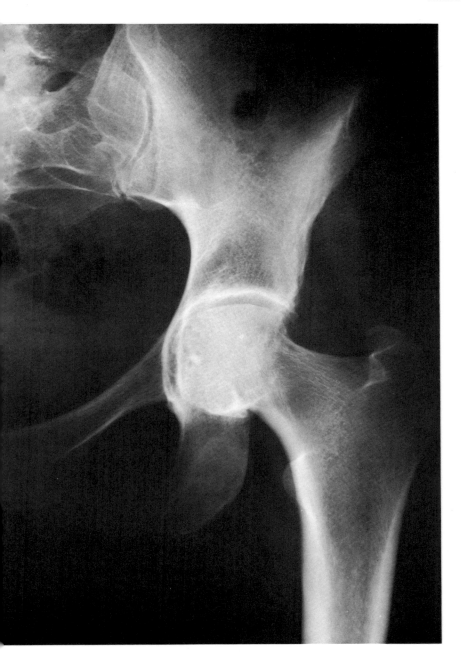

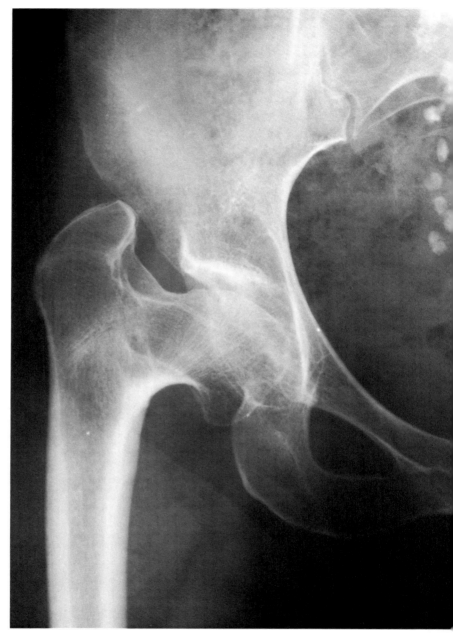

Abb. 74. Hirtenstabförmige Coxa vara

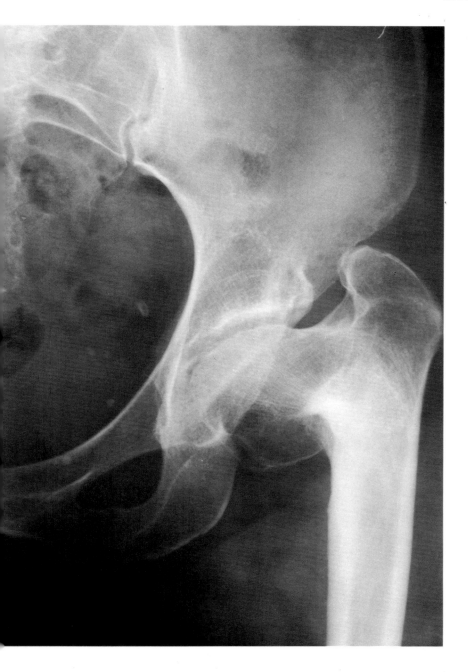

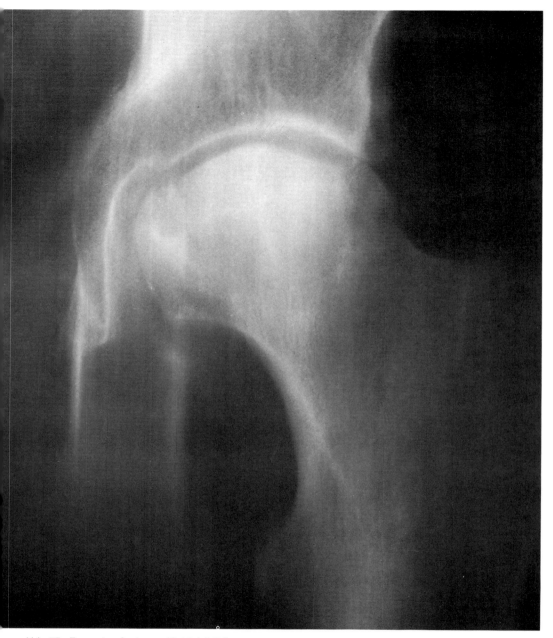

Abb. 75. Femurkopfnekrose (Schichtbild)

Auf Coxarthrose im Zusammenhang mit ausgeprägter Varikose der unteren Gliedmaßen wird immer wieder hingewiesen, doch fragt es sich, wie weit man von einer Präarthrose sprechen und damit in der Varikose eine Ursache sehen kann und wie weit es sich um gemeinsame konstitutionelle Merkmale handelt.

Trophische Ursachen

A) Präarthrosen, angeborene	Hüftdysplasie bis zur Subluxatio coxae cong.
	Coxa valga
	Coxa vara
	Protrusio acetabuli (Coxa profunda)
	X-Bein mit funktioneller Coxa valga
	Enchondrale Dysostosen
erworbene	Morbus *Perthes*
	Epiphysiolysis capitis mit erworbener Coxa vara oder retrorsa
	Hüftkopfnekrose Erwachsener
	Coxitis verschiedener Ursache
	Verletzungsfolgen am coxalen Femurende oder an der Pfanne
	(Fehlstellungen, traumatische Hüftluxation, traumatische Protrusio acetabuli)
	Osteochondrosis dissecans
	erworbene Beckenasymmetrien
	Wirbelsäulenverkrümmungen
B) Stoffwechselstörungen	Diabetes
	Gicht
	Adipositas

Ursachen der sekundären Coxarthrose

Im allgemeinen beginnt die Coxarthrose langsam und uncharakteristisch; Schmerzen können im Frühstadium fehlen, nehmen allmählich zu und werden oft charakteristisch als Anlauf-, Ermüdungs- oder Belastungsschmerz empfunden. Nach längerem Gehen fällt zunächst eine vorzeitige Ermüdbarkeit der Beine auf, selten ein stärkerer Schmerz. Das Spreizen der Beine, z.B. beim Schwimmen, ist gehemmt. In der Ebene bedeutet Radfahren eine Erleichterung, aber das Aufsitzen auf ein Herrenfahrrad ist erschwert. Nach längerem Sitzen in einem tiefen Sessel fällt das Aufstehen schwer, ist schmerzhaft, so daß der Patient höhere Sitzgelegenheiten bevorzugt. Nicht selten wird eine schmerzhafte Hüftsteifigkeit nach längerem Sitzen, ihr Nachlassen bei Bewegung und Wiederzunahme mit der Belastung des Tages geschildert. Stärkere Belastungen tagsüber können auch zu nächtlichen Schmerzen führen.

Hüftschmerzen mit oder ohne Ausstrahlung in Leistenbeuge oder Kniegelenke oder auch allein nur Kniegelenkschmerzen sollten an eine Coxarthrose denken lassen.

Hüftschmerzen werden oft nur beim Liegen auf der erkrankten Seite empfunden. Schmerzen in den Adduktoren,

Klinik

im Gesäß und besonders hinter dem Trochanter major werden oft geschildert; nicht selten auch Kreuzschmerzen, doch ohne Zunahme beim Husten oder Niesen. Plötzliche schmerzhafte Blockierung des Hüftgelenkes beim Gehen kann zum Stehenbleiben zwingen und ist meist durch Lockerungsbewegungen rasch behoben.

Die Schmerzausstrahlung geht also ins Gebiet der Nervi ischiadicus, femoralis und obturatorius. Auffallend ist gelegentliches Kältegefühl an der Außenseite der Hüfte oder hinter dem Trochanter major.

Das Hinken, abhängig vom Schmerz wie vom Funktionszustand, kann lange Zeit fehlen, stellt sich aber oft nach Zurücklegen einer längeren Wegstrecke allmählich zunehmend ein. Nicht selten ist auch kurzdauerndes Anlaufhinken nach längerem Sitzen oder Liegen. Konstantes Hinken weist auf stärkeren Schmerzzustand der Hüfte oder Verkürzung des Beines durch Deformierung von Pfanne und Hüftkopf. Bei stärkerer Verkürzung ist an subluxierende oder luxierende Mißbildung der Hüfte zu denken. Im weiteren Verlauf können sich schmerzhafte Muskelkontrakturen mit Flexion und Außenrotation im Hüftgelenk einstellen und zunehmende Schmerzen auch in Ruhe verursachen, so daß das Leiden zur Qual wird und den Patienten weitgehend hilflos macht.

Untersuchungsgang

Die Untersuchung dient der Prüfung der Hüftgelenksfunktion und der Schmerzhaftigkeit. Auch bei schmerzfreiem Gelenk können sich schon eindeutige funktionelle Einbußen zeigen. Relativ früh zeigt sich eine Einschränkung der Abduktion und der Innenrotation, dann der Außenrotation und der Streckung bei oft noch gut erhaltener Flexion. Mit Fortschreiten der arthrotischen Veränderungen nimmt die Funktionseinbuße zu. Zunehmende Irritation mit schmerzhaft verspannten Muskeln führt schließlich zur Außenrotationsstellung, kombiniert mit leichter Flexion, seltener zur Adduktion oder Abduktion. Tonusverminderung der Muskulatur von Gesäß und Oberschenkel und meßbare Muskelatrophie sind spätere Folgezustände der Funktionsbehinderung. Ein Kontraktionszustand der Hüft- und Beckenmuskulatur zeigt sich bei Drehung des gestreckten Beines durch Auswärts- oder Einwärtsbewegen des Fußes (Schlüsselzeichen).

Immer sollte auf Haltung von Wirbelsäule, Becken und Kniegelenken geachtet werden, da Haltungsanomalien oft das Beschwerdebild erklären und die Entwicklung gleichzeitiger degenerativer Wirbelsäulenveränderungen begünstigen.

Winkelmaße sind zur Objektivierung der Funktionsstörung bei passiven Bewegungen unentbehrlich für die Verlaufsbeurteilung oder Begutachtung (Abb. 76).

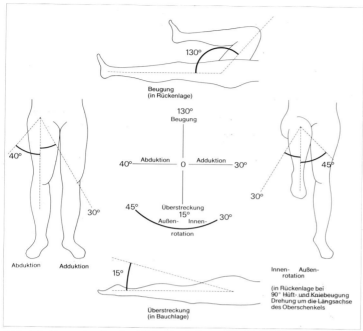

Abb. 76. Normalmaße der Hüftgelenksbeweglichkeit und schematische Wiedergabe

Röntgen

Der Röntgenbefund gibt Auskunft über Art und Ausmaß arthrotischer Veränderungen und ihre mutmaßliche Genese. Die Frage der Therapie ist ohne Röntgenbefund nicht zu beantworten. Im allgemeinen genügt eine Beckenübersichtsaufnahme unter Berücksichtigung der für die Winkelmessungen erforderlichen Gelenkstellung und eine Aufnahme im »faux profil«.

Das Ausmaß der Fehlstellungen, insbesondere bei Hüftdysplasie, Coxa valga, Coxa vara, also der nur röntgenologisch sicher erkennbaren Präarthrosen, geht am besten aus Winkeln hervor, die für Bau und Belastung des Hüftgelenkes entscheidend sind. Brauchbar sind diese Winkel aber nur bei einwandfreier Röntgenaufnahme-Technik. Eine Außenrotation des Oberschenkels täuscht steilere Stellung des Schenkelhalses und damit eine Coxa valga vor.

Der Schenkelhalswinkel dient zur Beurteilung der Frage nach dem Vorliegen einer Coxa vara oder valga.

Der Zentrumeckenwinkel zeigt den Überdachungsgrad und damit die statische Belastung des Hüftkopfes an. Er dient wie der Pfannendachwinkel zur Erkennung der Hüftdysplasie (Abb. 77).

Die faux-profil-Aufnahme gibt die Möglichkeit, die Antetorsion, die Pfannendachhypoplasie und die Gelenkspaltverschmälerung vorn nachzuweisen (Abb. 78).

Die typischen Merkmale der Arthrose: Verschmälerung des Gelenkspaltes, subchondrale Strukturverdichtung, Osteo-

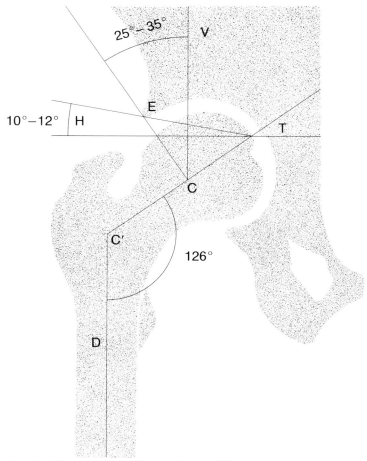

Abb. 77. Die wichtigsten Winkelmaße des Hüftgelenks:
1. Schenkelhalswinkel (Schenkelhalsneigungswinkel, CC'-Winkel, CC'D-Winkel, Centrum-Collum-Diaphysenwinkel) 126°
2. Zentrumeckenwinkel (Überdachungswinkel, Wiberg-Winkel, VCE-Winkel, CE-Winkel) 25°–35°
3. Pfannendachwinkel (Schrägstellung des Pfannendaches, ETH-Winkel, TE-Winkel) 10°–12° (T = Übergang Pfannendach – Pfannenboden)

phytenbildung, Zystenbildung, Kopfdeformierung, evtl. periartikuläre Kalkeinlagerungen und freie Gelenkkörper variieren hinsichtlich Reihenfolge und Ausmaß.

Die *Verschmälerung des Gelenkspaltes,* Folge des Knorpelschwundes, ist nicht immer Frühsymptom der Coxarthrose; sie kann aber bei alten Menschen gegenüber der Osteophytenbildung im Vordergrund stehen.

Die *subchondrale Strukturverdichtung* findet sich am frühesten und verstärkt in Zonen erhöhten Belastungsdruckes. Je kleiner am Pfannendach die Belastungsfläche und je größer der darauf liegende Druck ist, um so höher wird die sklerotische Zone.

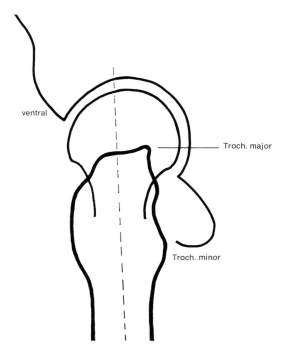

Abb. 78. *Faux*-Profil-Aufnahme des Hüftgelenkes

Eine fortgeschrittene Coxarthrose, besonders bei Subluxation der Hüfte, kann als Folge der abnormen statischen Belastungen zum *Wiberg-Zeichen*, lamellären Knochenappositionen meist an der medialen Seite des Schenkelhalses bei Rarefizierung der medialen Femurhalskompakta, führen.

Die *Osteophytenbildung* erreicht oft bei jungen Menschen und langsamer Entwicklung der Coxarthrose stärkere Grade als im höheren Alter. Als Frühsymptom und erste Lokalisation können Osteophyten perifoveal gefunden werden. Sie bevorzugen im übrigen den oberen und unteren Rand des Kopfes, den sie an seiner Grenze halskrausenartig umgeben können. Scheinbare Vergrößerung des Pfannendaches kann Folge osteophytärer Knochenappositionen der Pfannendachecke sein.

Zysten bilden sich bevorzugt in den Zonen besonderer Belastung – doch keineswegs nur dort – als linsen- bis kirschgroße Knochenabbauherde. Doch selbst in fortgeschrittenen Fällen sind sie nicht obligat. Bei großer Ausdehnung und durch Konfluieren können sie die Festigkeit und Belastbarkeit des Knochens beeinträchtigen.

Der Hüftkopf, der normalerweise $^2/_3$ einer Kugel darstellt und je nach Belastungszone von einer 1–3,7 mm dicken Knorpelschicht überzogen ist, wird je nach der Form des Pfannendaches deformiert. Aber auch stärkste Deformierungen gehen nicht in knöcherne Ankylosierung über (Abb. 79).

Differentialdiagnose

Freie Gelenkkörper sowie periartikuläre Kalkeinlagerungen kommen gelegentlich vor.

Im Frühstadium der Erkrankung kann der Röntgenbefund trotz klinisch manifester Arthrosezeichen zweifelhaft oder auch unauffällig sein. Nicht selten aber gehen die röntgenologischen Veränderungen den klinischen Zeichen auch voraus.

Besondere Heftigkeit und Hartnäckigkeit des Schmerzes trotz Ruhigstellung erweckt Verdacht auf aktivierte Arthrose.

Anamnese und klinischer Befund ermöglichen oft schon die differentialdiagnostische Abgrenzung von außerhalb des Hüftgelenkes lokalisierten Schmerzen im Beckenbereich.

Ischialgie

Die Schmerzausstrahlung distalwärts über das Knie hinaus spricht ebenso wie der oft akute Beginn, die Reflexdifferenz, die Parästhesien oder der positive Lasègue für eine Ischialgie. Heftige Schmerzen als Ausdruck einer Hüfterkrankung werden auch mit für die Hüfte typischen Störungen der Beweglichkeit einhergehen. Ein akuter heftiger Schmerzzustand, wie er für die Ischialgie typisch ist, wäre als Anfangssymptom einer degenerativen Hüfterkrankung ungewöhnlich.

Periarthropathia coxae

Die Periarthropathie der Hüfte, im ganzen seltener als die analoge Erkrankung der Schulter, kann oft rasch einsetzen. Der Schmerz ist anhaltender. Er strahlt an der Außenseite des Oberschenkels nach distal aus, im Gegensatz zum eigentlichen Hüftgelenkschmerz mit Ausstrahlung entlang der Oberschenkelinnenseite. Typisch ist eine Druckempfindlichkeit des Trochanter-Bereiches mit schnabel- oder hakenförmigen osteophytären Knochenappositionen am Trochanter major.

Tendoperiostopathien des Beckens

Tendoperiostopathien an Beckenkamm, Sitzbeinhöckern oder Adduktorenansatz gehen mit lokalisierter Druckschmerzhaftigkeit einher.

Coxitis und Sekundärarthrosen entzündlicher Genese

Differentialdiagnostisch ist oft eine entzündliche oder primär entzündliche Erkrankung mit sekundärer Coxarthrose auszuschließen. Die entzündlichen Zerstörungen des Gelenkknorpels, die oft schon frühzeitig stark und ausgedehnt sind, führen zur Einengung des Gelenkspaltes. Die Gelenkflächen sind aufgerauht oder stärker deformiert. Zysten gehören nicht zum Bild der Coxitis, jedoch eine Kalkverarmung. Synostosierung kann dabei der Endzustand der Arthritis sein. Ursächlich kommen neben echten bakteriellen Coxitiden die chronische Polyarthritis und die Spondylitis ankylopoetica in Betracht. Bei Jugendlichen kann die Coxitis Früh- oder sogar Erstlokalisation einer chronischen Polyarthritis oder Spondylitis ankylopoetica sein. Sekundäre, einer Coxitis folgende Arthrose kann das Bild vielseitig gestalten und die Entscheidung erschweren.

Therapie

Grundsätzlich stehen konservative und operative Möglichkeiten zur Verfügung.

Ziel der Behandlung ist Schmerzlinderung, Besserung bzw. Erhaltung der Beweglichkeit der Hüfte und Verbesserung der Gelenkstatik.

Allgemeinmaßnahmen

Ein wichtiger Faktor bei der Schmerzlinderung ist die Entlastung. Entlastung der Hüften heißt nicht zuletzt Reduzierung des erhöhten Körpergewichtes Fettleibiger. Häufig wird dieses Ziel nicht im erforderlichen Umfang erreicht, weil den Patienten bei der Durchführung diätetischer Maßnahmen Konsequenz und Ausdauer fehlen.

Schon die körperliche Ruhe bringt oft eine wesentliche Linderung; sie ist unentbehrlich bei Dekompensationszuständen, die oft eben auch zu vorübergehender Ruhigstellung des Gelenkes zwingen. Für manchen Patienten, der das Wandern in den Bergen liebt, ist das Verzichten hierauf eine harte, aber notwendige Umstellung. Auch in Zeiten relativ guten Befindens, selbst bei Beschwerdefreiheit, soll auf Belastungen verzichtet werden.

Einem täglichen Fußweg zur Arbeit ist die Radfahrt vorzuziehen. Hierbei ruht das Körpergewicht im wesentlichen auf dem Sattel; das Gelenk ist entlastet und wird doch durchbewegt. Zu bevorzugen ist wegen der Erleichterung des Aufsitzens (Abduktion des Oberschenkels) ein Damenfahrrad mit kleiner Übersetzung.

Das Gehen am Stützstock bringt eine gewisse Hüftentlastung, gibt außerdem manchem Patienten das Gefühl der Sicherheit, was um so wichtiger ist, als Funktionseinbuße der Hüfte, Verspannung der Muskulatur und vor allem mangelnde Standfestigkeit, z.B. bei ungünstigen Wegeverhältnissen, den Patienten unsicher machen, rutschen, stolpern und fallen lassen. Auf gut sitzendes Schuhwerk mit griffiger Sohle und bei Bedarf Längenausgleich durch orthopädische Schuhkorrektur ist zu achten. Eine elastische dicke Kreppsohle erleichtert das Stehen und Gehen auf harten Betonböden.

Inwieweit konservative orthopädische Maßnahmen in Frage kommen, unterliegt fachorthopädischer Beurteilung. Dies gilt für das relativ einfache Mittel der Absatzerhöhung, für belastendere Mittel wie Hüftschienen, Hüftbandagen, Extensionsbehandlung mit Gewichten oder Geräten.

Sport jeder Art, der die Hüften belastet, ist zu untersagen. Hierzu gehören auch Skiabfahrtsläufe, während Skiwandern – mit Maßen und nicht als Leistungssport – gestattet werden kann, selbstverständlich unter der Voraussetzung, daß dabei kein Schmerz auftritt. Tennis, selbst Tischtennis, ist weniger zu empfehlen. Schwimmen wird oft als schmerzlindernd und bewegungserleichternd empfunden. Das Warmbad ist zu bevorzugen.

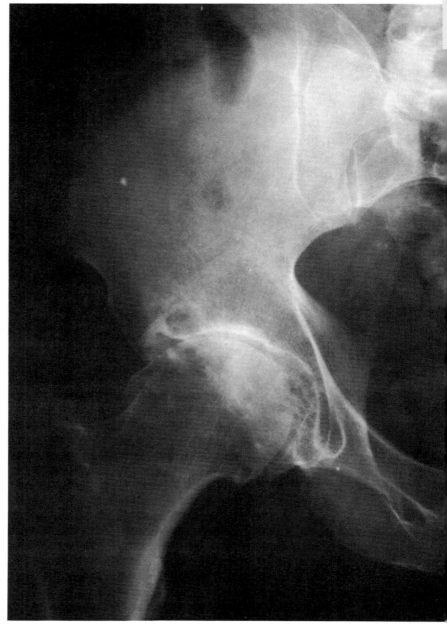

Abb. 79. Ausgeprägte beidseitige Coxarthrose

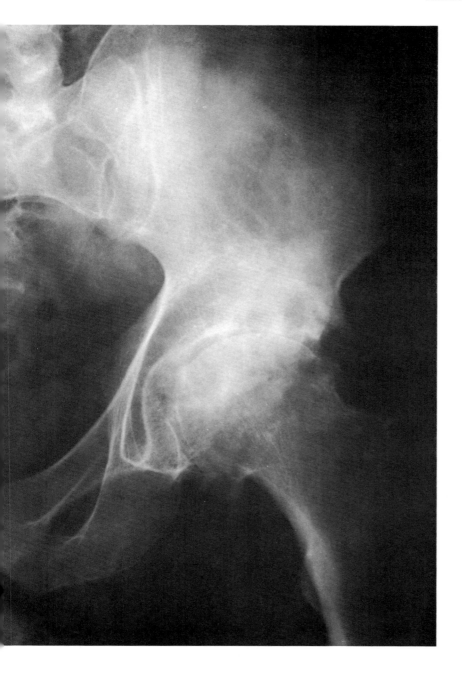

Physikalische Therapie

In der physikalischen Therapie wird Wärmeapplikation als schmerzlindernd empfunden. Sie erfolgt in Form von Packungen (Moor, Fango, Paraffin, Schlick), Elektrotherapie oder Bädern. Lediglich der akute Reizzustand macht eine Kryotherapie notwendig. Die Massage ist in ihrer klassischen Form vor allem bei verspannter Muskulatur im Rücken, Becken und Oberschenkelbereich indiziert. Unterwassermassage wirkt bei schmerzhaften Verspannungen besonders intensiv. Die Gegend des Hüftgelenks ist bei der Massage anfänglich auszusparen.

Für Art und Umfang der Bewegungstherapie ist der Schmerzzustand entscheidend. Ist dieser erheblich, ist zunächst weitgehende Ruhigstellung, unterstützt von medikamentöser Therapie, erforderlich. Nach Besserung kann relativ früh mit leichten Bewegungsübungen, am vorteilhaftesten im Bewegungsbad, begonnen werden, ergänzt durch Wärme- und Elektrotherapie. Die relative Erleichterung des Körpergewichts und dadurch gegebene Entlastung der Hüften läßt die Patienten immer wieder diese Art der Bewegungstherapie besonders vorteilhaft empfinden. Aktive Übungen sollten häufig genug durchgeführt werden, doch dürfen sie nicht schmerzauslösend wirken. Trockengymnastik fällt den Patienten mit einer Coxarthrose weit schwerer. Sie führt weit eher zu Schmerzen und muß dann reduziert oder ganz unterlassen werden.

Der passiv ausgerichteten Balneotherapie kommt im Heilplan der Coxarthrose trotz der Möglichkeiten physikalischer Therapie am Wohnort auch heute noch, selbst angesichts der operativen Möglichkeiten, Bedeutung zu, vor allem dann, wenn sie in Kombination mit aktiver Bewegungstherapie durchgeführt wird. Die Balneotherapie am Kurort bietet die Möglichkeit intensiver physikalischer Behandlung unter Einhaltung der erforderlichen körperlichen Schonung und ermöglicht gleichzeitig die Behandlung evtl. Stoffwechselstörungen mit Maßnahmen zur Gewichtsreduktion.

Medikamentöse Therapie

Auf eine medikamentöse Therapie ist oft nicht zu verzichten, vor allem nicht im Stadium der Dekompensation. Auch hierbei haben sich die Antirheumatika bewährt. Systemische Anwendung von Kortikoiden ist kontraindiziert. Sie werden noch oft als intraartikuläre Injektion verabreicht, wobei mögliche Zusammenhänge mit der Femurkopfnekrose erörtert werden. Die Wirkung der sogenannten Knorpelschutztherapie wird unterschiedlich beurteilt (s. Kapitel Arthrosen).

Operative Therapie

Bei der operativen Therapie handelt es sich um *präventive Operationen* mit dem Ziel, die ungünstigen Belastungskräfte bei fehlerhafter Statik zu beheben oder abzuschwächen, um der Arthrose vorzubeugen. *Palliative Maßnahmen* sollen dagegen besonders bei fortgeschrittener Arthrose den

Prozeß abschwächen oder aufhalten. Die *Alloarthroplastik* bezweckt den prothetischen Ersatz des erkrankten Hüftgelenkes zur Wiederherstellung einer weitgehend normalen und schmerzfreien Funktion. Dabei sind für die Wahl der Operation neben dem Befund am Bewegungsapparat und neben der Ursache der Arthrose Alter, Allgemeinbefinden, Alterserkrankungen und Beruf entscheidend.

Die präventiven Operationen sind je nach Gelenkzustand Varisations- oder Valgisations-Osteotomien, also Stellungskorrekturen des Schenkelhalswinkels. Neben der Druckentlastung des ganzen Gelenkes bringt die Varisation bevorzugt Entlastung des Pfannendaches, die Valgisation die des Pfannenzentrums. Für den Hüftkopf bringen beide Osteotomien eine Vergrößerung der drucktragenden Fläche und damit eine bessere Verteilung der Belastung. Ein Nachteil der selteneren Valgisation kann ein X-Bein mit sekundärer Kniearthrose sein. In beiden Fällen handelt es sich meistens um intertrochantere Osteotomien.

Als palliative Maßnahme sind am bekanntesten die temporäre Hängehüfte (*Voss*'sche Hängehüfte) und ihre Variationen. Ihr Ziel ist, durch Muskelentspannung den Druck im Gelenk herabzusetzen. Arthrosen infolge Hüftdysplasie und Subluxation sollen auf die Muskelentspannung nicht gut reagieren, im übrigen aber sekundäre Coxarthrosen ein besseres Ergebnis zeigen als primäre. Je nach Kontrakturzustand wird die Modifikation der operativen Muskelentspannung gewählt. Ein großer Teil der Operierten spürt jahrelang wesentliche Erleichterung, doch ist der Zustand für eventuelle spätere Alloarthroplastik ungünstig.

Die Alloarthroplastik, als Teilprothese (Kopf-, Kopf-Hals-Prothese) bei Schenkelhalsbruch, Schenkelhalspseudarthrose und Kopfnekrose unter der Voraussetzung einer intakten Pfanne angewandt, wurde in der Coxarthrose-Behandlung mehr und mehr durch die Totalendoprothese (Kopf-Hals-Pfannenprothese) verdrängt. Ihre Hauptindikation ist das schmerzhafte, insuffiziente, mit konservativen Maßnahmen oder anderen Eingriffen nicht zu bessernde Hüftgelenk. Fettembolie, Venenthrombose, Frühinfektion, Spätinfektion, aseptische oder infektionsbedingte Prothesenlockerung sind in erster Linie beobachtete postoperative Komplikationen. Verkalkungen und Verknöcherungen des Kapselregenerates können zu späten Funktionseinbußen führen. Besondere Materialprobleme sind Haltbarkeit, Abriebfestigkeit und Reaktion des Umgebungsgewebes auf den Abrieb wie auf den Knochenzement.

Bei schon weitgehend eingebüßter Gelenkbeweglichkeit, unerträglichen Beschwerden und der Unmöglichkeit einer Alloarthroplastik kann eine Arthrodese schmerzfreie Belastbarkeit der Hüfte bringen. Sie bringt volle Stabilität für den Preis des vollen Verlustes der Beweglichkeit. Dabei ist für die Indikation neben der Ankylosierbarkeit des Gelenkes der Zustand des Kniegelenkes, die vorhandene und zu erwartende Funktionsfähigkeit des anderen Hüftgelenks und die Funktion der Wirbelsäule entscheidend.

Polyarthrose

Definition

Unter dem Begriff »Polyarthrose« werden degenerative Veränderungen multipler Gelenke, vorwiegend im Bereich des Handskeletts, zusammengefaßt. Mit dieser Bezeichnung »Polyarthrose« soll in Analogie zur Polyarthritis das Systemartige der in diesem Falle degenerativen Gelenkerkrankung zum Ausdruck gebracht werden.

Beiden sind der symmetrische Gelenkbefall der kleinen Gelenke, Gelenkschmerzen und unterschiedlich ausgeprägte Funktionsbehinderungen gemeinsam. Im Gegensatz zur Polyarthritis aber bleibt die Polyarthrose auf die kleinen Gelenke beschränkt, und extraartikuläre Manifestationen fehlen. Die Polyarthrose zeichnet sich im Unterschied zur chronischen Polyarthritis auch durch ein anderes Gelenkbefallmuster aus (Abb. 31, S. 49). Ihre Hauptlokalisationen sind der Häufigkeit nach die distalen Interphalangealgelenke, die proximalen Interphalangealgelenke und die ersten Karpometakarpalgelenke.

Von einigen Autoren wird die Definition der Polyarthrose auch auf Arthrosen großer und mittelgroßer Gelenke sowie auf die Spondylarthrose ausgedehnt.

Häufigkeit und Vorkommen

Für die Polyarthrose besteht eine ausgesprochene weibliche Geschlechtsdisposition. Während nur 3% des männlichen Geschlechts von ihr betroffen werden, steigt die Erkrankungshäufigkeit beim weiblichen auf über 30% an. Der Beginn der Polyarthrose fällt oft mit dem Klimakterium zusammen und zeigt einen Gipfel um das 52. Lebensjahr. Beim männlichen Geschlecht dagegen tritt sie etwas eher und zwar in der Mitte des 4. Dezenniums auf.

Ätiologie

Die Polyarthrose ist eine primäre Arthrose mit noch ungeklärter Ätiologie. Ihr systemartiger Gelenkbefall läßt daran denken, daß hier weniger exogene mechanische als vielmehr endogene hormonelle oder metabolische Faktoren bzw. vasomotorische oder neurogene Störungen ursächlich beteiligt sind.

Klinik

Die Polyarthrose entwickelt sich langsam und schleichend. Der für die chronische Polyarthritis typische schubartige Verlauf wird bei der Polyarthrose vermißt. Sie kann zunächst klinisch stumm sein oder sich in einem uncharakteristischen Beschwerdebild mit flüchtigen Arthralgien, Steifigkeitsgefühl, Kraftlosigkeit und Parästhesien äußern. Typisch ist eine auffällige Kaltwasserempfindlichkeit. Dieses

Vorstadium geht nach einer unterschiedlich langen Latenzzeit meist in eine manifeste Arthrose über. Die anfänglich flüchtigen Symptome dauern nun wesentlich länger an. Der typische Schmerzcharakter mit Anlauf- und Belastungsschmerz tritt deutlicher hervor. Die Schmerzen sind jedoch niemals so intensiv und anhaltend wie bei der Polyarthritis. Ein Dauerschmerz ist immer verdächtig auf eine aktivierte Arthrose. Als auslösende Faktoren spielen meist mechanische Traumen die größte Rolle. Dieser entzündliche Reizzustand nimmt seinen Ausgang direkt vom Gelenkknorpel und alteriert sekundär durch Knorpelbestandteile die Gelenkkapsel. Es entwickelt sich eine unspezifische Synovitis mit Ergußbildung sowie Rötung und Überwärmung des Gelenkes, die von einer mehr oder weniger starken Funktionsbehinderung begleitet ist. Diese entzündlichen Reizzustände können je nach Lokalisation differentialdiagnostische Schwierigkeiten gegenüber einer chronischen Polyarthritis, Gicht oder Arthropathia psoriatica bereiten. Die häufig hervorgebrachten Klagen über Schwellungen der Fingergelenke müssen jedoch stets genau analysiert werden. Nur allzu oft hält der Polyarthrotiker seine *Heberden*-Knötchen oder die harten, kolbigen Auftreibungen der Fingermittelgelenke für echte Schwellungen. Allein das Spannungs- und Steifigkeitsgefühl empfindet er zuweilen schon als Schwellung.

Patienten mit Polyarthrose geben auch eine Morgensteifigkeit der Hände an. Diese löst sich aber schon nach kurzer Zeit und stellt nichts anderes als den für Arthrosen typischen Anlaufschmerz dar.

Während die polyarthritische Hand im allgemeinen grazier durch die verstrichene Hautfältelung erscheint, bekommt die Hand des Patienten mit Polyarthrose durch die vergröbernde Hautfältelung ein wesentlich plumperes Aussehen. Atrophie der Musculi interossei oder extreme Fehl-

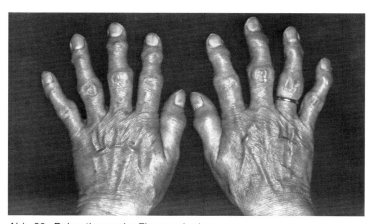

Abb. 80. Polyarthrose der Fingergelenke

stellungen, wie wir sie von der Polyarthritis im Spätstadium her kennen, fehlen hier (Abb. 80).

Radiologisch zeigt die Polyarthrose die typischen Veränderungen einer Arthrose (Abb. 81).

Die Polyarthrose geht niemals mit allgemeinen Entzündungsreaktionen einher. Das Allgemeinbefinden ist nicht beeinträchtigt. Die BSG ist normal, und die für die chronische Polyarthritis charakteristischen Rheumafaktoren treten erwartungsgemäß nicht auf. Zu berücksichtigen ist allerdings, daß mit zunehmendem Alter die Rheumafaktorteste häufiger unspezifisch positiv ausfallen können.

Distale Interphalangealarthrose

Fingerendgelenksarthrose

Synonym

Von der banalen Polyarthrose werden bevorzugt die distalen Interphalangealgelenke befallen, vorwiegend die des 2. und 3. Strahls. Häufig imponiert bei der Fingerendgelenksarthrose eine Fehlstellung im Sinne einer leichten Flexion und radialwärts gerichteten Deviationsstellung der Endphalangen. Klinisch erscheinen die Konturen über den befallenen Gelenken vergröbert und aufgetrieben, hervorgerufen durch Weichteilschwellung, ossäre Apposition oder *Heberden*-Knötchen. Diese Knötchen begleiten die Fingerendgelenksarthrose in 1–2 Drittel der Fälle. Es handelt sich um kleine, etwa reiskorngroße Weichteilverdickungen, die paraartikulär und zwar dorsolateral gelegen und durch eine muldenförmige Vertiefung voneinander getrennt sind. Vielfach werden sie fälschlicherweise noch als Gichttophi angesehen. Sie entsprechen knorpelig umgewandelten, anfänglich Hyaluronsäure enthaltenden Zysten. Diese Knötchen entwickeln sich im allgemeinen langsam im Laufe von Monaten oder Jahren. Sie beeinträchtigen ihre Trägerinnen weniger durch ihre Schmerzhaftigkeit als vielmehr wegen ihrer Häßlichkeit. Mitunter können sie jedoch mit lokaler Begleitentzündung rasch aufschießen. Derartige Knötchenbildungen finden sich nur im Bereich der distalen Interphalangealgelenke. Sie können auch unabhängig von der Arthrose auftreten oder ihr lange vorauseilen (Abb. 82).

Stecher fand für die *Heberden*-Knoten einen geschlechtsgebundenen Erbgang und zwar bei Frauen dominant und bei Männern rezessiv.

Von dieser idiopathischen Form der *Heberden*-Knötchen sind die sekundären, auf traumatischem Weg entstandenen abzugrenzen. Während für die primäre Form multiple Knötchen charakteristisch sind, tritt in der Regel die sekundäre einzeln und meist ohne arthrotische Veränderungen an den distalen Interphalangealgelenken auf.

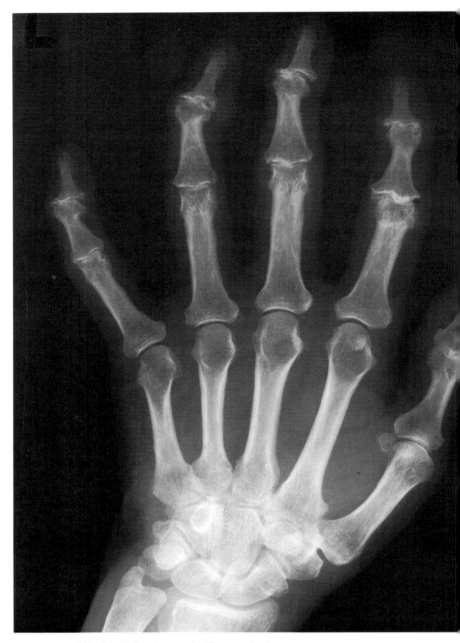

Abb. 81. Polyarthrose der Fingergelenke

Arthrosen · Polyarthrose

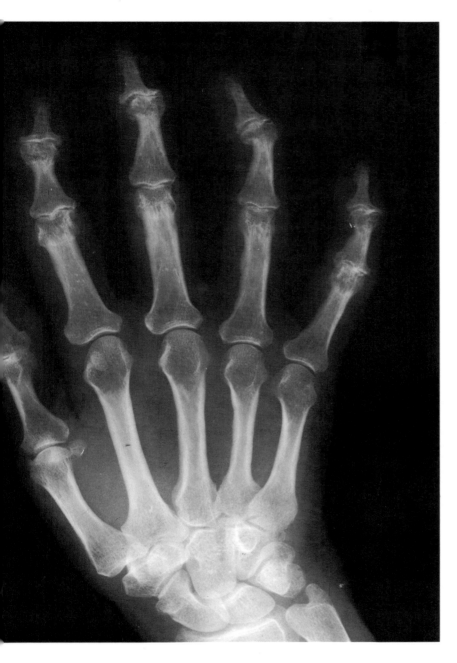

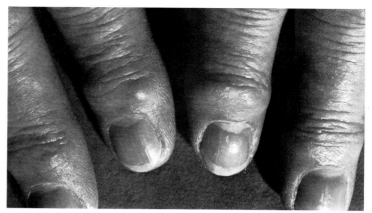

Abb. 82. *Heberden*-Knötchen

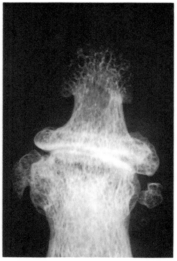

Abb. 83. Distale Interphalangealarthrose mit Ossikelbildung

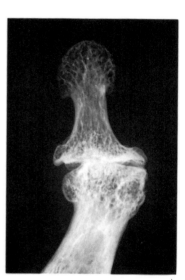

Abb. 84. Distale Interphalangealarthrose mit Deviation

Auch röntgenologisch weist die distale Interphalangealarthrose insofern eine Besonderheit auf, als zu den üblichen Arthrosemerkmalen noch kleine paraartikulär gelegene Ossikel hinzukommen, die knöchernen Kapselmetaplasien entsprechen (Abb. 83). Sie werden lediglich noch bei der Fingermittelgelenksarthrose angetroffen, hier jedoch wesentlich seltener. In späteren Stadien kommen Deviationen und Subluxationen vor (Abb. 84).

Differentialdiagnose Die Arthropathia psoriatica kann Schwierigkeiten dann bereiten, wenn lediglich die Fingerendgelenke befallen sind. Fingerendgelenksmanifestationen bei Gicht sind eher selten und beschränken sich dann nicht isoliert auf diese.

Das gleiche gilt von der chronischen Polyarthritis, bei der ein Fingerendgelenksbefall nur in Spätstadien oder bei der nicht zur Differentialdiagnose stehenden juvenilen Form vorkommen kann.

Proximale Interphalangealarthrose

Fingermittelgelenksarthrose　　　　　　　　　　　　　　　　**Synonyma**
Bouchard-Arthrose

Fingermittelgelenksarthrosen sind seltener als Fingerendgelenksarthrosen. Sie treten kaum isoliert auf. Nur etwa $1/3$ der Arthrosen der distalen Interphalangealgelenke werden von Arthrosen der proximalen Interphalangealgelenke begleitet. Den *Heberden*-Knötchen entsprechende Weichteilveränderungen treten hierbei nicht auf. Den Gelenkdeformierungen liegen die osteophytären Reaktionen der degenerativ veränderten Gelenke zugrunde.

Im Bereich der Fingermittelgelenke kann sich die Differentialdiagnose zwischen Polyarthrose, chronischer Polyarthritis, Arthropathia psoriatica und Gicht vor allem im Alter schwierig gestalten.

Destruierende Polyarthrose

Eine Besonderheit stellt die destruierende Form der　　　　**Definition**
Polyarthrose dar. Diese geht mit echten Defektbildungen der Gelenkflächen einher. Sie wird nicht als eigenständige Krankheit, sondern lediglich als Formvariante der einfachen Polyarthrose aufgefaßt.

Im Gegensatz zur banalen Polyarthrose mit Hauptmanifestationen an den distalen Interphalangealgelenken fällt hier der bevorzugte Befall der proximalen Interphalangealgelenke auf. Sie werden beinahe doppelt so häufig wie die distalen Interphalangealgelenke betroffen. Die proximalen Interphalangealgelenke des 2.–4. Strahles werden überwiegend befallen.

Im Bereich der Fingergrundgelenke kommt diese de-　　　　**Häufigkeit und**
struierende Arthroseform nicht vor.　　　　　　　　　　　　**Vorkommen**

Etwa 4–5% aller Polyarthrosefälle betrifft diese destruierende Form. Auch sie bevorzugt das weibliche Geschlecht, befällt das männliche aber häufiger als die banale Polyarthrose.

Die Funktionsbehinderung kann stärker ausgeprägt sein　　**Klinik**
als bei der einfachen Arthrose. Sie erreicht jedoch niemals die Stärke, wie sie für die chronische Polyarthritis typisch ist. Die Gebrauchsfähigkeit der Hand bleibt erhalten.

Der Verlauf ist schleichend. Er kann durch anfallsartige, entzündliche Reizzustände mit Rötung und ausgesprochen schmerzhafter, teilweise sogar fluktuierender

Röntgen

Schwellung unterbrochen werden (aktivierte Arthrose). Derartige Schwellungen gehen mit eindeutigen histologisch faßbaren Veränderungen im Sinne einer unspezifischen Synovitis einher.

Wie die einfache Polyarthrose beeinträchtigt auch die destruierende Form nicht das Allgemeinbefinden. Laborchemische Entzündungszeichen fehlen.

Große Zystenbildungen bei gleichzeitiger deutlicher Gelenkspaltverschmälerung stellen röntgenologische Hinweissymptome auf eine beginnende destruierende Polyarthrose dar. Die charakteristischen Destruktionen der Gelenkflächen hält man für eine Folge von Einbrüchen dieser Zysten (Abb. 85). Später glätten sich die Gelenkkonturen. Subluxationen sind häufig. In seltenen Fällen kommt es zu Ankylosen.

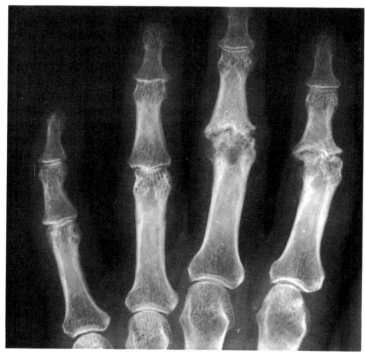

Abb. 85. Destruierende Polyarthrose

Differentialdiagnose

Bei den sekundär entzündlichen Reizzuständen ist eine Abgrenzung gegenüber einer chronischen Polyarthritis oder einer Arthritis urica vielfach äußerst schwierig. Aufgrund allein des radiologischen Bildes ist es zuweilen unmöglich zu entscheiden, ob die Destruktionen Folge entzündlicher oder degenerativer Prozesse sind. Die Diagnose läßt sich nur im Zusammenhang mit der Klinik stellen. Besondere Schwierigkeiten ergeben sich dann, wenn die entzündlichen Veränderungen bei der chronischen Polyarthritis von degenerativen überlagert werden oder umgekehrt, wenn auf eine vorbestehende Arthrose sich eine Polyarthritis aufpfropft. Neben der Arthritis urica ist differentialdiagnostisch auch die Arthropathia psoriatica auszuschließen, bei der die Gelenkdestruktionen im Gegensatz zur destruktiven Polyarthrose bevorzugt an den distalen Interphalangealgelenken auftreten.

Rhizarthrose

Als sogenannte Rhizarthrose bezeichnet man degenerative Veränderungen im Daumenwurzelgelenk, dem ersten Karpometakarpalgelenk. Sie ist in den meisten Fällen mit den distalen Interphalangeal- und der proximalen Interphalangealarthrose verbunden und tritt wie diese vorwiegend bei Frauen nach der Menopause auf.

Die Rhizarthrose kann sehr schmerzhaft sein. Sie schränkt die Abduktions- und Oppositionsbewegungen des Daumens ein. Die Patienten klagen über schmerzhafte Funktionsbeeinträchtigung typischer Routinehandgriffe, wie sie beim Wringen, Geldzählen oder Schlüsseldrehen vorkommen.

In schweren Fällen verändert sich die Kontur des Daumenballens. Durch Atrophie des Musculus thenar, möglicherweise sogar verbunden mit einer Subluxation des ersten Metakarpale, bildet sich eine muldenförmige Vertiefung des Daumenballens mit einer Prominenz distal des Processus styloides radii. Bei der Palpation fällt die ausgesprochene Druckschmerzhaftigkeit des Daumenwurzelgelenkes auf.

Mitunter können regelrechte Schubsituationen durch Reizzustände des arthrotisch veränderten Gelenkes auftreten.

Röntgenologisch ist eine Neigung zur Osteophytose auffällig (Abb. 86).

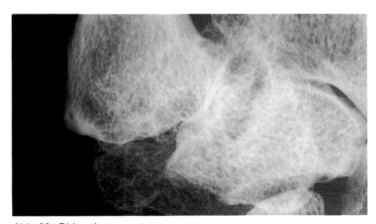

Abb. 86. Rhizarthrose

Differentialdiagnostisch müssen bei diesem Beschwerdekomplex einer Rhizarthrose eine Tendovaginitis stenosans *de Quervain* oder eine Tendovaginitis des Extensor pollicis ausgeschlossen werden. Auch eine Styloiditis radii sowie Pseudoarthrose des Naviculare oder sogar auch eine Lunatum-Malazie können eine ähnliche Symptomatik hervorrufen.

Weitere Arthrosen des Hand- und Vorfußskeletts

Fingergrundgelenksarthrosen sind gegenüber denen der anderen Fingergelenke weit seltener. Die Osteophytose an den Köpfchen der Metacarpalia weist hierbei eine typische proximalwärts gerichtete Hakenform auf (Abb. 87).

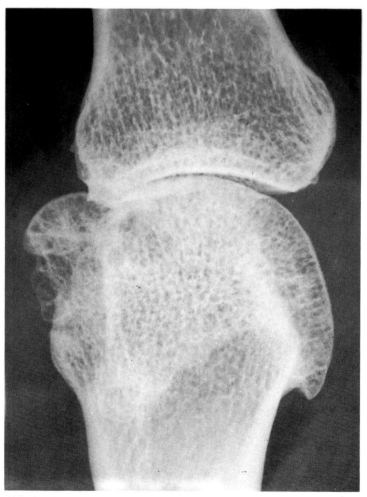

Abb. 87. Fingergrundgelenksarthrose

Degenerative Veränderungen im Bereich des Radiokarpalgelenkes sowie des Karpometakarpalgelenkes II–V treten meist nur sekundär nach Traumen oder Infektionen auf.

Großzehengrundgelenksarthrose

Häufiger schon sind Arthrosen der Großzehengrundgelenke, die meist in Verbindung mit Fehlstellung der Großzehe auftreten und durch eine Neigung zur überschießenden Osteophytose gekennzeichnet sind (Abb. 88). Wohl infolge

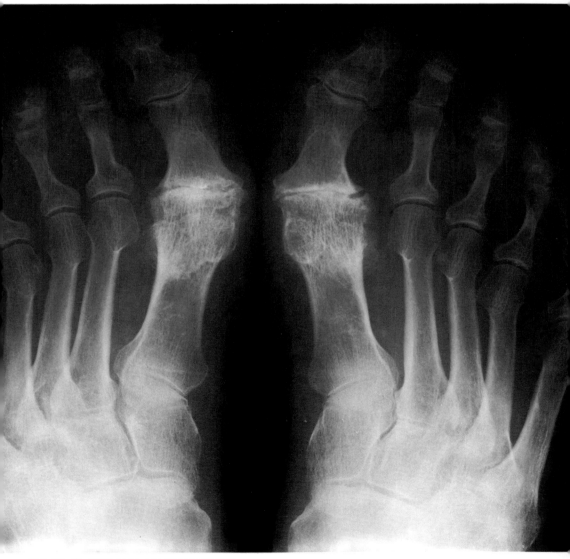

Abb. 88. Großzehengrundgelenksarthrose

der großen mechanischen Belastung zeigt die Großzehengrundgelenksarthrose eine Tendenz zur Dekompensation. Die aktivierte Arthrose erfordert die differentialdiagnostische Abgrenzung zum Podagra.

Arthrosen der übrigen Zehengelenke sind – im Gegensatz zu denen der Fingergelenke – selten und klinisch unbedeutend.

Therapie der Polyarthrose

Bei einer relativ großen Anzahl von Patienten verläuft die Polyarthrose symptomlos. Die sekundär entzündlichen Fälle dagegen erfordern eine Behandlung mit Antiphlogistika. Hier sind die steroidfreien Antirheumatika indiziert. Kortikosteroide sind nur in Form intraartikulärer Injektionen bei aktivierten Zuständen angebracht.

Aktivierte Rhizarthrosen müssen darüber hinaus gelegentlich sogar ruhiggestellt werden.

Neben dieser rein symptomatischen Behandlung kann bei der Polyarthrose, wie bei allen anderen primären Arthrosen auch, eine Knorpelschutztherapie (siehe Kapitel Arthrosen) versucht werden. Diese Medikamente stellen gewissermaßen die Basistherapie der Arthrosen in Analogie zur Therapie der Polyarthritis dar.

Wärmeapplikationen werden subjektiv außerordentlich angenehm empfunden. Sie lindern den Schmerz, lösen das Steifigkeitsgefühl und fördern somit die Beweglichkeit. Man kann die passive Anwendung mit aktiven Greifübungen kombinieren, etwa in heißem Moor oder Sand. Aktivierte Arthrosen jedoch bedürfen eher der Kryotherapie.

Wirbelsäulensyndrome

Für die Wirbelsäulensyndrome gilt in noch weit höherem Maße als für die Arthrosen, daß klinischer und röntgenologisch-morphologischer Befund oft differieren.

Die röntgenologisch erkennbaren Alterungs- und Degenerationszeichen sind nicht etwa mit der Diagnose gleichzusetzen. Sie verlaufen nämlich zu einem großen Teil klinisch stumm und bilden allenfalls die Basis, auf der sich das Krankheitsbild abspielt. Dabei ist die Übereinstimmung zwischen subjektivem Beschwerdebild und objektiven Befunden bei den Lumbalsyndromen noch wesentlich größer als bei den Zervikalsyndromen. Die Brustwirbelsäule aber, deren Gefüge am stabilsten und am wenigsten irritabel ist, weist noch am häufigsten pathologische Befunde ohne Beschwerdekorrelat auf.

Degenerative Wirbelsäulenveränderungen sind in erster Linie altersabhängig. Spondylosen finden sich schon bei 50% alle 40jährigen und nehmen mit dem Alter sehr schnell zu, wohingegen die Häufigkeit der sie begleitenden Schmerzsyndrome zurückgeht (physiologischer und selbstheilerischer Effekt [Schlegel]).

Im jugendlichen Alter überwiegen die subjektiven Beschwerden gegenüber dem objektiven Befund. Später kehrt sich dieses Verhältnis um. Mißbildungen und Anomalien der Wirbelsäule und ihrer Elemente, Abweichungen in Haltung und Form mit daraus resultierenden Fehlbelastungen aber disponieren zu verfrüht und verstärkt auftretenden degenerativen Veränderungen (Abb. 89).

Alters- und Degenerationsprozesse sind an der Wirbelsäule nur schwer zu unterscheiden. In beiden Fällen kommt es zur Dehydratation des Zwischenwirbelgewebes. Dabei verliert der zentralgelegene Nucleus pulposus an Turgor und Elastizität. Defekte des konzentrisch um den Nukleus gelagerten Anulus fibrosus begünstigen den Durchtritt von Nukleusmaterial nach außen gegen die Längsbänder zu, die dabei vorgewölbt oder rupturiert werden. Bei dorsal oder dorsolateral gerichtetem Prolaps in den Spinalkanal kann es zur Irritation von Rückenmark oder Leitungsbahnen kommen. Dabei entstehen entsprechende Kompressionssyndrome. Dagegen verlaufen Protrusionen in ventraler oder lateraler Richtung klinisch stumm. Sie machen sich nur röntgenologisch bemerkbar an den sekundären Spondylophyten, die reaktiv an den Wirbelkörperrändern, dort wo Periost, Längsband und Anulus fibrosus aufeinandertreffen, entstehen.

Die Degeneration des Zwischenwirbelgewebes (Chondrose) geht mit einer Höhenabnahme des Zwischenwirbelraumes einher, die im Röntgenbild als Verschmälerung deutlich wird. Die Wirbelabschlußplatten können sich an dem degenerativen Prozeß beteiligen. Dabei kann sich einerseits Zwischenwirbelgewebe in den Spongiosaraum hernienartig vorwölben, andererseits wachsen Blutgefäße und Bindegewebe aus der Spongiosa in

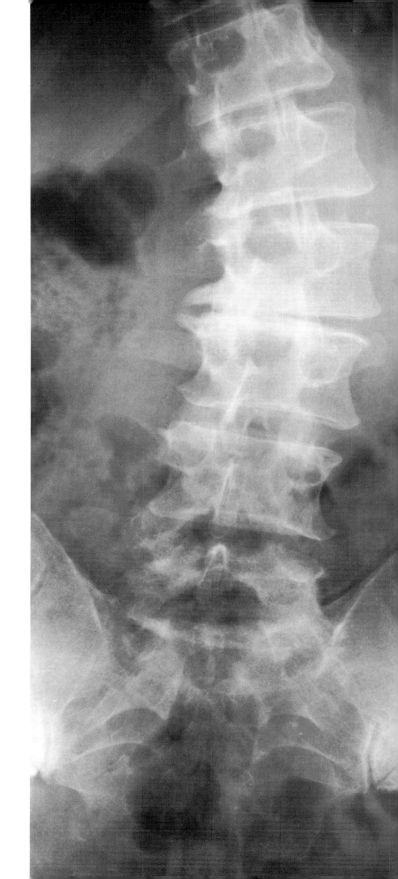

Abb. 89. Osteochondrosen und Spondylosen bei Skoliose

die Bandscheibe ein. Sekundär bilden sich dann Sklerosierungen (Osteochondrose). Im Gefolge der chondrotischen Höhenabnahme kommt es auch zu einer Verschmälerung und Fehlstellung der Gelenkspalten der entsprechenden kleinen Wirbelgelenke und damit zu pathologischen Belastungen ihrer Gelenkflächen mit konsekutiver Arthrose (Spondylarthrose) (Abb. 90).

Das bevorzugte Auftreten degenerativer Veränderungen in den kaudalen Bereichen der Hals- und Lendenwirbelsäule spiegelt die unterschiedliche mechanische Beanspruchung der einzelnen Wirbelsäulenabschnitte wider.

Anatomische Grundeinheit bei funktioneller Betrachtungsweise der Wirbelsäule ist das Bewegungssegment (*Junghanns*). Es beinhaltet die von zwei Wirbelkörpern gebildeten gelenkigen und halbgelenkigen Verbindungen mit Zwischenwirbelgewebe, kleinen Wirbelgelenken und dem dazugehörigen Bandapparat. An ihnen spielen sich die degenerativen Vorgänge ab.

Aus der Höhenabnahme des Zwischenwirbelraumes resultiert eine Gefügelockerung, die Wirbelverschiebungen (Retrolisthesis und Pseudospondylolisthesis) sowie Fehlstellungen auch in den kleinen Wirbelgelenken zur Folge haben kann. Diese prädestinieren zu Subluxationen oder Einklemmungen, die sich klinisch als sogenannte Blockierungen manifestieren.

An der Lendenwirbelsäule kommt es im Gefolge der Zwischenwirbelraumverschmälerung vor allem bei zusätzlicher Hyperlordose zum Kontakt der Dornfortsätze untereinander mit reaktiven Sklerosierungen (Morbus *Baastrup*) (Abb. 91).

Die Schmerzsyndrome bleiben entweder lokalisiert oder gehen mit nervalen oder vaskulären Fernwirkungen einher. Neurologische Grundeinheit ist das von einem einzelnen Spinalnerven versorgte Gebiet, das Segment. Dazu gehören das sensibel versorgte Dermatom, der motorisch versorgte Muskel, das Myotom, und das Enterotom, das die viszerosensiblen Nervenfasern enthält. In der Regel werden alle drei Anteile betroffen, so daß gemischte motorische, sensible und vegetative Reiz- und Ausfallsymptome in unterschiedlicher Ausprägung resultieren. Die Prüfung der Sensibilität, der Motorik und der Reflexe ermöglicht die Höhenlokalisation. Myotom und Dermatom sind besonders im Bereich des Schultergürtels und der oberen Extremitäten gegeneinander verschoben. Auch überlappen sich die Myotome. Nie wird ein Muskel von nur einer Wurzel allein versorgt, so daß allenfalls Kennmuskeln den Segmenten zugeordnet werden können.

Die Abgrenzung radikulärer Symptome von peripheren Nervenläsionen ist zuweilen schwierig.

In unterschiedlicher Ausprägung sind auch immer weichteilrheumatische Prozesse an den verschiedenen klinischen Bildern der Wirbelsäulensyndrome beteiligt.

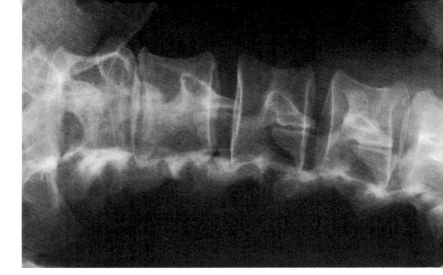
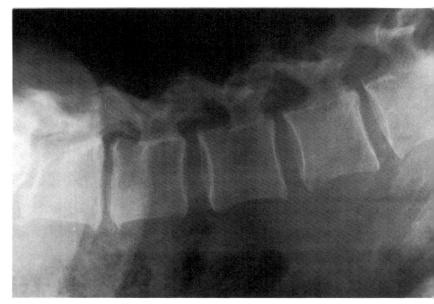
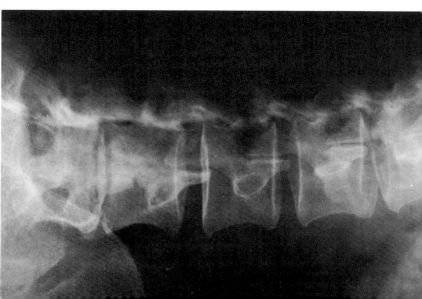

Abb. 90a, b, c. Osteochondrose und Spondylarthrosen im unteren LWS-Bereich

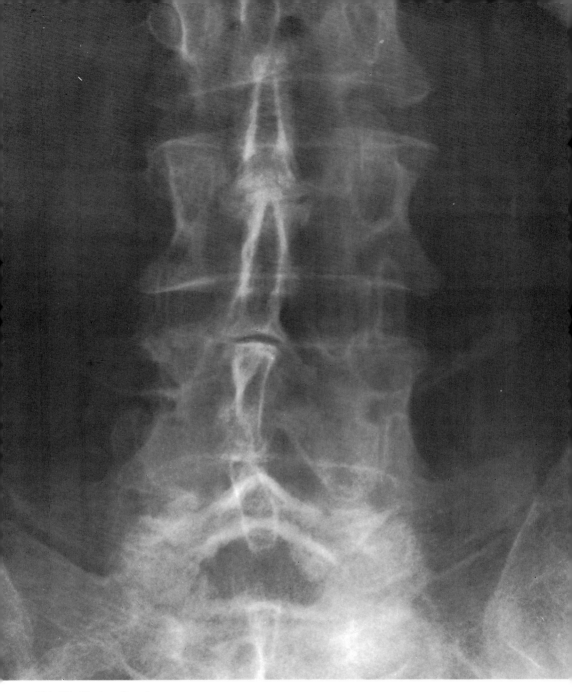

Abb. 91. Morbus *Baastrup*

Das häufige Vorkommen degenerativer Wirbelsäulenveränderungen ohne jedes klinische Korrelat und der Wechsel von Zeiten manifester Krankheitserscheinungen mit völlig beschwerdefreien Intervallen beweist die Existenz auslösender Faktoren, die nicht in den Degenerationsvorgängen allein zu suchen sind. Auslösend wirken in erster Linie unkoordinierte provozierende Bewegungen bei inadäquater Körperhaltung, erhöhte funktionelle Beanspruchungen, dann aber auch Witterungseinflüsse und Infekte, wobei Veränderungen des Quellungszustandes bindegewebiger Strukturen im Rahmen unspezifischer Mesenchymreaktionen sicherlich eine Rolle spielen. Des weiteren müssen psychogene Momente zu den ursächlichen Faktoren gerechnet werden, und gerade in diesen Fällen tritt die Beteiligung der bindegewebigen und muskulären Strukturen in den Vordergrund. Sie gelten geradezu als depressive Äquivalente. Vor allem Angst- und Spannungszustände können über einen verstärkten Muskeltonus zu vertebralen Dekompensationszuständen vorwiegend im Halswirbelsäulen- und Lendenwirbelsäulenbereich führen (psychogener Rheumatismus). Sie sind völlig unabhängig vom Ausmaß der zugrundeliegenden degenerativen Wirbelsäulenveränderungen. Über ihre Rolle als auslösender Faktor hinaus wird ihnen sogar eine ursächliche Bedeutung bei der Entstehung degenerativer Wirbelsäulenveränderungen von einigen Autoren zugesprochen.

Lumbalsyndrome

Lokal begrenzte Schmerzgeschehen, sogenannte Lumbal- oder Lumbosakralsyndrome, unterscheiden wir von den lumboradikulären Bildern, die infolge nervaler Reizung mit neurologischen Symptomen einhergehen.

Lumbosakrales Syndrom (Lumbalgie)

Abortive Prolapse ohne neurologische Beteiligung mit schmerzhafter Reaktion im Bandapparat oder Blockierungen in den kleinen Wirbelgelenken bzw. den Ileosakralgelenken liegen den lumbosakralen Syndromen zugrunde.

Sie gehen ohne radikuläre Reizerscheinungen einher. Ihr hervorstechendstes Merkmal ist die reflektorische, zum Krampf neigende, außerordentlich schmerzhafte Verspannung der paravertebralen Muskulatur. Die Beschwerdeskala reicht von leichten rezidivierenden Bewegungseinschränkungen bis zu Zuständen akuter totaler Bewegungssperre. Die Schmerzen werden beidseits der unteren Lendenwirbelsäule und in Höhe des Sakrums lokalisiert. Drehbewegungen oder Heben von Lasten in gebeugter Körperstellung wirken oft auslösend. Lagewechsel ist im akuten Stadium mit erneuten Schmerzanfällen verbunden. Im chronischen Stadium lösen vor allem Dauerbelastungen Schmerzen aus.

Die Untersuchung ergibt neben den druckschmerzhaften Muskelverspannungen und Fehlhaltungen der Lendenwirbelsäule unterschiedlich starke Bewegungseinschränkungen. Schmerzen bei Druck auf die Gegend der Querfortsätze, Rüttelschmerz, Druckschmerzhaftigkeit bei Fehlstellung eines oder mehrerer Dornfortsätze deuten auf Gefügelockerung im betreffenden Segment mit der Möglichkeit der sogenannten Blockierung.

Der *Lasègue* kann trotz fehlender nervaler Beteiligung infolge der Muskelverspannungen falsch positiv ausfallen.

Die Behandlung besteht in Bettruhe unter Gabe von Analgetika und Myotonolytika zur Unterbrechung des reflektorischen Muskelhypertonus, der seinerseits ja nach Art eines Circulus vitiosus den pathogenetischen Mechanismus aufrechterhält. Stärkere lokale Wärmeanwendungen können gerade in den Frühstadien zuweilen die Symptome verstärken. Anfangs empfehlen sich daher nur mittelwarme *Prießnitz*-Umschläge. Lokale Infiltrationen mit Anästhetika evtl. unter Beigabe von Corticoiden an die Muskelansätze setzen ebenfalls den Muskeltonus herab. Während einerseits von schlagartigen Besserungen akuter Lumbalgien durch chiropraktische Behandlung berichtet wird, kann andererseits die begleitende Muskelverspannung unüberwindbar sein und die chiropraktische Behandlung unmöglich machen. Chronische Lumbalgien dagegen werden von Manualtherapeuten als dankbarste Indikation angesehen. Zu den Kontraindikationen zählen zumindest alle pathologischen Zustände, die nicht Gelenkblockierungen darstellen. Vorherige Röntgenuntersuchungen der Wirbelsäule sind aus Gründen des Ausschlusses anderweitiger Erkrankungen unumgänglich. Komplikationen der Behandlung wurden bekannt.

Die Intervallbehandlung mit intensiven physikalischen Maßnahmen und krankengymnastischer Übungsbehandlung entspricht der des lumboradikulären Syndroms.

Den lumboradikulären Syndromen liegt am häufigsten ein Diskusprolaps zugrunde, meist im unteren LWS-Bereich. Dann manifestiert er sich als Ischialgie. Das lumboradikuläre Syndrom vereinigt die Zeichen des akuten Vertebralsyndroms mit neurologischen Ausfallserscheinungen. Diese sind in Abhängigkeit vom Ausmaß des Prolapses nicht immer nur auf ein Segment begrenzt, sondern können auch benachbarte Wurzeln betreffen. Sie brauchen also – im Gegensatz zu den radikulären Syndromen im Halswirbelsäulenbereich – nicht nur monoradikulär zu sein. Dieser Unterschied erklärt sich aus der schrägen Verlaufsrichtung der Wurzeln im Lumbalbereich im Gegensatz zu dem mehr horizontalen Verlauf der Wurzeln des Halsmarks.

Die häufigste Prolapsrichtung des Zwischenwirbelgewebes geht in Richtung der schwächsten Stelle des umgebenden Bandapparates, nämlich nach dorsolateral.

Lumboradikuläre Syndrome

Zu den klassischen Symptomen der Lumbalgie: Fehlhaltung, Muskelhypertonus, Bewegungseinschränkung und Schmerzhaftigkeit des betroffenen Lendenwirbelsäulenabschnittes treten die Wurzelkompressionssymptome mit den meist entlang der Dorsalseite in die unteren Extremitäten ausstrahlenden Schmerzen, den Parästhesien, den Störungen der Sensibilität, der Motorik und den Reflexstörungen. Nächtliche Wadenkrämpfe sowie eine Schmerzzunahme bei Betätigung der Bauchpresse werden in charakteristischer Weise vom Patienten angegeben.

Das skoliotische Ausweichen der Wirbelsäule von der Seite des Prolapses weg, das vor allem bei der Beugung deutlich wird, ist typisch. Die dabei eingeschränkte Entfaltung der Lendenwirbelsäule ist durch das *Schober*'sche Zeichen quantitativ meßbar.

Der *Lasègue,* das passive Heben des gestreckten Beines in Rückenlage, ruft infolge Überdehnung der bereits irritierten Nervenbahnen Schmerzen im Rücken mit Ausstrahlung in das entsprechende Bein hervor. Alleinige Schmerzangabe im Oberschenkel ist für den echten *Lasègue* nicht ausreichend. Auch bei kontralateraler Prüfung können Schmerzen auf der befallenen Seite entstehen (gekreuzter *Lasègue*). Die Schmerzen verstärken sich bei passiver Dorsalflexion des Fußes (*Bragard*). Während beim *Lasègue* die Wurzeln des Nervus ischiadicus, die bei L 4 bis S 3 abgehen, auf ihre Verschieblichkeit hin geprüft werden, erfolgt im sogenannten umgekehrten *Lasègue* durch Überstreckung des Hüftgelenkes in Bauchlage die Probe an den höhergelegenen Nervenwurzeln, die z. T. den Nervus femoralis bilden. Bei stärkerer Irritation des Nervus ischiadicus lassen sich in seinem Verlaufe typische Druckschmerzpunkte (*Valleix*) ermitteln (Austrittsstelle glutäal, dorsaler Oberschenkel, Kniekehle, dorsal am Malleolus lat.).

Nach längerer Dauer der neurologischen Störungen entwickelt sich eine Inaktivitätsatrophie der befallenen Muskulatur, die durch Umfangmessungen der unteren Extremitäten ermittelt werden kann. Reflexanomalien finden sich beim S 1-Syndrom in Form eines abgeschwächten oder fehlenden ASR und beim L 4/L 3-Syndrom in Form einer Abschwächung des PSR.

An motorischen Ausfällen sind die Plantarflexionsschwäche bei S 1-Syndrom und die Dorsalextensionsschwäche der Großzehe oder des ganzen Fußes bei L 5-Syndrom sowie die Quadrizepsparese bei L 4/L 3-Syndrom am häufigsten.

Der Zehengang ist dementsprechend beim S 1-Syndrom, der Fersengang beim L 5-Syndrom, das Stuhlsteigen beim L 4/L 3-Syndrom erschwert oder unmöglich (Tabelle S. 146, S. 229).

Die Rückbildungsfähigkeit aller dieser Symptome ist abhängig von der vorherigen Dauer ihres Bestehens.

Cauda-equina-Syndrom

Bei zentralem Prolaps nach dorsal kann es zu Kompressionserscheinungen an der Cauda equina kommen. Kennzeichnend sind die beidseitigen, möglicherweise bis zur Paraplegie führenden Ausfälle und die fakultative Beeinträchtigung der Sphinkterfunktion von Blase und Mastdarm.

Röntgen

Röntgenologisch ist die Verlagerung von Zwischenwirbelgewebe nur indirekt nachzuweisen. Die bereits klinisch

Tabelle. Synopsis der Wurzelsyndrome (nach *Hansen* und *Schliack*)

Segment	Sensibilität	Kennmuskel	Muskeldehnungsreflexe	Bemerkungen
L 3	Dermatom vom Trochanter major über die Streckseite zur Innenseite des Oberschenkels über das Knie ziehend	Parese des M. quadriceps femoris	Ausfall des Quadrizepsreflexes (Patellarsehnenreflex)	Differentialdiagnose gegen die Femoralislähmung: das Innervationsareal des N. saphenus bleibt intakt, die Adduktoren können mitbefallen sein
L 4	Dermatom von der Außenseite des Oberschenkels über die Patella zum vorderen inneren Quadranten des Unterschenkels bis zum inneren Fußrand reichend	Parese des M. quadriceps femoris und des M. tibialis anterior	Abschwächung des Quadrizepsreflexes (Patellarsehnenreflex)	Differentialdiagnose gegen Femoralislähmung: Beteiligung des M. tibialis anterior
L 5	Dermatom oberhalb des Knies am lateralen Kondylus beginnend, abwärts ziehend über den vorderen äußeren Quadranten des Unterschenkels bis zur Großzehe	Parese und Atrophie des M. extensor hallucis longus, oft auch des M. extensor digitorum brevis	Ausfall des Tibialis-posterior-Reflexes – nur verwertbar, wenn dieser Reflex auf der Gegenseite eindeutig auslösbar ist	
S 1	das Dermatom zieht von der Beugeseite des Oberschenkels im hinteren äußeren Quadranten des Unterschenkels über den äußeren Malleolus zur Kleinzehe	Parese der Mm. peronaei, nicht selten auch Innervationsstörungen im M. triceps surae und der Glutealmuskeln	Ausfall des Triceps-surae-Reflexes (Achillessehnenreflex)	
Komb. L 4/5	Dermatom L 4 und L 5	alle Streckmuskeln am Unterschenkel; Innervationsstörungen auch im M. quadriceps femoris	Abschwächung des Quadrizepsreflexes, Ausfall des Tibialis-posterior-Reflexes	Differentialdiagnose gegen die Peronäuslähmung: Freibleiben der Mm. peronaei, Beachtung des Patellarsehnen- und Tibialis-posterior-Reflexes

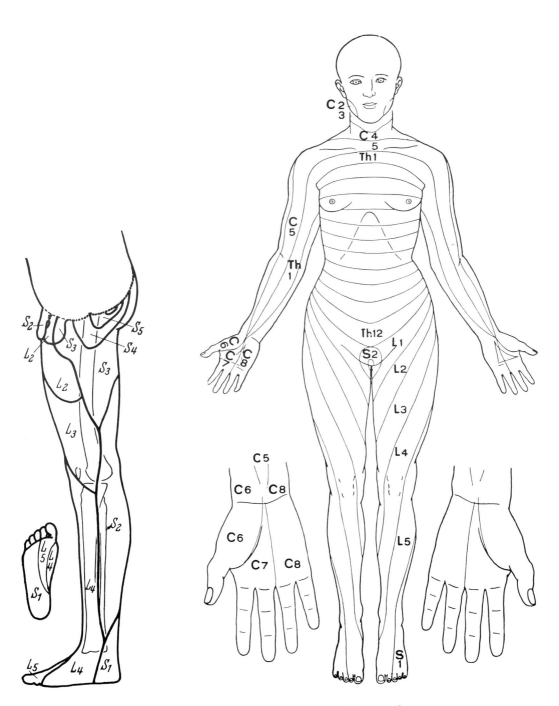

Schema der radikulären Hautinnervation

Wirbelsäulen-Syndrome · Lumbalsyndrome

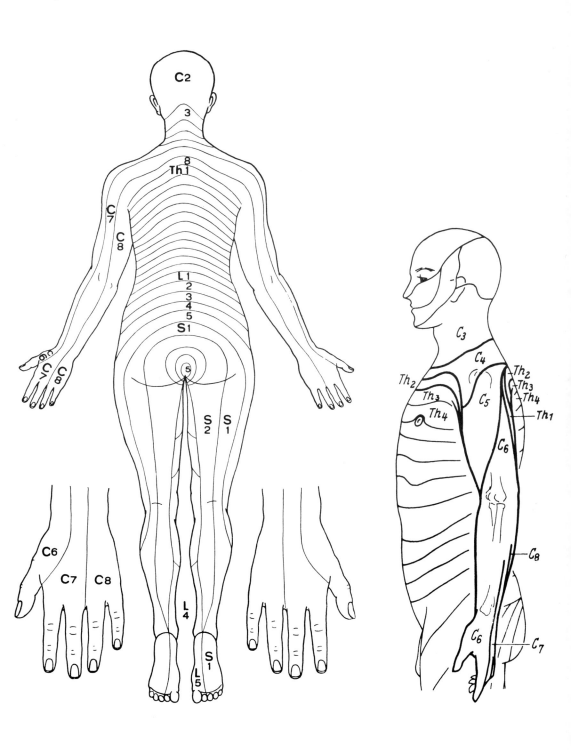

231

schon erkennbaren Haltungsanomalien deuten darauf hin. Diskretere Hinweiszeichen auf eine dorsale oder dorsolaterale Diskusverlagerung wie die Streckhaltung mehrerer Wirbel oberhalb eines gelockerten Segmentgefüges und eine Erweiterung des dorsalen Zwischenwirbelraumes sind allerdings nur röntgenologisch erkennbar. Funktionsaufnahmen lassen Einschränkungen der Wirbelsäulenbeweglichkeit in den verschiedenen Richtungen oder aber auch eine Hypermotilität infolge Gefügelockerung deutlich werden. Röntgenologisch erkennbare degenerative Veränderungen sind keineswegs eine unabdingbare Voraussetzung für die Diagnose eines Prolapses. Dieser ist nur myelographisch darstellbar. Die Myelographie ist zwar zur Diagnosestellung entbehrlich, dient aber vorwiegend der exakten präoperativen Lokalisation und – wie alle Röntgenuntersuchungen bei degenerativen Wirbelsäulensyndromen – dem Ausschluß andersartiger Erkrankungen mit gleicher Symptomatik.

Therapie

Die Behandlung des lumboradikulären Syndroms sollte in den meisten Fällen immer erst konservativ erfolgen. Totale Bettruhe, am besten durch Lagerung im Stufenbett, bei der die Foramina intervertebralia erweitert werden, dient der statischen Entlastung des betroffenen Wirbelsäulenabschnittes. Das gleiche Ziel hat die Extensionsbehandlung. Lokale Infiltrationen mit Anästhetika wirken muskelkrampflösend. Bei peroraler Medikation wird dies durch die Gabe von Myotonolytika erreicht. Dem Diazepam kommt der Vorteil gleichzeitig sedierender und muskelrelaxierender Wirkung zu. Zur Durchbrechung des Circulus vitiosus zwischen Schmerz und paravertebralem Muskelspasmus gibt *Moll* Tagesdosen von 30–60 mg, die also weit über denen der Psychosedierung und Anxiolyse liegen. Er konnte damit in einem Doppelblindversuch eine signifikante Effektivität bei lumbovertebralen Dekompensationssyndromen nachweisen. Daneben kommen Analgetika und Antirheumatika, nicht jedoch Corticoide, in Frage. Letztere können allenfalls dem lokal zu instillierenden Analgetikum beigegeben werden. Wärmeanwendungen, Massagen und krankengymnastische Behandlung im Bewegungsbad bei einer Wassertemperatur von mindestens 33 Grad dienen der weiteren Lockerung. Später richtet sich das Ziel der Krankengymnastik auf die Kräftigung der Rückenmuskulatur zur Stabilisierung des gestörten Wirbelsäulengefüges.

Eine Indikation zur sofortigen operativen Entlastung stellen das Cauda-equina-Syndrom und die akute Lähmung dar. Spätere operative Behandlung kann angebracht sein bei häufigen klinisch ernsthaften Rezidiven, vor allem bei Seitenwechsel oder aber bei gegenüber konservativer Therapie resistenten Fällen.

Prophylaktischen Maßnahmen kommt große Bedeutung zu. Das Heben von Lasten sollte vom Gesunden stets in richtiger Haltung mit gebeugten Kniegelenken durchgeführt, vom Patienten mit einer Diskopathie aber gänzlich vermieden werden. Wechselnde Körperstellungen mit den daraus resultierenden Änderungen des intradiskalen Drucks gewährleisten den für die Stoffwechselvorgänge des Diskus notwendigen belastungsabhängigen Pumpmechanismus (*Krämer*). Lange Autofahrten oder Fernsehabende ohne Unterbrechung sind dementsprechend kontraindiziert. Jeglicher Leistungssport und Sportarten, die axiale Stöße beinhalten (Skiabfahrt, Tennis und andere) sind abträglich. Schwimmen, vor allem auch das Rückenschwimmen, und Skilanglauf dagegen sind empfehlenswert, ebenso wie das krankengymnastische Muskeltraining der Bauch- und Rückenmuskulatur.

Thorakalsyndrom

Schmerzbilder im Bereiche der Brustwirbelsäule dürfen nur per exclusionem auf degenerative Veränderungen bezogen werden. Ursachen anderer Art, die differentialdiagnostisch zu erwägen sind wie z.B. Osteolysen, Osteoporose, Herpes zoster u. a., kommen hier weit eher in Betracht.

Die Alterskyphose der Brustwirbelsäule (*Junghanns*) kommt durch degenerative Veränderungen vorwiegend der ventralen Zwischenwirbelbereiche zustande, woraus eine Annäherung der Wirbelkörpervorderkanten und eine entsprechende Kyphose resultieren. In typischer Weise werden vom Patienten Schmerzen zwischen den Schulterblättern angegeben. Häufiger soll eine Schmerzprojektion auf innere Organe vorkommen.

Die Brustwirbelsäule ist bevorzugter Sitz der Adoleszentenkyphose (Morbus *Scheuermann*), die auch späterhin zu stärkeren degenerativen Veränderungen disponiert.

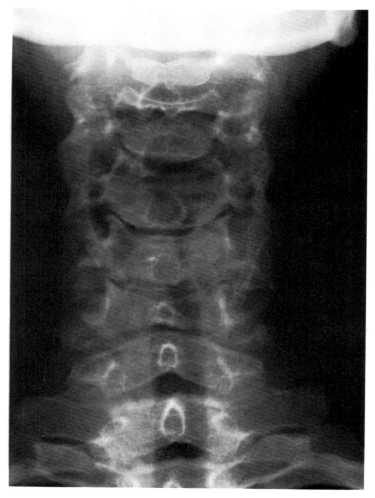

Abb. 92. Uncovertebralarthrose

Zervikalsyndrome

Spezielle morphologische Verhältnisse verursachen im Bereich der Halswirbelsäule Besonderheiten in Ablauf und Erscheinungsbild degenerativer Veränderungen.

Den Deckplatten der Halswirbelkörper sitzen seitlich die Processus uncinati auf. Es handelt sich dabei um randständige Leistenbildungen, die dorsal ansteigen. Diese unterliegen bei Chondrose degenerativen Veränderungen. Sie entwickeln osteophytäre Reaktionen und werden nach lateral

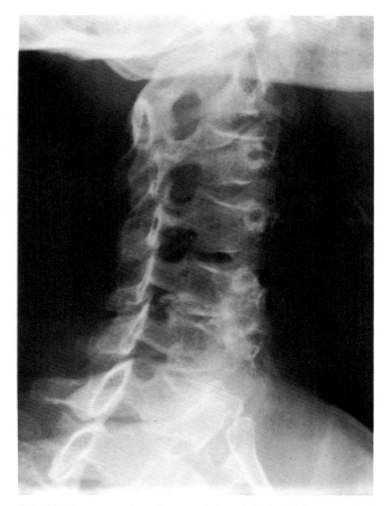

Abb. 93. Einengung eines Foramen intervertebrale bei Uncovertebralarthrose

ausgebogen (Abb. 92). Dadurch können sie die Foramina intervertebralia einengen (Abb. 93). Schon physiologischerweise aber sind die Intervertebralkanäle der Halswirbelsäule enger als die der übrigen Wirbelsäulenabschnitte.

Sie sind darum gegenüber Veränderungen, sei es durch eine allgemeine Höhenabnahme, durch eine Uncovertebralarthrose oder aber durch osteophytäre Knochenappositionen bei Spondylarthrose (Abb. 94a und b), sehr empfindlich. Auch die Zwischenwirbelscheiben der Halswirbelsäule unterscheiden sich von denen anderer Wirbelsäulenregionen. Sie weisen in ihrer Mitte von lateral her vordringende Rißbildungen auf mit Gelenkcharakter. Diese führen einerseits zwar zu vermehrter Beweglichkeit, andererseits aber begünstigen sie auch den Prolaps des Nucleus pulposus, solange dieser den dafür notwendigen Turgor besitzt. Diskusprolapse, die im Halswirbelsäulenbereich überhaupt wesentlich seltener sind als im Lumbal-

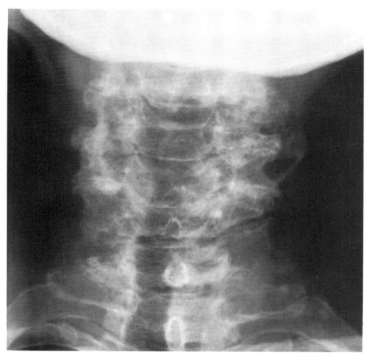

Abb. 94a. Osteochondrosen und Spondylarthrosen der Halswirbelsäule

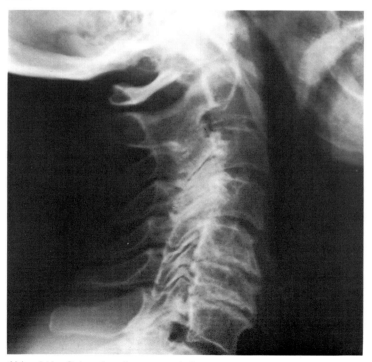

Abb. 94b. Osteochondrosen und Spondylarthrosen der Halswirbelsäule

bereich (Verhältnis 1:100), treten darum hier allenfalls im jugendlichen Alter auf.

Eine dritte Besonderheit im Halswirbelsäulenbereich stellt die enge nachbarschaftliche Beziehung zwischen den knöchernen und bindegewebigen Anteilen der Wirbelsäule einerseits und den Spinalnerven sowie der Vertebralarterie mit den sie begleitenden sympathischen Geflechten andererseits dar.

Der akuten Lumbalgie entspricht an der Halswirbelsäule das Bild des akuten Tortikollis. Einhergehend mit schmerzhaften Verspannungen der Hals- und Nackenmuskulatur besteht eine Zwangshaltung des Kopfes mit Lateralflexion und leichter Beugung der Halswirbelsäule. Kennzeichnend ist auch hierbei das Fehlen einer nervalen Beteiligung.

Zu den therapeutischen Maßnahmen zählen muskellockernde physikalische Anwendungen wie Wärmeapplikationen, spätere vorsichtige Massagen und medikamentöse Myotonolyse. Die Wattekrawatte wird vom Patienten wegen ihrer wärmenden und stützenden Wirkung oft angenehm empfunden.

Akuter Tortikollis

Im Gegensatz zur Lendenwirbelsäule ist der Diskusprolaps im Bereich der Halswirbelsäule selten. Als Ursache für Nervenwurzelreizungen kommen im Halswirbelsäulenbereich eher die degenerativen raumbeanspruchenden Osteophytosen an den hinteren Wirbelkörpern und den kleinen Wirbelgelenken in Frage. Entsprechend ihrer gegenüber dem Nukleusprolaps späteren Entwicklung manifestiert sich das Gros zervikoradikulärer Syndrome in späteren Jahren als die lumboradikulären Syndrome. Frauen erkranken häufiger als Männer.

Radikuläre Zervikalsyndrome

Das chronische Zervikalsyndrom stellt eine beliebte Diagnose dar, die allerdings wahrscheinlich zu oft gestellt wird.

Weder ist der positive Röntgenbefund der Diagnose gleichzusetzen, noch ist jeder Schmerz im Hals-, Nacken- oder Schulterbereich ein Zervikalsyndrom, denn röntgenologisch erkennbare degenerative Halswirbelsäulenveränderungen können – zumindest zeitweise – klinisch völlig stumm sein, und Schmerzen in diesem Bereich sind nicht selten allein weichteilrheumatisch bedingt.

Die Beschwerdebilder sind in Abhängigkeit vom Sitz der sie verursachenden degenerativen Vorgänge unterschiedlich. Wir unterscheiden deswegen das obere, mittlere und untere Zervikalsyndrom (Tabelle).

Typisch für das _obere Zervikalsyndrom_ (C_1–C_2) sind vom Nacken ausgehende, in den Hinterkopf aufsteigende Schmerzen. Gerade den degenerativen Veränderungen im oberen HWS-Bereich werden zahlreiche vegetative Funktionsstörungen zur Last gelegt. Dabei wird vor allem die osteophytäre Arthrose ursächlich angeschuldigt, die eine

Tabelle. Synopsis der Wurzelsyndrome (nach *Hansen* und *Schliack*)

Segment	Sensibilität	Kennmuskel	Muskeldehnungsreflexe	Bemerkungen
C 3/4	Schmerz bzw. Hypalgesie im Bereich der Schulter (siehe Dermatomschema)	partielle oder totale Zwerchfellparese	keine faßbaren Reflexstörungen	partielle Zwerchfellparesen durch C 3 liegen mehr ventral, die durch C 4 mehr dorsal
C 5	Schmerz bzw. Hypalgesie lateral über der Schulter, etwa den M. deltoideus bedeckend	Innervationsstörungen im M. deltoideus und M. biceps brachii	Abschwächung des Bizepsreflexes	
C 6	Dermatom an der Radialseite des Ober- und Unterarmes bis zum Daumen abwärts ziehend	Paresen des M. biceps brachii und des M. brachioradialis	Abschwächung oder Ausfall des Bizepsreflexes	
C 7	Dermatom lateraldorsal vom C 6-Dermatom, zum 2. bis 4. Finger ziehend	Parese des M. triceps brachii, des M. pronator teres, des M. pectoralis major und gelegentlich der Fingerbeuger; oft sichtbare Atrophie des Daumenballens	Abschwächung oder Ausfall des Trizepsreflexes	Differentialdiagnose gegen das Karpaltunnelsyndrom: Beachtung des Trizepsreflexes
C 8	Dermatom lehnt sich dorsal an C 7 an, zieht zum Kleinfinger	kleine Handmuskeln, sichtbare Atrophie, besonders im Kleinfingerballen	Abschwächung des Trizepsreflexes	Differentialdiagnose gegenüber der Ulnarislähmung: Beachtung des Trizepsreflexes

Irritation der Arteria vertebralis und der sie umgebenden sympathischen Geflechte hervorruft. Auf derartige pathogenetische Mechanismen bezieht man das Krankheitsbild der Migraine cervicale mit Hinterkopfschmerzen, Schwindel, Augenflimmern und vasomotorischen Störungen, wobei offenbleiben muß, inwieweit auch Durchblutungsstörungen der Arteria vertebralis selbst auf Sklerosebasis mitbeteiligt sind.

Inwieweit funktionelle Störungen innerer Organe auf degenerative Halswirbelsäulenveränderungen zurückgeführt werden können, läßt sich im Einzelfall nur schwer objektivieren. Herzrhythmusstörungen und Störungen der Zwerchfellmotorik mit konsekutiven Oberbauchsymptomen werden dem *mittleren Zervikalsyndrom* (C_3–C_5) zugeschrieben, bei dem im übrigen Nacken-Schulterschmerzen im Vordergrund stehen.

Das am häufigsten vorkommende *untere Zervikalsyndrom* (C_6–C_7) ist charakterisiert durch die in die Arme ausstrahlenden Schmerzen. Der reflektorische Muskelhypertonus kann auch hier nach Art eines Circulus vitiosus Fehlstellungen im Bereich der HWS unterhalten, die nun ihrerseits wieder das Kompressionssyndrom verstärken. Nicht selten trifft man gleichzeitig Beschwerdebilder im Sinne der Periarthropathia humero-scapularis und der Epikondylitis an, die sich möglicherweise gegenseitig bedingen oder verstärken.

Auch eine Schädigung des Rückenmarks selbst ist allein durch degenerative Veränderungen möglich, und zwar durch dorsal querverlaufende Randwulstbildungen mit daraus resultierender Verminderung des sagittalen Wirbelkanaldurchmessers. Dabei kann eine Myelopathie, möglicherweise durch Kompression der Arteria spinalis anterior, entstehen. Die medullären Symptome entwickeln sich langsam, unter Umständen bis zur Paraspastik der Beine. Sensibilitätsstörungen an den Händen, Armen und auch Muskelatrophien können hinzutreten.

Zervikale Myelopathie

Beim seltenen Diskusprolaps kann anfänglich ein konservativer Behandlungsversuch gemacht werden, solange die Symptomatik einseitig und monoradikulär ist. Andernfalls muß chirurgisch interveniert werden. Auch medulläre Symptome erfordern eine sofortige operative Dekompression. An konservativen Maßnahmen stehen innerhalb der physikalischen Therapie die Ruhigstellung mit *Schantz*'scher Krawatte und die Extensionsbehandlung zur Verfügung neben den allgemeineren hyperämisierenden und muskellockernden Maßnahmen. Myotonolytika und Analgetika helfen, den die Symptome verstärkenden und die Fehlstellung fixierenden Muskelhypertonus abzubauen. Die Therapie des chronischen Zervikalsyndroms ist eine Domäne der physikalischen Therapie. Sie greift an den Weichteilen, an der Muskulatur, am Bandapparat an, die entweder vorwiegend oder begleitend immer am Zervikalsyndrom beteiligt sind. Medikamentös sind Psychopharmaka gerade beim chronischen Zervikalsyndrom wirksam. Dabei hat sich Diazepam bewährt, mit dem sich die meist schwer zu eruierenden psychogenen Krankheitsauslöser mit erfassen lassen.

Therapie

Differentialdiagnose der WS-Syndrome

Angeborene und erworbene Formvarianten

Wirbelsäulenanomalien und -deformitäten (lumbosakrale Aufbaustörungen, Störungen des zervikookzipitalen Überganges, Formvarianten der Wirbel, Skoliosen, Kyphosen, Spondylolyse mit Spondylolisthesis) sowie Haltungsschäden prädisponieren zu Schmerzen und auch zu sekundären degenerativen Veränderungen.

Weichteilrheumatismus

Tendinopathien und Myalgien sind an den Wirbelsäulensyndromen beteiligt, können aber auch isoliert ähnliche Bilder hervorrufen.

Osteopathien

Primäre Knochenerkrankungen sind als Ursachen von Wirbelsäulensyndromen auszuschließen. Unter ihnen kann besonders der Morbus *Paget* sehr schmerzhafte Bilder hervorrufen. Der Hyperparathyreoidismus zeigt typische laborchemische Konstellationen. Stoffwechselbedingte Osteopathien wie die Osteoporose und Osteomalazie verursachen weniger radikuläre als schmerzhafte lumbosakrale Syndrome.

Malignome

Radikuläre Beteiligungen und stetige therapieresistente Progredienz des Befundes mit Übergreifen auf andere Segmente und auch auf die Gegenseite müssen immer an raumfordernde benigne und maligne Prozesse, Primärtumoren oder Metastasenbildungen (Mamma-, Prostata-, Bronchial-, Schilddrüsen-Ca, Hypernephrom) im Bereich des knöchernen Wirbelsäulenskeletts sowie an Systemerkrankungen (z. B. Myelom, Morbus *Hodgkin*) denken lassen. Ein radikuläres Syndrom in höherem Alter ist bis zum Beweis des Gegenteils immer malignomverdächtig. Höheres Alter aber ist nicht immer Voraussetzung für Tumorwachstum; Rückenmarkstumoren können gerade in frühem jugendlichem Alter auftreten. Wurzelneurinome – um nur eine Tumorart zu nennen – verursachen in typischer Weise Ausweitungen der Foramina intervertebralia.

Infektiöse Prozesse

Entzündliche bakterielle Affektionen (Spondylitis, Osteomyelitis) lassen sich meist röntgenologisch und laborchemisch abgrenzen.

Entzündliche rheumatische Affektionen

Im Gefolge entzündlicher rheumatischer Erkrankungen können Spondylitiden, Spondylodiszitiden, Spondylarthritiden bzw. Iliosakralarthritiden auftreten (chronische Polyarthritis; Spondylitis ankylopoetica; Morbus *Reiter*; Arthropathia psoriatica).

Arthrosen Periarthropathien

Die Schmerzen bei Arthrosen und Periarthropathien der Hüft- und Schultergelenke werden nicht selten als wirbelsäulenbedingt verkannt.

Neurologische Affektionen

Neurologische Affektionen wie der Herpes zoster, aber auch periphere Nervenläsionen sowie medulläre und enzephale Erkrankungen bedürfen der differentialdiagnostischen Abgrenzung.

Dies gilt insbesondere auch von den Kompressionssyndromen der oberen Thoraxapertur.

Kompressionssyndrome des Armplexus

Eine Kompression des Plexus brachialis und der Arteria subclavia in Skalenuslücken führt zum sogenannten *Skalenus-Syndrom*, das mit oder ohne Halsrippe auftreten kann. Eine Halsrippe ist allerdings meist immer symptomlos. Sie kann als knöcherne Resistenz zu tasten sein. Die Schmerzen und Parästhesien strahlen charakteristischerweise an der Innenseite des Oberarmes und der Ulnarseite des Unterarmes in die Hand aus. Sie verstärken sich bei Neigung des Kopfes nach hinten und zur Gegenseite. Dabei kann es auch zu einer Abschwächung des Radialispulses auf der befallenen Seite kommen. Atrophien der Musculi interossei und des Thenar und Hypothenar können hinzutreten. Das Tragen schwerer Lasten wirkt oft auslösend. Eine Lage- und Bewegungsabhängigkeit der Symptome ist charakteristisch.

Eine weitere stammnahe Kompression des Armplexus und der Axillargefäße zwischen 1. Rippe und Clavicula führt zum sogenannten *Costoclaviculären Syndrom*. Es tritt eigentlich nur dann auf, wenn in diesem Bereich abnorme morphologische Verhältnisse vorliegen und führt zu ähnlichen Symptomen wie das Skalenus-Syndrom. Das Beschwerdebild kann durch Zurücknehmen der Schultern in militärischer Haltung provoziert werden, wobei ebenfalls der Radialispuls der befallenen Seite sich abschwächt oder verschwindet.

Das *Hyperabduktions*-Syndrom tritt auf, wenn der gestreckte Arm passiv in maximaler Elevationsstellung gleichzeitig nach hinten verlagert wird. Dabei wird das Gefäßnervenbündel gegen das Coracoid angespannt, gedehnt und komprimiert. Ein ebensolcher Effekt liegt der sogenannten »Schlaflähmung« oder »Parkbanklähmung« zugrunde, wobei die Kompression aber durch den auf dem Gefäßnervenbündel ruhenden Kopf verursacht wird.

Epikondylitis Reflexdystrophien

Weiterhin müssen gegenüber dem Zervikalsyndrom differentialdiagnostisch die Epikondylitis und die Reflexdystrophien des Schulter-Handbereiches abgegrenzt werden, ferner die peripheren Kompressionssyndrome (siehe Kapitel »Extraartikulärer Rheumatismus«).

Karpaltunnelsyndrom

Der *Brachialgia paraesthetica nocturna* liegt meist ein Karpaltunnelsyndrom zugrunde.

Vaskuläre Störungen

Gefäßbedingte Störungen stellen z.B. das Vertebralissyndrom und der Morbus *Raynaud* dar.

Peitschenhieb-Syndrom (whiplash injury)

Bei Auffahrunfällen können gewaltsame Retroflexionen der Halswirbelsäule zu Schleudertraumen mit Läsionen und Irritationen der Bänder, Wurzeln, möglicherweise auch des Marks und der Vertebralarterien führen.

Daraus entstehen klinische Bilder, die dem Zervikalsyndrom entsprechen oder je nach Ausmaß der Schädigung von Rückenmark und Gefäßen Querschnittssyndrome unterschiedlicher Ausprägung oder enzephale Symptome in Form von Bewußtseinstrübungen, Schwindel, Seh- und Hörstörungen hervorrufen. Beste Prophylaxe dieser Schäden ist die Kopf- und Nackenstütze am Autositz.

Spondylosis hyperostotica

Synonyma

Hyperostotische Spondylose
Morbus *Forestier*

Definition

Die Spondylosis hyperostotica ist gekennzeichnet durch eine Tendenz zu überschießender Osteophytose in Form von Spondylosen, Tendoperiostosen und im Gefolge von Arthrosen. Charakteristisch ist die Verknöcherung des vorderen Längsbandes. Die Spondylosis hyperostotica ist häufig kombiniert mit Störungen im Kohlenhydrat-, Fett- oder Purinstoffwechsel.

Häufigkeit und Vorkommen

Nach klinischen Beobachtungen sind Männer wesentlich häufiger befallen als Frauen. Bevorzugt tritt die Erkrankung im 6. Dezennium oder später auf. Die Morbidität wird mit 5–7% angegeben.

Ätiologie und Pathogenese

Nach *Ott* handelt es sich bei der Spondylosis hyperostotica um eine quantitative Variante der Spondylosis deformans. *Schilling* sieht sie als eigenständiges Krankheitsbild. Hierfür spricht die Verknöcherung des vorderen Längsbandes, die ja nicht zur einfachen Spondylose gehört. Auch brauchen die osteochondrotischen Veränderungen beim M. *Forestier* keineswegs ausgesprochen zu sein. Auffällig ist die Syntropie der Sp.hyp. mit Diabetes, der nach *Ott* in 33% der Fälle latent und in 22% manifest angetroffen wird, so daß eine Stoffwechselkomponente als Entstehungsursache der Erkrankung mit angenommen werden muß. Dafür spricht auch das vermehrte Vorkommen von Hyperlipidämien und Hyperurikämien bei Patienten mit einem M. *Forestier*.

Bemerkenswert dürfte in diesem Zusammenhang die Beobachtung sein, daß Spondylosen bei pyknischen und adipösen Patienten oder auch bei Patienten mit Hyperlipidämien oder Hyperurikämien zuweilen hyperplastische Formen annehmen und dann Ähnlichkeit mit den Bildern der Spondylosis hyperostotica aufweisen können. Sicherlich gibt es hier also Übergangsformen.

Klinik

Bewegungseinschränkungen in den befallenen Wirbelsäulenbereichen führen den Patienten zum Arzt. Im HWS- und LWS-Bereich wird die Versteifung naturgemäß eher verspürt als im BWS-Bereich, der allerdings meist als erster befallen wird. Hier zeigt sich im unteren Abschnitt oft eine Kyphose. Radikuläre Symptome treten weniger häufig auf. Begleitende Arthrosen verursachen entsprechende Beschwerdebilder. Ein allgemeines Krankheitsgefühl fehlt.

Röntgen

Meistens handelt es sich bei den Patienten um Pykniker, die häufig dazu noch übergewichtig sind. *Dupuytren*-Kontrakturen kommen häufiger vor.

Die Diagnose ist nur radiologisch zu stellen. Das typische röntgenologische Bild der Spondylosis hyperostotica ist gekennzeichnet durch zuckergußartige knöcherne Beläge, die den Vorderflächen der Wirbelkörper breitbasig aufliegen und über die Zwischenwirbelräume ventral, ventrolateral und seltener auch lateral brückenförmig hinwegziehen. Dabei sind diese Zwischenwirbelräume in typischer Weise nicht wesentlich verschmälert. Die Brustwirbelsäule zeigt im unteren Anteil meist die ersten und auch die ausgeprägtesten Beläge, doch wird auch die Lendenwirbelsäule befallen (Abb. 95). Im Bereich der Lendenwirbelsäule treffen die hyperplastischen Spondylophyten oft nicht zu vollständigen Spangenbildungen zusammen, sondern endigen blind. *Ott* beschreibt sie als zungen- und flammenförmig (Abb. 96). Zuweilen können die hyperostotischen Spondylosen groteske Formen annehmen (Abb. 97).

Die Neigung zu dieser überschießenden, üppigen Hyperostose braucht nicht auf die Wirbelsäule beschränkt zu bleiben. Auch Arthrosen pflegen bei diesen Patienten mit ausgeprägten osteophytären Reaktionen einherzugehen (Abb. 98 u. 99). Daneben finden sich häufig multiple, breitbasige Tendoperiostosen an den entsprechenden Prädilektionsstellen (Abb. 99).

Labor

Charakteristische Laborbefunde oder Entzündungszeichen fehlen völlig. Entsprechend den oben erwähnten Syntropien werden Hyperglykämien, pathologische Blutzucker-Belastungen, eine Hyperurikämie oder Hyperlipidämie angetroffen.

Differentialdiagnose

Steifigkeitsgefühl im Wirbelsäulenbereich und objektivierbare Bewegungseinschränkung machen die Trennung der Spondylosis hyperostotica von der Spondylitis ankylopoetica notwendig.

Die Sp.hyp. tritt erst in höherem Alter auf. Sie geht ohne Krankheitsgefühl und ohne klinische oder laborchemische Entzündungszeichen einher. Die Atembreite ist nicht eingeschränkt, da bei der Sp.hyp. die kleinen Wirbelgelenke – im Gegensatz zur Sp.a. – nicht in den Prozeß einbezogen sind.

Syndesmophyten können zwar gerade bei älteren Erkrankungsfällen an Sp.a., unter Einfluß pathologischer mechanischer Komponenten wachsend, große Ähnlichkeit mit hyperplastischen Spondylophyten aufweisen, doch erlauben die breitbasigen Beläge der Sp.hyp. auf den Wirbelkörpervorder- und -seitenkanten meist die Zuordnung zur Spondylosis hyperostotica.

Die für die Sp.a. obligatorische Iliosakralarthritis fehlt. Allenfalls besteht eine Iliosakralarthrose. Kapselverkalkungen können eine Ankylosierung imitieren.

Vor allem begleitende Stoffwechselstörungen bedürfen der Erkennung und Behandlung. Allfälliges Übergewicht muß reduziert werden. Manifeste Diabetesfälle sind meist benigne und diätetisch oder oral-medikamentös gut einstellbar. Störungen im Fett- und Purinstoffwechsel müssen ebenfalls aufgespürt und behandelt werden.

Therapie

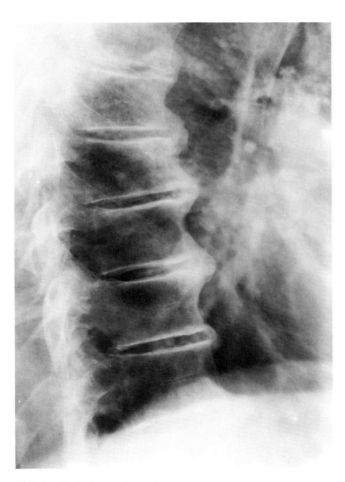

Abb. 95. Typische vordere Längsbandverknöcherung bei *M. Forestier* im BWS-Bereich

Die durch die Manifestationen im Bereich des Bewegungsapparates hervorgerufenen Beschwerdebilder lassen sich durch entsprechende passive und aktive physikalische Maßnahmen, vorübergehend auch medikamentös mit Antirheumatika, gut behandeln. Die Versteifung selbst ist dabei natürlich kaum reversibel. Der Patient sollte wie bei allen rheumatischen Krankheitsbildern über die Natur seines Leidens aufgeklärt werden. Die Prognose der Spondylosis hyperostotica ist gut. Auch darüber muß der Patient gelegentlich erst informiert werden.

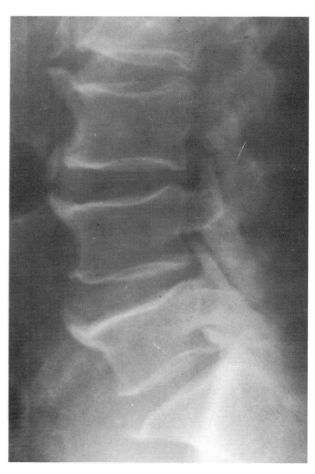

Abb. 96. »Flammen«-förmige Formationen bei Spondylosis hyperostotica im LWS-Bereich

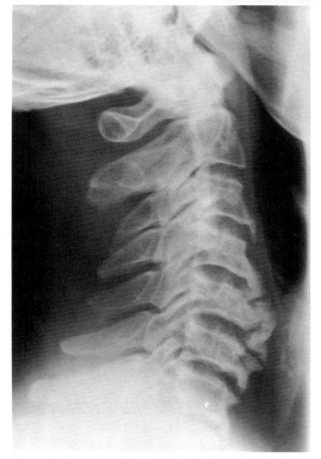

Abb. 97. Ausgeprägte hyperostotische Osteophytosen im HWS-Bereich bei Spondylosis hyperostotica
Abb. 98. Überschießende osteophytäre Reaktionen und Verknöcherungen bei Arthrose des Ellenbogengelenks

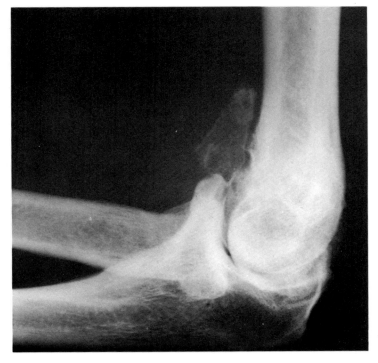

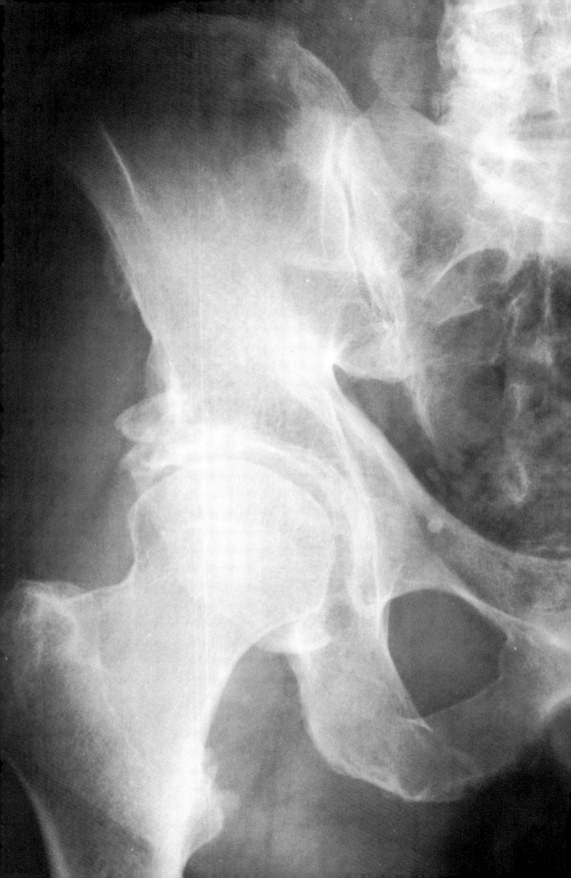

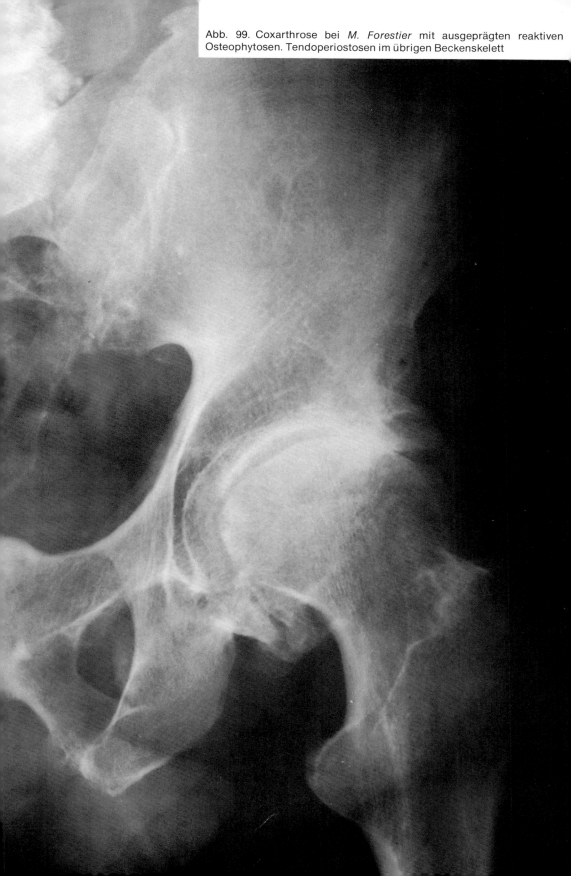

Abb. 99. Coxarthrose bei *M. Forestier* mit ausgeprägten reaktiven Osteophytosen. Tendoperiostosen im übrigen Beckenskelett

Extraartikulärer Rheumatismus

Synonyma

Weichteilrheumatismus
Fibrositis-Syndrom

Die mannigfachen Formen des extraartikulären Rheumatismus stellen neben den degenerativen Wirbelsäulenerkrankungen das größte Kontingent rheumatologischer Erkrankungen in der Praxis. Dieses hängt sicherlich nicht zuletzt damit zusammen, daß psychischen und vegetativen Faktoren bei der Entstehung der Beschwerdebilder eine so entscheidende Bedeutung zukommt.

Die Mannigfaltigkeit der unter dem Begriff des extraartikulären Rheumatismus zusammengefaßten Bilder macht eine Definition desselben notwendig.

Definition

Der sogenannte extraartikuläre Rheumatismus umfaßt akute oder chronische schmerzhafte Prozesse der Weichteilgewebe des Bewegungsapparates unterschiedlichster, oft unbekannter Genese, deren Gemeinsamkeit lediglich in ihrer Lokalisation außerhalb der Gelenke besteht. Sie können einerseits als Begleitsymptome entzündlicher und degenerativer rheumatischer Erkrankungen und somit sekundär auftreten, stellen andererseits aber auch primär degenerative oder sekundär entzündliche Leiden dar.

Extraartikuläre Rheumaerkrankungen (nach *Moll*)

A) Affektionen umschriebener Bindegewebsabschnitte

 1. Sehnen-, Bänder- und Faszienansätze
    (Tendinose, Insertionstendopathie, Ligamentose, Fasziopathie)

 2. Sehnenscheiden, Schleimbeutel
    (Tendovaginose, Bursopathie)

B) Affektionen ausgedehnterer Bindegewebsabschnitte

 1. Unterhautbinde- und -fettgewebe
    (Pannikulose, Lipomatosis, Lipodystrophien)

 2. Muskulatur (Myose, Tendomyose)

 3. genereller Befall bei Systemerkrankungen
    (Nodosis rheumatica bei FR & PC, Myopathien, z.B. bei Kollagenkrankheiten, etc.)

C) Affektionen verschiedener Bindegewebsstrukturen bzw. -abschnitte: kombinierte Weichteilaffektionen

 1. Periarthropathien

 2. Neurodystrophien (sympathische Reflexdystrophien)

Zu ihnen zählen die Erkrankungen der Sehnenansätze und Sehnenverläufe (Tendopathien), der Schleimbeutel (Bursopathien), Affektionen des subkutanen Fettgewebes (Pannikulose, Pannikulitis), nervale Syndrome (Kompressionssyndrome, Reflexdystrophien) und der sogenannte Muskelrheumatismus (Tendomyose, Myositiden).

Den Periarthropathien liegen gelenknahe Erkrankungen mehrerer Weichteilstrukturen zugrunde.

Pathogenese

Neben mechanischen Reizen wie Traumen und Überbeanspruchungen werden weiteren, mehr unspezifischen exogenen und endogenen Einflüssen, so etwa Wetter- und Klimaänderungen, Infekten und auch psychischen Faktoren auslösende Wirkung zugesprochen.

Fassbender sieht in einer Hypoxie des Gewebes das ursächliche Moment für das von ihm elektronenoptisch an Biopsiepräparaten beobachtete pathologische Substrat des Weichteilrheumatismus: Vermehrung örtlicher Bindegewebszellen und Neubildung ungeformter Grundsubstanz (mesenchymoide Transformation) bei den bindegewebigen Formen, Zerstörung der kontraktilen Substanz im Falle der muskulären Manifestationen des Weichteilrheumatismus. Von anderen Autoren werden die degenerativen Veränderungen der fibrinoiden Verquellung und hyalinen Degeneration der Sehnenfasern mit Zellverminderung in den Mittelpunkt gestellt (*Dahmen* et al.).

Klinik

Schmerz, Steifigkeit und wenig charakteristische Sensibilitätsstörungen sind Hauptsymptome der Erkrankungen des extraartikulären Rheumatismus. Der Schmerz wird meist als Dauerschmerz wechselnder Intensität verspürt, nach längerer Ruhe, so vor allem morgens, am ausgeprägtesten. Er ist lage- und stellungsabhängig. Sekundär kann es zu Funktionseinschränkungen der an sich nicht befallenen Gelenke kommen. Charakteristisch sind sogenannte trigger-points, knotige Verdickungen oder ausgedehntere Plaquesbildungen der befallenen Weichteile. Zugehörige Muskelgruppen sind meist verspannt.

Therapie

Grundsätzlich stehen analgetische, relaxierende, hyperämisierende und psychosedierende sowie bewegungstherapeutische Möglichkeiten zur Verfügung.

Lokale Maßnahmen wie Infiltrationen und die Mittel der physikalischen Therapie sind der allgemein-medikamentösen Therapie vorzuziehen oder zumindest kombiniert mit ihr einzusetzen.

Zu wenig noch werden die psychotherapeutischen Behandlungsmöglichkeiten ausgenutzt, die zwar die o.g. Maßnahmen nicht ersetzen aber wirkungsvoll ergänzen können.

Die Berücksichtigung der biographischen Anamnese mit familiärer und beruflicher Situation ergibt meist schon Hinweise auf die Somatisierung eines psychischen Konflikts.

Tendopathien *degenerativ*

Unter dem Begriff der Tendopathien faßt man alle jene Krankheitsprozesse zusammen, die sich entweder im Bereich der Ansatzstellen von Bändern und Sehnen (Tendoperiostopathien, Insertionstendopathien, Enthesopathien) oder aber im Verlauf der Sehnen (Tendinopathien) und Sehnenscheiden (Tendovaginopathien) abspielen. Einige Krankheitsbilder werden nach ihrer Lokalisation z. B. als Epicondylitis oder Styloiditis benannt.

Insertionstendopathien

Die Schmerzen werden durch aktive Muskelinnervation ausgelöst. Sie verstärken sich bei Bewegungen gegen Widerstand. Eine Einschränkung der aktiven Beweglichkeit der Gelenke im befallenen Bereich erweist sich bei Prüfung der passiven Motilität, die erhalten ist, immer als scheinbar. Die Schmerzen strahlen peripheriewärts aus. Häufig trifft man hyperästhetische und hyperalgische Zonen an.

Becken, Schulter-, Ellenbogen- und Hüftgelenke sowie die Quer- und Dornfortsätze der Wirbel, Calcaneus und Patella stellen Prädilektionsstellen der Insertionstendopathien dar (Abb. 100).

Insertionstendopathien an den kleinen Wirbelgelenken, den Querfortsätzen und den Kostotransversalgelenken können ursächlich an Schmerzen in Wirbelsäulenabschnitten mit Bewegungseinschränkung beteiligt sein.

Beckenkamm-Tendoperiostosen können pseudoradikuläre Bilder hervorrufen, die des *Gracilis*-Ursprunges am Os pubis kann sich zur umschriebenen Osteonekrose ausweiten. Sie erfordert dann die differentialdiagnostische Abgrenzung zur Ostitis etwa bei Spondylitis ankylopoetica oder Osteomyelitis. Leistenschmerzen – auch in Ruhe – sind führendes Symptom.

Entzündliche Tendoperiostitiden treffen wir bei den klassischen entzündlichen rheumatischen Erkrankungen an (Abb. 48). Besonders ausgeprägte degenerative Formen zeigt in charakteristischer Weise der M. *Forestier* (Abb. 99).

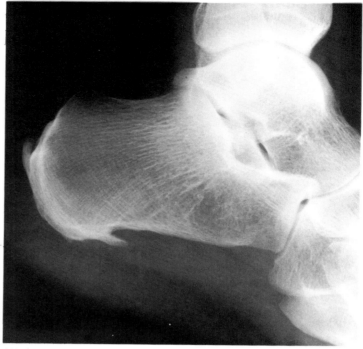

Abb. 100. Fersensporn

Tendoperiostopathien können sich röntgenologisch durch paraossale Verkalkungen an Sehnen, Kapseln und Bändern sowie durch Strukturveränderungen des Knochens in Form von Randsklerosierungen und Mikrozystenbildungen und durch Knochenappositionen darstellen.

Insertionstendopathien stellen eine Domäne für die Lokalbehandlung dar. So sind lokale Infiltrationen von Anästhetika und Corticoiden – nötigenfalls unter Durchleuchtung – indiziert. Diese müssen unmittelbar an die Ansatzstellen erfolgen, die sich keineswegs mit den vom Patienten angegebenen Schmerzbereichen zu decken brauchen. Dabei sollte das wasserlösliche Corticoid an den Sehnenansatz herangebracht werden, die intratendinöse Injektion aber wegen der Gefahr von Sehnennekrosen vermieden werden.

Als allgemein-medikamentöse Behandlung sind Corticoide kontraindiziert. Dagegen sind Sedativa in Anbetracht der vielfältigen psychischen Entstehungsursachen oft angezeigt.

Daneben stellen die Insertionstendopathien – wie viele andere Formen des Weichteilrheumatismus – die Indikation für physikalisch-therapeutische Maßnahmen dar. Dabei sind Kälteapplikationen nur bei ganz akuten Bildern angebracht. In der Mehrzahl bevorzugt der Patient schon von sich aus Warmanwendungen, die in steigender Intensität verordnet werden sollten. In diesem Rahmen können auch elektrotherapeutische Maßnahmen Anwendung finden, denen z.B. im Falle der *Bernard*'schen Ströme oder der Stangerbäder ein analgetischer Effekt innewohnt. Dezimeterwellen haben den Vorteil der hohen Eindringtiefe. Sekundäre Muskelverspannungen bedürfen der Lockerung, wie es mechanisch z.B. mit Hilfe der Unterwassermassage erreicht werden kann.

Beim Fersensporn kann unter Umständen eine ringförmige Schuheinlage die Belastung vermindern. Auch operative Abtragung ist möglich. Desgleichen bedarf das Gracilis-Syndrom operativer Sanierung.

Die Insertionstendopathie des Epicondylus humeri, die Epicondylitis – gleichermaßen bei Männern als auch bei Frauen vorwiegend im mittleren Lebensalter vorkommend – ist charakterisiert durch einen lokalen Schmerzzustand, häufiger an der Außenseite (Epicondylitis radialis humeri), seltener an der Innenseite (Epicondylitis ulnaris humeri) des Ellenbogengelenks. Die Schmerzen strahlen in die Unterarmmuskulatur aus. Druck auf die Sehnenansatzstellen oder Kontraktion der Muskulatur (Finger-, Streck- und Beugemuskulatur des Unterarms) verstärken den Schmerz.

Das Epicondylitis-Syndrom wird verursacht durch akute und chronische Reizerscheinungen der am Ellenbogen liegenden Muskelursprünge, oft ausgelöst durch Traumen und Mikrotraumen wie z.B. Kontusionen, falsche Bewegungen und chronische Überbelastungen. Die Epicondylitis tritt vorwiegend bei solchen Menschen auf, die berufsmäßig oder bei sportlicher Betätigung derartigen Schädigungsmomenten besonders stark ausgesetzt sind (Handwerker, Mechaniker, Straßen- und Bauarbeiter, Golf- und Tennisspieler). Die Folge dieser ständigen Reizerscheinungen äußert sich in einer chronisch rezidivierenden Insertionstendopathie, die bis zu einer Osteopathie mit Nekrosen fortschreiten kann. Besonders bei älteren Patienten ist die Epicondylitis oft begleitet von mehr oder weniger stark ausgeprägten arthrotischen Veränderungen im Ellenbogengelenk.

Das Zervikalsyndrom läßt sich von der typischen Epicondylitis schon klinisch leicht abtrennen. Bei der Periarthropathia humero-scapularis wird das Ellenbogengelenk häufig in die von proximal nach distal ausstrahlenden Schmerzen einbezogen, so wie beim Carpaltunnel-Syndrom, bei dem die Schmerzen von distal nach proximal ziehen können.

Die röntgenologische Untersuchung ergibt meist einen unauffälligen Befund; zuweilen findet man Verkalkungsherde im Bereich der Sehnenansatzstelle oder kleine Periostunregelmäßigkeiten sowie Osteophytenbildungen.

Therapeutisch können Vasodilatatoren oder Hyaluronidase-Präparate eingesetzt werden. Lokale Corticoid-

oder Anästhetika-Infiltrationen haben sich bewährt. Chirurgische Maßnahmen stellen eine ultima ratio dar.

Dupuytren'sche Kontraktur

Eine narbige Proliferation der Palmarfaszie, meist ulnar beginnend, führt zu den typischen Fingerbeugekontrakturen, die fast immer beidseits auftreten. Männer sind häufiger befallen als Frauen. Erbanlagen scheinen eine Rolle zu spielen. Ein überdurchschnittlich häufiges Zusammentreffen mit Lebererkrankungen wurde beschrieben.

Ein Therapieversuch mit Vitamin E ist allenfalls bei noch fehlender Bewegungseinschränkung angebracht. Die Radiotherapie im Anfangsstadium der Erkrankung ist aussichtsreich. Im voll manifesten Stadium hilft nur die operative Entfernung der Faszie.

Tendinopathien

Degenerative Erkrankungen der Sehnenverläufe gehen zuweilen mit knötchenartigen Verdickungen, den sogenannten Sehnenknoten, die äußerst druckschmerzhaft sein können, einher. Sie finden sich vorwiegend an den Beugesehnen der Finger, wo sie das klinische Bild des *schnellenden Fingers* hervorrufen können, werden aber beispielsweise auch im Bereich der Achillessehne angetroffen. Zuweilen kommt es dabei zu Verkalkungen, wie es im Bereich des Ligamentum nuchae beobachtet werden kann.

Tendovaginitiden

Tendovaginitiden können im Rahmen der chronischen Polyarthritis auftreten, finden sich aber auch als autochthone Krankheitsbilder meist nach mechanischen Überbeanspruchungen. Zu dem Schmerzgeschehen treten lokale Schwellung und evtl. Rötung hinzu. Man unterscheidet eine seröse von einer seroexsudativen und serofibrinösen Form. Sie können ganz akut oder auch chronisch verlaufen. Das Reibegeräusch der Tendovaginitis crepitans ist durch Fibrinauflagerungen in den Sehnenscheiden verursacht.

Die Tendovaginitis stenosans *de Quervain* stellt eine Sonderform dar, die man besonders bei Kleinkindern antrifft. Sie manifestiert sich bevorzugt im Sehnenfach des M. abductor pollicis longus und brevis. Eine Vernarbung nach vorausgegangener Entzündung ist Ursache der Sehnenscheidenverengung.

Ganglion

Hierbei handelt es sich um flüssigkeitsgefüllte, isolierte oder in Verbindung mit Gelenken oder Sehnenscheiden stehende, oft mehrkammerige Zysten.

Ganglien sind vorwiegend an der Streckseite des Handgelenkes anzutreffen. Meniskusganglien finden sich meist am lateralen Meniskus und können ein charakteristisches röntgenologisches Bild hervorrufen.

Therapeutisch kommt am ehesten die Exstirpation in Frage. Eine Spontanheilung ist möglich. Punktion des Ganglions und anschließendes Anlegen eines Druckverbandes kann versucht werden.

Periphere Kompressionssyndrome

Raumbeanspruchende Veränderungen an Sehnen oder Sehnenscheiden können in anatomisch vorgegebenen Engpässen nervale Kompressionen mit entsprechenden neurologischen Syndromen herbeiführen.

Schmerzen treten lokal auf, strahlen in charakteristischer Weise nach distal in das Versorgungsgebiet der betreffenden Nerven, aber auch nach proximal aus über afferente Bahnen.

Parästhesien sind typisch, Hypo- und Anästhesie kennzeichnen ausgeprägtere Bilder. Trophische Störungen und Muskelatrophien sind möglich.

Typisch ist die Zunahme der Beschwerden in der zweiten Nachthälfte, die Bewegungseinschränkung und Herabsetzung der groben Kraft vor allem morgens, die Schmerzregredienz und der Kraftwiedergewinn nach Bewegungen.

Am ehesten treffen wir solche Vorgänge im Rahmen einer echten rheumatischen Tenosynovitis an, wir begegnen ihnen aber auch posttraumatisch, in der Gravidität oder z.B. beim Myxödem. Das bekannteste dieser Syndrome mit Kompression des Nervus medianus, das *Karpaltunnel-Syndrom*, wurde als Komplikation der chronischen Polyarthritis beschrieben (s. dort).

Karpaltunnel-Syndrom

Auch der Nervus ulnaris kann Kompressionen unterliegen. Prädilektionsstellen hierfür liegen in Höhe des Handgelenkes und im Sulcus nervi ulnaris humeri, hier meist bedingt durch traumatische, seltener arthrotische Veränderungen des Ellenbogengelenks. Die sensiblen und motorischen Ausfälle entsprechen solchen einer Ulnarisläsion.

Beim seltenen *Tarsaltunnel-Syndrom* mit Kompression des Nervus tibialis unter dem Ligamentum laciniatum lokalisieren sich die Parästhesien in die Fußsohle. Von der durch Irritation der Nervi digitales hervorgerufenen *Morton'schen Metatarsalgie* läßt es sich abgrenzen, da bei letzterer der Druckschmerz in Höhe der Mittelfußköpfchen, beim Tarsaltunnel-Syndrom aber zwischen Fersenbein und Innenknöcheln lokalisiert ist.

Tarsaltunnel-Syndrom

Morton'sche Metatarsalgie

Eine Kompression des Nervus cutaneus femoris lateralis ist Ursache der *Meralgia paraesthetica nocturna*.

Meralgia paraesthetica nocturna

Die Therapie der rheumatisch verursachten Kompressionssyndrome besteht in entlastenden operativen Maßnahmen durch Ligamentspaltung oder Entfernung des tendosynovitischen Gewebes. Corticoid-Injektionen können vorübergehend Erleichterung bringen, beinhalten jedoch die Gefahr der Sehnenruptur.

Kompressionssyndrome der oberen Thoraxapertur siehe unter Zervikalsyndrome.

Bursopathien

Auch Bursitiden begegnen wir sowohl im Rahmen klassisch-entzündlicher rheumatischer Erkrankungen als auch als eigenständigen Leiden. Von letzteren werden Frauen – vor allem zwischen dem 40. und 60. Lebensjahr – häufiger befallen als Männer. Die Ursachen der unspezifischen Bursitiden sind mechanischer, traumatischer oder infektiöser Natur. Die Bursitiden zeichnen sich klinisch durch schmerzhafte Schwellung, Rötung sowie Überwärmung und Fluktuation aus. In den meisten Fällen findet man über der entzündlichen Bursa eine hypästhetische Hautinsel. Bewegung verstärkt die Schmerzen, Ruhe lindert sie. Sie strahlen meist entlang der Sehnen und Muskeln aus und können in manchen Fällen so stark sein, daß sie etwa mit einem Gichtanfall verwechselt werden können. Geht eine akute Bursitis in eine chronische Verlaufsform über, können Kontrakturen, Kapselschrumpfung sowie Muskelatrophien besonders bei Ruhigstellung des Gelenkes die Folge sein.

Die Bursitis calcarea zeigt röntgenologisch nachweisbare Kalkdepots. Man findet sie sehr häufig im Schulterbereich besonders bei der PHSC als Bursitis subacromialis bzw. subdeltoidea.

Prädilektionsstellen der Bursitiden sind außer der am häufigsten befallenen Schulterregion das Becken, die Knie- und Fußgelenke. Ein Druckschmerz über dem Trochanter major bei Periarthropathia coxae kann zwar bedingt sein durch eine Insertionstendinose des Musculus glutaeus medius, aber auch durch eine Bursitis, die wiederum gekennzeichnet ist durch Schwellung und Fluktuation über diesem Gebiet. Weiterhin findet man häufig die Bursitis praepatellaris, ausgelöst durch ständige mechanische Überbeanspruchung (Scheuerfrauenknie). Die übrigen Bursitiden im Kniegelenksbereich wie z.B. die Bursitis subpatellaris, subcutanea, infrapatellaris profunda etc. sind wesentlich seltener anzutreffen.

Die Achillobursitis im Fersenbereich kann sowohl entzündlich-rheumatischer Natur sein bei Spondylitis ankylopoetica oder chronischer Polyarthritis, aber auch durch Überbeanspruchung der Achillessehne, etwa beim Bergsteigen und Skifahren, entstehen.

Gelegentlich kann eine Bursitis auch Ursache einer Epicondylitis sein. Häufiger jedoch findet man die Bursitiden am Olecranon (Bursitis subcutanea olecrani, Bursitis intertendinea und Bursitis subtendinea olecrani).

Im Handgelenksbereich findet man kaum Bursitiden. Hier stehen die Tendopathien im Vordergrund.

Therapeutisch sprechen die rheumatisch bedingten Bursitiden gut auf antirheumatische medikamentöse Behandlung an. Bei den akuten Bursitiden bringt die Punktion des Exsudates mit anschließender Corticoid-Instillation gute Erfolge. Kälteanwendungen werden im akuten Stadium vom Patienten als angenehm empfunden.

Periarthropathia humeroscapularis

Periarthritis humeroscapularis
Periarthrosis humeroscapularis
Periartikuläre Fibrositis

Synonyma

Unter dem Krankheitsbild der Periarthropathia humeroscapularis werden alle <u>degenerativen</u> und zuweilen <u>sekundär entzündlichen</u> Prozesse der Schulterregion mit Sitz im periartikulären Gewebe – also <u>in den Sehnen</u>, <u>Schleimbeuteln</u> und <u>der Muskulatur</u> – zusammengefaßt. Es umfaßt Tendopathien, Tendomyosen und Bursopathien. Gemeinsame Hauptsymptome sind der Schulterschmerz und die Schultersteife.

Definition

Das Verhältnis der Häufigkeitsverteilung zwischen Frau und Mann beträgt ungefähr 2:1. Die Altersstufe von 50–60 Jahren wird bevorzugt befallen.

Häufigkeit und Vorkommen

Die Beweglichkeit im Schultergelenk wird durch das Zusammenspiel mehrerer Einzelgelenke ermöglicht, unterstützt durch Sehnen, Muskeln und Bänder. Das Humero-Skapular-Gelenk ist das Hauptgelenk. Es wird gebildet von dem mit hyalinem Knorpel überzogenen Humeruskopf und der relativ kleinen, oval geformten Gelenkpfanne des Schulterblattes. Diese kann ungefähr nur ein Drittel der Gelenkoberfläche des Humeruskopfes aufnehmen. Die Hauptbewegungsführung in diesem Gelenk erfolgt vorwiegend mittels einer Muskelsehnenmanschette, die gebildet wird aus den Sehnen der Musculi subscapularis, supraspinatus, infraspinatus und teres minor (Rotatorenmanschette) (Abb. 101).

Anatomische Vorbemerkungen

Das Subakromialgelenk wird vom Acromion, dem Coracoid und dem sie verbindenden Ligamentum coraco-acromiale mit dem Musculus deltoideus einerseits und der Oberseite des Tuberculum majus andererseits gebildet. Der Zwischenraum wird durch die Sehne des Musculus supraspinatus mit der darüberliegenden Bursa subacromialis ausgefüllt (Abb. 102).

Die Articulatio acromio-clavicularis und die Articulatio sterno-clavicularis sind Nebengelenke, denen jedoch keine eigentliche Gelenkfunktion zukommt, sondern die zur Verankerung der Clavicula an Acromion und Sternum dienen.

Ein besonderes Merkmal des Schultergelenkes besteht darin, daß es von der langen Bizepssehne durchzogen wird, welche der zusätzlichen Fixation des Humeruskopfes dient.

Hauptbewegungsarten sind die Elevation und die Rotation.

1. Elevation:

Die Elevation enthält drei Möglichkeiten: Die Bewegung des Armes nach vorn, nach hinten und zur Seite (Abduktion). Die maximale Ele-

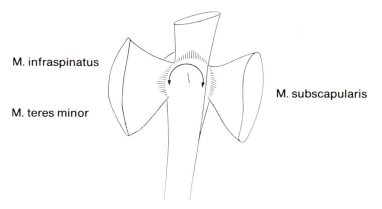

Abb. 101. Rotatorenmanschette (nach *Wagenhäuser*)

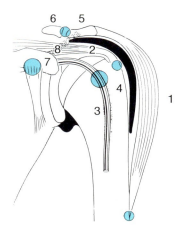

1 M. deltoideus
2 M. supraspinatus
3 lange Bizepssehne
4 Bursa subacromialis
5 Akromion
6 Clavicula
7 Proc. coracoideus
8 Lig. coracoacromiale
○ Druckschmerzpunkte

Abb. 102. Anatomie der an der Periarthropathia h. sc. beteiligten Strukturen

vation des Armes sowohl nach vorn als auch zur Seite beträgt 160–180°, wobei gleichzeitig mit der Abduktion eine Außenrotation des Humerus verbunden ist. Die maximale Elevation des Armes nach hinten liegt zwischen 45 und 60°.

2. Rotation:

Der maximale Rotationswinkel des Humerus setzt sich zusammen aus einer Innenrotation (90°) und einer Außenrotation (90°). Diese maximale Rotationsbewegung wird durch die sehr schlaffe Gelenkkapsel ermöglicht.

Bei der Inspektion sind die äußere Konfiguration (Schwellung und Rötung), evtl. vorhandene Muskelatrophien und die Art der Schonhaltung als Hinweis für die Schmerzintensität zu beachten.

Untersuchungsgang

Die Palpation hat folgende Hauptpunkte auf Druckschmerzhaftigkeit zu berücksichtigen:
Coracoid (Ursprung der kurzen Bizepssehne)
Tuberculum majus (Ansatz der Supraspinatussehne)
Tuberculum minus (Ansatz des Musculus subscapularis)
Subakromial ventral (Ansatz des Musculus teres minor)
Humeruskopf und Scapula dorsal (Ursprung des Musculus triceps brachi)
Sulcus intertubercularis (lange Bizepssehne).

Funktionsprüfungen erlauben das Ausmaß der vorhandenen Beweglichkeit festzustellen und eine allfällige Läsion zu lokalisieren.

Bei der Prüfung der Beweglichkeit im Schultergelenk geht man wie folgt vor:

1. Untersuchung der aktiven Bewegung, wobei bei jeder Bewegung sowohl auf die Schmerzhaftigkeit und Kraft sowie Amplitude geachtet werden muß.
2. Untersuchung der passiven Beweglichkeit, wobei vorwiegend auf die Schmerzhaftigkeit geachtet werden muß.
3. Bewegung gegen einen Widerstand. Hierbei wird sowohl die Schmerzhaftigkeit als auch die Muskelkraft der einzelnen Muskel-Sehnen-Gruppe festgestellt.
4. Von großer Wichtigkeit ist auch die Ausführung sogenannter zusammengesetzter Bewegungen, wie z.B. der Nackengriff (Abduktion, Retropulsion und Außenrotation) und der Rückwärtsgriff mit Messung des DVA (Abduktion, Retropulsion und Innenrotation).

Klinik

Die Periarthrosis humeroscapularis kann beide Schultern zur gleichen Zeit befallen. Meist manifestiert sie sich jedoch auf der stärker belasteten Seite.

Wir unterscheiden die akute PHSC von der einfachen chronischen PHSC, die durch Versteifung kompliziert werden kann (PHSC ankylosans oder frozen shoulder), und die PHSC pseudoparetica.

Akute PHSC

Das Hauptmerkmal bei der akuten Form der PHSC besteht in ihrem plötzlichen Auftreten, meist nach vorausgegangener Belastung oder unbestimmter Bewegung. Charakteristisch ist ein intensiver Dauerschmerz mit peripherer Ausstrahlung und reflektorischer Ruhigstellung des Schultergelenkes. Der Patient legt den Arm in Schonhaltung an den Thorax und stützt ihn rechtwinklig abgebogen am Ellenbogen mit der anderen Hand. Die vollkommene Bewegungssperre erweist sich im Gegensatz zur ankylosierenden Form der PHSC bei der Untersuchung in Narkose als scheinbar.

In vielen Fällen sind zugleich periphere vegetative Symptome, wie z.B. Parästhesien und Zyanose, nachweisbar. Als Ursache werden akute lokale entzündliche Veränderungen, z.B. Sehnenverkalkungen der Supraspinatussehne, evtl. mit Einbruch der Kalkmassen in die Bursa subacromialis, angenommen.

Meist klingen die Krankheitserscheinungen bei entsprechender frühzeitiger Behandlung binnen weniger Tage oder Wochen wieder vollständig ab. Ein Übergang von dieser akuten PHSC in die versteifende Form wird nur in ganz seltenen Fällen beobachtet.

Einfache chronische PHSC

Ihr liegen Tendinosen im Bereich der Rotatorenmanschette der Supraspinatus- oder der Bizepssehnen zugrunde. Im Gegensatz zur akut auftretenden PHSC ist bei dieser Form der Schmerzbeginn meist langsam und oft so unbedeutend, daß er vom Patienten kaum wahrgenommen wird. Schmerzen, die meist nur bei bestimmten Bewegungen – so bei Abduktion und Rotation – auftreten und vorwiegend nachts vorkommen, vor allem beim Liegen auf der Schulter, sind oft nicht genau lokalisierbar. Sie strahlen zuweilen bis in die Finger aus. Die passive und aktive Beweglichkeit im Schultergelenk ist meist weitgehend erhalten und lediglich endgradig schmerzhaft.

Je nachdem, ob der PHSC simplex eine Affektion der Supraspinatus- oder der Bizepssehne zugrundeliegt, unterscheiden sich die Untersuchungsbefunde.

Bei Befall der Supraspinatussehne ist ein Druckschmerzpunkt am Sehnenansatz, dem Tuberculum majus, zu ermitteln.

Der Arm kann bis fast zur Horizontalen seitlich gehoben werden. Dann jedoch treten Schmerzen auf, wenn die irritierte Supraspinatussehne das Dach des Subakromialgelenkes, gebildet aus Acromion, Ligamentum coraco-acromiale und Coracoid, passiert. Danach gelingt die weitere seitliche Elevation wieder mühelos und schmerzfrei. Derselbe Vorgang spielt sich beim Senken des Armes in umgekehrter Reihenfolge ab.

Bei Befall der langen Bizepssehne ist der Druckschmerzpunkt mehr ventral im Sulcus intertubercularis gelegen. Bewegungen, an denen der Bizeps beteiligt ist, wie Beugung des Vorderarmes und Schürzengriff, sind schmerzhaft eingeschränkt.

Ankylosierende PHSC

Die PHSC ankylosans ist Folge einer Kapselschrumpfung. Sie entwickelt sich meist aus einer chronischen PHSC. Seltener geht sie aus einer akuten Form hervor. Aber auch Zervikobrachialsyndrome oder eine Hemiplegie kommen ursächlich in Frage. Die Übergänge zum Schulter-Hand-Syndrom sind fließend. Das Hauptsymptom dieser Periarthrosis ist die Gelenkblockierung, von welcher Rotation und

Abduktion als erste betroffen werden. Bei der Beweglichkeitsprüfung muß das Schulterblatt fixiert werden, da sonst durch Mitbewegung desselben eine Abduktionsfähigkeit vorgetäuscht wird.

Bei lange bestehender Versteifung der Schultergelenke kann es zu einer Atrophie der Muskulatur im Schulterbereich kommen. Der Verlauf der PHSC ankylosans ist oft langwierig und kann sich über viele Wochen bis Monate, in manchen Fällen über Jahre, erstrecken.

Ursache der PHSC pseudoparetica ist ein Einriß der Rotatorenmanschette bei starker Belastung, z. B. beim Fallen auf den ausgestreckten Arm oder schwerem Heben. Diese schmerzhafte Ruptur tritt meist bei degenerativen Veränderungen im Sehnengebiet auf, hervorgerufen durch ständiges Reiben der Sehnen zwischen dem Engpaß Tuberculum majus und Acromion. Die klinische Symptomatik ähnelt derjenigen, die man bei einer Läsion des Plexus brachialis findet, jedoch ohne neurologische Ausfälle: Außenrotation und Abduktion sind unmöglich geworden. Der Humeruskopf ist höher getreten. Die passive Beweglichkeit ist uneingeschränkt, doch kann der vom Untersucher seitlich hochgehaltene Arm nicht vom Patienten aktiv gehalten werden.

Pseudoparetische PHSC

Die Diagnose der PHSC ist nur klinisch zu stellen. Der positive Röntgenbefund dient lediglich der weiteren Spezifizierung. Der negative Röntgenbefund entkräftet die klinische Diagnose in keinem Falle.

Röntgen

Die Bedeutung der Röntgenuntersuchung der Schulter für die PHSC liegt zum einen in der Feststellung von Fissuren, Frakturen und Luxationen und zum anderen in der Darstellung evtl. vorhandener Verkalkungsherde im periartikulären Gewebe. Diese Verkalkungsherde kommen in vielen Fällen trotz oft nur einseitiger klinischer Manifestation bilateral vor. Sie sind fakultativ reversibel. Sie können auch jahrelang symptomlos bleiben, um dann plötzlich eine schmerzhafte Schultersteife zu verursachen. Der bevorzugte Sitz solcher Verkalkungen liegt im Bereich der Supraspinatussehne und auch im Bereich der Bursa subacromialis und subdeltoidea. Diese Verkalkungsherde, die oft durch die Projektion des Humeruskopfes verdeckt sein können, kann man manchmal nur durch Röntgenaufnahmen in verschiedenen Rotationsstellungen zur Darstellung bringen (Abb. 103).

Als Standardaufnahme sollte routinemäßig sowohl eine Aufnahme in Außenrotation als auch in Innenrotation angefertigt werden. Axiale Schultergelenksaufnahmen sind nur dann erforderlich, wenn der Verdacht auf eine Fraktur oder Luxation vorliegt, oder zur besseren Beurteilung des Tuberculum minus. Eine anterior-posterior-Aufnahme bei elevier-

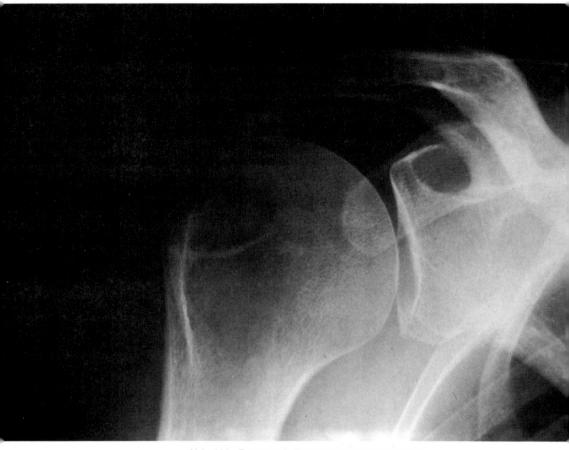

Abb. 103. Bursaverkalkung subacromial bei *Phs*

tem und außenrotiertem Oberarm gewährleistet eine noch bessere Beurteilung evtl. knöcherner Veränderungen am Tuberculum minus und der Crista tuberculi minoris und gibt gleichzeitig einen guten Einblick in das Acromio-Clavicular-Gelenk. Zur Beurteilung einer Tendosynovitis bicipitalis dient die axiale Aufnahme des Sulcus bicipitalis. Man achte hier auf Form und Größe des Sulcus und auf ossäre Veränderungen in diesem Bereich.

Zur sicheren Diagnosestellung einer Perforation oder Ruptur des Sehnenmantels sowie zur Feststellung einer Kapselschrumpfung bedient man sich der Luft- oder Kontrastmittelarthrographie. Bei einem normalen Kontrastmittelarthrogramm können durch den Austritt des Kontrastmittels ins paraartikuläre Gewebe die vorhandenen Rißstellen im Kapselbereich und im Bereich der Muskelsehnenmanschette nachgewiesen werden.

Durch die Anfertigung eines Luftarthrogramms erzielt man eine gute Darstellung sowie Beurteilung des Gelenkknorpels des Humerus, der als feine graue Sichel erkennbar ist. Weiterhin erreicht man durch das Luftarthrogramm auch eine gute Darstellung der langen Bizepssehne in ihrem intraartikulären Anteil.

Labor

Laborchemisch weist die PHSC keine Besonderheiten auf. Untersuchungen sind lediglich zum Ausschluß anderweitig zugrundeliegender Erkrankungen notwendig.

Differentialdiagnose
Omarthritis

Eine bakterielle Arthritis geht meist mit Fieber einher. Eine Gelenkpunktion bringt hier die Klärung der Diagnose. Bei der tuberkulösen Arthritis kommt es meist nach einigen Wochen zu typischen Knochenläsionen zwischen oberem Kopfpol und Tuberculum majus, die röntgenologisch gut nachweisbar sind.

Im Verlaufe der chronischen Polyarthritis und Spondylitis ankylopoetica können Omarthritiden auftreten.

Zervikal-Syndrom

Zervikale Syndrome und zervikobrachiale Syndrome können eine PHSC vortäuschen. Funktionsprüfungen des Schultergelenkes und der HWS sowie der Röntgenbefund ermöglichen die Abklärung.

Omarthrose

Die Arthrose des Humero-skapular-Gelenks ist röntgenologisch gut erkennbar.

Gefäßbedingter Schulterschmerz

Schulterschmerzen, die durch Veränderungen im Gefäßgebiet bedingt sind, findet man beim *Paget-v. Schroetter*-Syndrom und beim Scalenus-anticus-Syndrom.

Dem *Paget-v. Schroetter*-Syndrom liegt eine Thrombose der Vena axillaris bzw. Vena subclavia, dem *Scalenus-anticus*-Syndrom eine arterielle Durchblutungsstörung zugrunde.

Das *Scalenus-medius*-Syndrom verursacht dagegen über den Nervus dorsalis scapulae Schmerzen im Schulterblattbereich.

Therapie

Im akuten Stadium sind Ruhigstellung und lokale Kälteanwendungen angebracht. Periartikuläre Infiltrationen an die Orte größter Druckschmerzhaftigkeit mit Anästhetika oder Kortikoiden bringen oft wesentliche Schmerzregredienz.

Später sind Wärmeanwendungen angezeigt mit hyperämisierendem und muskellockerndem Effekt. Vor allem aber muß durch entsprechende krankengymnastische Übungen die Beweglichkeit im Schultergelenk wiederhergestellt werden.

Chronische Fälle sprechen zuweilen gut auf eine konventionelle Radiotherapie an.

Die ›frozen shoulder‹ kann eine Mobilisierung in Narkose, Rupturen können eine operative Korrektur erforderlich machen. Medikamentös müssen nach Bedarf Analgetika und Antiphlogistika gegeben werden.

Schulter-Hand-Syndrom

Das Schulter-Hand-Syndrom ist die häufigste Reflexdystrophie. Darunter werden reflektorisch bedingte Schmerzsyndrome verstanden, die mit motorischen Störungen bis zur Atrophie, vasomotorischen Reaktionen, Weichteilschwellungen und mit charakteristischer Osteoporose einhergehen.

Das Schulter-Hand-Syndrom ist gekennzeichnet durch eine PHSC ankylosans und eine *Sudeck*'sche Dystrophie der Hand. Es tritt meist einseitig und nur äußerst selten doppelseitig auf.

Neben Erkrankungen des Schultergelenkes entzündlicher und traumatischer Natur tritt das Schulter-Hand-Syndrom vor allem bei primär nichtrheumatischen Erkrankungen auf, etwa im Anschluß an die früher geübte Immobilisation nach Myokardinfarkt und bei Tumoren, so dem *Pancoast*-Tumor und anderen Bronchialkarzinomen sowie Tumoren des Zentralnervensystems, weiterhin nach Hemiplegien. Nicht zuletzt lassen sich oft psychische Ursachen aufdecken und müssen andererseits viele Fälle als idiopathisch angesehen werden.

Das Schulter-Hand-Syndrom ist gekennzeichnet durch eine schmerzhafte Bewegungseinschränkung der Schulter mit oder ohne Muskelatrophie, Steifigkeit im Bereich der Hand- und Fingergelenke mit Bewegungseinschränkung und Beugekontrakturen der Fingergelenke, ferner durch Weichteilschwellung, vor allem auf dem Handrücken, durch vasomotorische Fehlregulationen, z.B. in Form kalter Hände und Hautmarmorierung mit Hyperhidrosis der Handinnenflächen.

Röntgenologisch imponiert im ausgeprägten Stadium des Syndroms die für den *Sudeck* typische fleckförmige Osteoporose des Handskeletts. Im Bereich des Schultergelenks bleibt die Osteoporose dagegen mehr diffus.

Selbstverständlich bedarf eine allfällige Grundkrankheit der Behandlung. Stellatumblockaden werden empfohlen. Am wirksamsten erweist sich aber eine gezielte aktive und passive physikalische Therapie.

Periarthropathia coxae

Der Hüftgelenks-Periarthrose liegt meist eine Insertionstendopathie, seltener eine Bursitis, zugrunde. Sie wird meist durch Traumen oder Mikrotraumen sowie Überbeanspruchung verursacht. Es werden vorzugsweise Patienten im mittleren Lebensalter befallen, Frauen etwas häufiger als

Männer. Hauptsymptome dieser Periarthrosis coxae sind Schmerz und Funktionseinschränkung. Der Schmerz wird meist lokalisiert im Bereich des Trochanter major, der Spina ilica superior und inferior, der Leistengegend und Schambeingegend angegeben. Er strahlt oft in Gesäß und Knie seitlich am Oberschenkel aus und wird meist sowohl in Ruhe, vor allem beim Liegen auf der entsprechenden Seite, als auch bei Bewegung verspürt. Die Adduktion und Innenrotation ist häufig eingeschränkt. Der Trochanter major ist druckschmerzhaft.

Röntgenologisch ist des öfteren ein Kalkherd in den periartikulären Weichteilen nachweisbar, oder es finden sich Periostosen an den Sehnenansatzstellen. Laborchemisch ist das Leiden stumm.

Die Schmerzbekämpfung kann durch lokale Infiltration von Anästhetika mit oder ohne Corticosteroiden erfolgen.

Differentialdiagnostisch ist an eine beginnende Coxarthrose und an die hier bevorzugt anzutreffende Pannikulose zu denken.

Insertionstendopathien des Kniegelenks (*Periarthrosis genu*) treten meist in Verbindung mit einer Gonarthrose auf.

Sternokostale Syndrome

Unter dem *Tietze*-Syndrom, dem eine Osteochondrose der Sternokostalgelenke zugrunde liegen soll, werden schmerzhafte Weichteilschwellungen über den Sternokostalgelenken verstanden. Diese können über Jahre bestehen bleiben. Besonders häufig sind das 2. und 3. Sternokostalgelenk befallen. Der Röntgenbefund ist meist unergiebig.

Tietze-Syndrom

Das von *Fiegel* beschriebene sogenannte chrondrokostale Präkordialsyndrom scheint eine Variation des *Tietze*-Syndroms darzustellen. Ihm sollen perichondritische Reizzustände zugrundeliegen. Es manifestiert sich in Angina-pectoris-ähnlichen linksseitigen Präkordialschmerzen im Ruhezustand mit typischen Druckstellen an den linksseitigen Sternokostalgelenken 2–4. In der Pathogenese spielen monotone Bewegungen und Zwangshaltungen eine Rolle.

Chondrokostales Präkordialsyndrom

In diesen Formenkreis gehört auch die schmerzhafte Chondrose und Perichondrose der Synchondrosis superior des Sternums, die außerordentlich selten und entsprechend auch wenig bekannt ist. Klinisch imponiert eine in kurzer Zeit entstehende druckschmerzhafte Schwellung. Beschwerden treten bei allen Thoraxbewegungen – so vor allem auch beim Atmen und Husten – auf. Die Schmerzen strahlen in den Schultergürtel und die oberen Extremitäten sowie in den

Synchondrosis manubriosternalis

Nacken aus. Der Röntgenbefund mit unregelmäßigen Konturierungen der Synchondrose und Randsklerosierungen sowie irregulären Entkalkungen kann durchaus dem bei Synchondritis infolge c.P. oder Spondylitis ankylopoetica, also einem destruierenden Prozeß, ähneln. Ein gemeinsames Vorkommen dieses Krankheitsbildes mit dem *Tietze*-Syndrom oder Übergänge bestätigen die Verwandtschaft beider Krankheitsbilder.

Therapeutisch sind Antirheumatika, lokale Infiltrationen mit Anästhetika oder Kortikoiden und Wärmeanwendungen angebracht.

Pannikulose

Synonyma Zellulitis
Rheumatismus des subkutanen Fett- und Bindegewebes

Definition Die Pannikulose stellt kein eigenes Krankheitsbild, sondern nur eine degenerative, narbige Veränderung des subkutanen Gewebes dar.

Vorkommen Durch Organisation von Exsudatbildungen zwischen Faszien und Epidermis kommt es unter Vermehrung des Bindegewebes zu Veränderungen der Textur. Vorwiegend findet man das Bild bei adipösen Frauen in der Menopause bzw. im Klimakterium. Störungen im hormonellen Bereich werden deswegen neben solchen des Wasser- und Fettstoffwechsels ursächlich angeschuldigt. Daneben schreibt man mechanischen und psychischen Faktoren eine Bedeutung in dieser Hinsicht zu. Die obengenannten Texturveränderungen rufen Änderungen der Hautoberfläche hervor. Höckerungen und Einziehungen entsprechen dem Matratzen-Phänomen. Grobporiges Aussehen bedingt das Zitronenschalenphänomen. Das Unterhautfettgewebe weist eine deutliche Konsistenzvermehrung und körnige Beschaffenheit auf. Die Haut ist auf ihrer Unterlage nur sehr schwer verschieblich. Hauptsächlich finden sich diese Veränderungen im Nacken-Schulter-Bereich, an den Oberschenkeln und in der Gesäßregion sowie in Höhe des oberen Abdomens (Abb. 104).

Klinik Die Pannikulose ist durch einen typischen Roll- und Kneifschmerz des subkutanen Fettgewebes charakterisiert, der als schneidend-stechend empfunden wird und noch über Stunden anhalten kann. Nicht selten wird eine Zunahme nach Wärmeanwendungen angegeben. Pseudoradikuläre Schmerzausstrahlungen kommen vor.

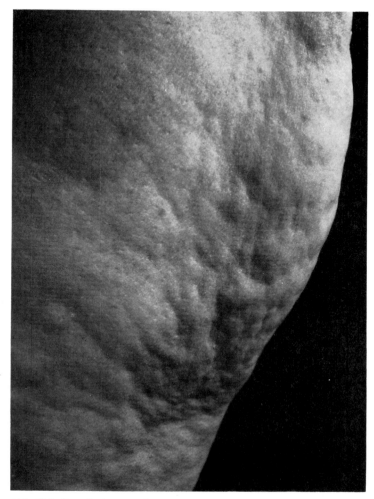

Abb. 104. Pannikulose am Oberschenkel

Beim Muskelhartspann und den Myogelosen sind die Verhärtungen tiefer lokalisiert. Die Haut ist über dem betroffenen Gebiet gut verschieblich.

Die sogenannte Meralgia paraesthetica nocturna – bedingt durch Einklemmung des N. cutaneus femoris lateralis unter dem Leistenband – tritt im Gegensatz zur Pannikulose nur einseitig auf.

Die entzündliche Pannikulitis *Weber-Christian* ist gekennzeichnet durch chronisch rezidivierende knötchenförmige Entzündungsprozesse im subkutanen Gewebe. Sie wird häufig beobachtet im Anschluß an Streptokokken-Infektionen, Typhus und Coli-Sepsis. Auch sie tritt vorwiegend bei fettleibigen Frauen auf, geht aber im Unterschied zur Pannikulose mit klinischen Allgemeinerscheinungen und Fieber einher. Der Vermehrung des Kollagengewebes in der Subkutis gehen leukozytäre Infiltrationen und Fettgewebsnekrosen

Differentialdiagnose
Muskelrheumatismus

Meralgia paraesthetica nocturna

Pannikulitis *Weber-Christian*

voraus. In der Subkutis tastet man meist symmetrisch angeordnete schmerzhafte Knoten verschiedener Größe, über denen die Haut gerötet ist. Sie sind bevorzugt am Stamm und an den Extremitäten zu finden. Unter Dellenbildung gehen sie nach Wochen und Monaten zurück. Eine eitrige Einschmelzung wurde nicht beobachtet (Pannikulitis nodularis nonsuppurativa).

Lipogranulomatose

Im Gegensatz zur Pannikulitis *Weber-Christian* zeigt die Lipogranulomatose *Rothmann-Makai* weder klinisch noch laborchemisch Entzündungszeichen. Hier heilen die akut aufgebrochenen, bis hirsekorngroßen subkutanen Knotenbildungen oder flächenhaften Plaques charakteristischerweise ohne Dellenbildungen ab.

Lipomatose

Zu den herdförmigen idiopathischen Pannikulosen zählen auch die Lipomatosis nodosa und der M. *Derkum*, die Lipomatosis dolorosa. Erstere tritt vorwiegend bei Frauen im jüngeren Alter auf. Hierbei erreichen die knotenartigen Gebilde im subkutanen Fettgewebe Kirschkern- bis Hühnereigröße. Sie finden sich bevorzugt am Stamm und an den Extremitäten.

M. Derkum

Beim M. *Derkum* zeigen die Fettgewebsknoten oft symmetrische Anordnung. Sie sind in typischer Weise schmerzhaft. Frauen in der Menopause werden bevorzugt befallen.

An Xanthome, Rheumaknoten, das Erythema nodosum und den Lupus pernio soll nur erinnert werden.

Therapie

In den meisten Fällen bedarf die Pannikulose keiner Behandlung. Bei starker Schmerzhaftigkeit sind eher Kälteanwendungen angezeigt. Unterwassermassagen und lokale Bindegewebsmassagen werden als angenehm empfunden. Infiltrationsbehandlungsversuche mit Lokalanästhetika sind bei starker Schmerzhaftigkeit angebracht.

Von den in der Laienpresse stark propagierten Isomucase-Präparaten ist ein nachhaltiger Erfolg kaum zu erwarten.

Funktionelle Myopathien

Synonyma

Myalgisches Syndrom
Tendomyose, Myose
Muskelrheumatismus
Muskuläres Überanstrengungssyndrom
Myalgien

Klinik

Das hervorstechendste Merkmal dieser Muskelsyndrome ist der Muskelschmerz, die Myalgie.

Nach körperlicher Ruhe ist er oft am ausgeprägtesten und bessert sich durch Bewegung.

Weiterhin sind palpable Veränderungen der Muskelbeschaffenheit typisch, der flächenhafte oder strangförmige Muskelhartspann und die umschriebene Myogelose.

Nacken-, Schulter- und Rückenmuskulatur mit ihrer vorwiegend isometrischen Haltearbeit sind besonders prädestiniert.

Funktionelle Syndrome treten primär und sekundär auf.

Bekanntestes myalgisches Syndrom dürfte der sogenannte Muskelkater nach Überanstrengungen sein.

Überlastung des Musculus tibialis posterior mit Druckschmerz an der medialen Schienbeinkante entspricht dem *Tibiakanten-Syndrom,* das in leichter Form bei Fußinsuffizienz auftreten kann. Stärkere lokale Überanstrengungen oder Traumen können sogar zu ischämischer Muskelnekrose führen.

Länger bestehende Zwangshaltungen und einförmige Bewegungsabläufe, wie sie von der Sekretärinnenarbeit des Schreibmaschinenschreibens und vom Autofahren her bekannt sind, können Myalgien hervorrufen; aber auch Kälte und Nässe wirken auslösend. Oft aber sind Verspannungszustände der willkürlichen Muskulatur Ausdruck innerer, seelisch und gemütsmäßig bedingter Krampfhaltungen, die auf diese Weise somatisiert werden (psychogener Rheumatismus).

Als Sekundärsymptom begegnen wir reflektorischen Tendomyosen bei degenerativen Veränderungen der Wirbelsäule, der Gelenke, Sehnen und Bänder. Das so zahlreiche Vorkommen dieser Leiden bedingt die Häufigkeit der Myalgien und Myogelosen. Dabei läßt die Beteiligung der Muskulatur zuweilen erst die primär zugrundeliegenden Krankheitsbilder manifest werden.

Laborchemisch bleiben funktionelle Myopathien stumm.

Therapie

Für die funktionellen Myopathien stellen physikalische Anwendungen die Therapie der Wahl dar. Wärmeanwendungen und Massagen wirken den Verspannungen entgegen. Geeignete bewegungstherapeutische Maßnahmen erhöhen den muskellockernden Effekt. Weiterhin dienen sie dem Muskeltraining, das durch angemessene sportliche Betätigung erweitert werden kann. Es wirkt rehabilitierend und präventiv zugleich.

Medikamentös sind unter Berücksichtigung der psychogenen Mitursachen Psychopharmaka angebracht. Dabei bietet Diazepam neben der zentral beruhigenden und entspannenden Wirkung den Vorteil gleichzeitiger Muskelrelaxierung und wird deswegen bei diesen Krankheitsbildern bevorzugt eingesetzt. Im Vordergrund dieses günstigen Effektes von Diazepam gerade bei den funktionellen Myopathien dürfte aber wohl die psychotrope Wirkung des Medikamentes stehen.

Differentialdiagnose

Der Patient sollte über Mechanismus und Entstehungsursachen seiner Beschwerden aufgeklärt werden, damit die Einsicht in die Vorgänge ihm genügend Motivation zur Weiterführung der Anwendungen und Übungen gegen Bewegungsarmut und einseitige Dauerbeanspruchung gibt.

Differentialdiagnostisch sind vor allem die wesentlich seltener vorkommenden Myositiden auszuschließen.

Virus- und Infektionskrankheiten können mit Myositiden einhergehen. Am bekanntesten sind in dieser Hinsicht die Grippeerkrankungen. Auch die *Bornholm*'sche Krankheit wird von einem Virus – und zwar aus der Coxsackie-B-Gruppe – hervorgerufen. Bakterielle und noch mehr parasitäre Muskelerkrankungen sind ausgesprochen selten. Myositiden auf allergischer Basis kommen vor.

Gelegentlich ist die Muskulatur beim rheumatischen Fieber beteiligt und läßt dann die typischen *Aschoff-Geipel*'schen Knötchen histologisch erkennen.

Die chronische Polyarthritis und die Kollagenkrankheiten können histologisch zuweilen interstitielle Entzündungszeichen aufweisen. Dabei handelt es sich, wie auch bei den anderen vorangehenden Begleitmyositiden, um interstitielle Herdmyositiden. Im Gegensatz dazu stellt die Dermatomyositis oder – im Falle fehlender Hautbeteiligung – die Polymyositis eine primäre parenchymatöse Myositis dar. Sie begegnet uns in der Praxis allerdings sehr selten.

Auch Myopathien bei peripheren neurogenen und einigen endokrinen Erkrankungen, wie solchen der Schilddrüse oder Nebennieren, und vaskulär bedingte Bilder, wie z. B. bei der Panarteriitis, sind weniger durch Schmerzen als vielmehr durch Funktionseinbuße und Atrophie gekennzeichnet.

Laborchemisch sind mit Gewebsuntergang einhergehende Myositiden charakterisiert durch eine Erhöhung der Muskelenzyme im peripheren Blut, so vor allem der Kreatininphosphokinase. Als Allgemeinerkrankungen verursachen sie zudem unspezifische Entzündungszeichen mit Dysproteinämie und BSG-Erhöhung. Auch die Elektromyographie kann hierbei charakteristische Bilder zeigen. Letztlich steht zur Abklärung die Muskelbiopsie zur Verfügung.

Polymyalgia rheumatica

Definition

Die Polymyalgia rheumatica ist eine durch Schmerzen im muskulären Bewegungsapparat, vorwiegend des oberen Stammes, gekennzeichnete Allgemeinerkrankung mit ausgeprägten humoralen Entzündungszeichen, die durch ihre häufige Kombination mit der Arteriitis temporalis in die Nähe der Kollagenosen rückt, deren Ätiologie aber unklar ist.

Die Polymyalgia rheumatica ist eine Alterskrankheit. Sie manifestiert sich selten vor dem 60. Lebensjahr. Frauen werden häufiger befallen als Männer.

Klinik

Die Erkrankung setzt akut oder chronisch schleichend ein. Charakteristisch sind ziehende Schmerzen und Steifigkeitsgefühl in stammnahen Muskelpartien, vorwiegend des Schultergürtelbereichs, weniger häufig des Kreuzbeinbereiches mit Ausstrahlung in die Extremitäten. Die Beschwerden sind morgens stärker und lassen im Laufe des Tages nach. Gelenke sind nicht betroffen.

In einem hohen Prozentsatz der Fälle – die Angaben liegen um 50% – geht die Erkrankung mit einer Arteriitis temporalis mit dem histologischen Bild der Riesenzellarteriitis einher. In diesen Fällen gesellt sich der typische Schläfenkopfschmerz zu dem übrigen Bild.

Mäßige Temperaturerhöhungen können auftreten. Nicht selten macht sich die Arteriitis temporalis in einer deutlichen Schlängelung des Gefäßes bemerkbar. Auch ohne klinische Hinweise auf eine Arteriitis temporalis sollte immer eine Probeexzision bei Vorliegen einer Polymyalgie vorgenommen werden. Ansonsten fehlen typische klinische Hinweiszeichen, insbesondere eine Muskelatrophie. Lediglich die schmerzhafte Bewegungseinschränkung wird dem Patienten, vor allem am Morgen, nach längerer Ruhezeit sehr deutlich.

Das Allgemeinbefinden ist oft beeinträchtigt. Die Erkrankung zieht sich über Monate bis zu etwa 2 Jahren hin und zeigt dann Remissionstendenz.

Labor

Im Gegensatz zum mageren objektiven Lokalbefund steht der Ausfall der Laboruntersuchungen, der eine hohe Entzündungsaktivität widerspiegelt. Die BSG ist auf Werte zwischen 50 und 100 mm in der 1. Stunde erhöht. Eine Dysproteinämie dokumentiert sich elektrophoretisch in einer α- und/oder γ-Globulinvermehrung und einer Fibrinogenerhöhung. In typischer Weise ist der Eisengehalt des Serums erniedrigt. Rheumafaktoren sind nicht nachweisbar, Muskelenzyme nicht vermehrt.

Differentialdiagnose

Die Polymyalgia rheumatica ist eine Ausschlußdiagnose. Entzündliche rheumatische Gelenkleiden, Kollagenosen und Paraneoplasien kommen differentialdiagnostisch am ehesten in Betracht. Eine echte Myositis läßt sich histologisch im Muskelbiopsiepräparat erkennen und geht zudem mit typischen Muskelenzymerhöhungen einher. Paraproteinosen sind laborchemisch erkennbar.

Therapie

Bisher haben sich lediglich Corticoide in der Therapie der Polymyalgia rheumatica bewährt. Sie müssen in Anbetracht des langwierigen Verlaufs der Erkrankung als Langzeittherapie konzipiert werden, d.h. unter laufender ärztlicher Überwachung und in der niedrigst möglichen Dosierung. Ein promptes Ansprechen auf eine einmalig verabreichte Corticoiddosis ist im Sinne der Diagnose verwertbar. Die Erhaltungsdosis sollte in Abhängigkeit vom Ausfall der Laboruntersuchungen und vom klinischen Befund etwa bei 7,5 mg Prednisolonäquivalent gehalten werden, wobei allerdings das Risiko eines Rezidivs umgangen werden muß. Die Initialbehandlung erfordert meist Dosen um 30–50 mg Prednisolon-Äquivalent. Bei gleichzeitigem Vorliegen einer Arteriitis temporalis können höhere Dosen notwendig werden.

Stoffgruppenverzeichnis

Generic name (*Sachbezeichnung)	Handelsname (geschütztes Warenzeichen)	Firma
*Acetylsalicylsäure	Acetylin	v. Heyden
	Apyron	Wülfing
	Aspirin	Bayer
	Aspro	Nicholas
	Colfarit	Bayer
*Alclofenac	Neoston	Beiersdorf
Allopurinol	Allopurinol „Efeka"	Efeka
	Allupurinol retard	ICN-Pharma, Eschwege
	Allopurinol „Siegfried"	Siegfried
	Bleminol	Desitin
	Epidropal	Fresenius
	Foligan	Henning
	Urosin	Boehringer, Mannheim
	Zyloric	Wellcome
*Aurothioglucose	Aureotan	Byk-Gulden
*Aurothiomalat-Na = Natriumaurothiomalat	Tauredon	Byk-Gulden
Azapropazon als Dihydrat	Prolixan 300	Siegfried
*Benzathin-Penicillin-G	Tardocillin	Bayer
Benzbromaron	Uricovac	Labaz
Betamethason	Betnesol	Glaxo
	Celestan	Byk-Essex
Bumadizon als Ca-Semihydrat	Eumotol	Byk-Gulden
Corticotrophin = ACTH	Acethropan	Hoechst
	Acortan simplex	Ferring
	ACTH-Depot	Schering
	ACTH Uvocal	Dr. Mulli
	Depot-Acethropan	Hoechst
Dexamethason	Auxiloson	Thomae
	Decadron	Sharp u. Dohme
	Dexamethason „Berco"	Vertr.: Funke
Dexamethason	Dexamethason „Ferring"	Ferring
	Dexa-Scheroson	Schering
	Fortecortin	Merck
	Millicorten	Ciba
Diazepam	Valium Roche	Hoffmann-La Roche
D-Penicillam (s. unt. P)		
Dimercaprol = Sulfactin = BAL	BAL	Päsel
	Sulfactin-Homburg	Homburg

Generic name (*Sachbezeichnung)		Handelsname (geschütztes Warenzeichen)	Firma
Erythromycin			
	als Stearat	Erycinum	Schering
		Erythrocin	Abbott
	als Stearat	Erythromycin „Durachemie"	Durachemie
	als Propionylester-Laurylsulfat	Neo-Erycinum	Schering
	do.	Neo-Ilotycin	Lilly
	als Aethylsuccinat	Paediathrocin	Abbott
Flufenaminsäure		Arlef	Parke Davis
		Surika	Thiemann
Fluocortolon		Ultralan	Schering
*Goldkeratinat		Auro-Detoxin	Wülfing
Hydrocortison als Na-Salz		Actocortin	Ankermann
Ibuprofen		Brufen	UCB-Chemie
Indometacin		Amuno	Sharp u. Dohme
Methylprednisolon		Depo-Medrate	Upjohn
als Acetat		Medrate	Upjohn
		Urbason	Hoechst
*Mucopolysaccharidasen		Isomucase	Pharmakos
*Mucopolysaccharidpolyschwefelsäureester		Arteparon	Luitpold
		Depot-Eleparon	Luitpold
		Eleparon	Luitpold
Nifluminsäure		Actol	v. Heyden
Oxyphenbutazon		Tanderil	Thomae
Paramethason als Acetat		Monocortin	Grünenthal
Penicillamin		Metalcaptase	Heyl, Vertr.: Knoll
Penicillamin		Trolovol	Bayer
Phenylbutazon		Butazolidin	Thomae
		Elmedal	Thiemann
		Praecirheumin	Pfleger
Phenytoin als Na-Salz		Citrullamon	Südmedica
= Diphenylhydantoin		Epanutin	Parke, Davis
= Hydantoin		Phenhydan	Desitin
		Thilophenyt	Thilo
		Zentronal	Nordmark
Prednison		Decortin	Merck
		Erftopred	Erfto
		Hostacortin	Hoechst
		Keteocort	Desitin
Prednison		Prednilonga retard	Dorsch
		Predni-Tablinen	Sanorania
		Rectodelt	Trommsdorff
		Ultracorten	Ciba

Generic name (*Sachbezeichnung)	Handelsname (geschütztes Warenzeichen)	Firma
Prednisolon	Decortin H	Merck
	Deltacortril	Pfizer
	Hostacortin H	Hoechst
	Keteocort H	Desitin
	Predni-Coelin	Pfleger
als Acetat	Predni-H-injekt	Sanorania
	Predni-H-Tablinen	Sanorania
	Scherisolon	Schering
als Na-succinat	Solu-Decortin H	Merck
	Ultracorten H	Ciba
als Trimethyl-acetat	Ultracortenol	Ciba
Prednyliden + 16-Methylenprednisolon	Decortilen	Merck
Probenecid	Benemid	Sharp u. Dohme
Progesteron	Lutocyclin	Ciba
	Proluton	Schering
Sulfinpyrazon	Anturano	Geigy/Thomae
Tetracosactid	Synacthen	Ciba
Triamcinolon	Delphicort	Lederle
als Acetonid	Solodelf	Lederle
	Volon	v. Heyden

Weiterführende Literatur

BEHRENS, D. L. und KANLIN, R. U.: Roentgendiagnosis of rheumatoid arthritis. Charles C. Thomas-Verlag, Springfield, Illinois/USA, 1969.

BELART, W.: Rheumatismus in Forschung und Praxis. Verlag Hans Huber, Bern/Stuttgart/Wien.

BOECKER, W.: Fettsucht – Gicht. 6. Bad Mergentheimer Stoffwechseltagung am 17. und 18. Oktober 1970. Georg-Thieme-Verlag, Stuttgart 1971.

BROCHER, J. E. W.: Die Wirbelsäulenleiden und ihre Differentialdiagnose. 5. erw. Auflage, Georg-Thieme-Verlag, Stuttgart 1970.

BROCHER, J. E. W.: Die Prognose der Wirbelsäulenleiden. 2. neubearb. u. erw. Auflage. Georg-Thieme-Verlag, Stuttgart 1973.

COPEMAN, W. S. C. et al.: Textbook of the rheumatic diseases. 4th Ed., I. and S. Livingstone, Edinburgh and London 1970.

DIHLMANN, W.: Spondylitis ankylopoetica. Georg-Thieme-Verlag, Stuttgart 1968.

DIHLMANN, W.: Gelenke – Wirbelverbindungen. Georg Thieme Verlag, Stuttgart 1973.

FEHR, K.: Pathogenese der progredient chronischen Polyarthritis. Verlag Hans Huber, Bern/Stuttgart/Wien 1972.

FROMMHOLD, W. und GERHARDT, P.: Entzündliche und degenerative Erkrankungen der Gelenke und der Wirbelsäule. Klin. radiol. Seminar, Band 3, Georg-Thieme-Verlag, Stuttgart 1974.

GROBER, J. und STIEVE, F. E.: Handbuch der physikalischen Therapie, Band 1. Fischer Verlag, Stuttgart 1966.

GSCHWEND, N.: Die operative Behandlung der progressiv chronischen Polyarthritis. Georg-Thieme-Verlag, Stuttgart 1968.

HAUSS, W., JUNGE-HÜLSING, G., GERLACH, U.: Die unspezifische Mesenchymreaktion. Georg-Thieme-Verlag, Stuttgart 1968.

HOLLANDER, J. L.: Arthritis and allied conditions. Lea & Febiger, Philadelphia 1972.

JAFFE, H. L.: Metabolic, Degenerative, and Inflammatory Diseases of Bones and Joints. Urban & Schwarzenberg, München/Berlin/Wien 1972.

JESSERER, H.: Cortisonschäden und Cortisonismus. Rheuma-Forum I. G. Braun, Karlsruhe 1973.

JESSERER, H.: Knochenkrankheiten. Urban & Schwarzenberg, München/Berlin/Wien 1971.

KAGANAS, G., MÜLLER, W., WAGENHÄUSER, F.: Fortbildungskurse für Rheumatologie. Vol. 1–3. S. Karger Verlag Basel.

KAISER, H.: Cortisonderivate in Klinik und Praxis. 6. neubearb. Auflage, Georg-Thieme-Verlag, Stuttgart 1973.

LECHNER, H., KUGLER, J., FONTANARI, D.: Die kranialen und zervikokranialen Neuralgien. Verlag Hans Huber, Bern/Stuttgart/Wien 1973.

LINDNER, J., RÜTTNER, J. R., MIESCHER, P. A., WILHELMI, E.: Arthritis – Arthrose. Verlag Hans Huber, Bern/Stuttgart/Wien 1971.

MASON, M., CURREY, H. L. F., ZINN, W. M.: Einführung in die klinische Rheumatologie. Verlag Hans Huber, Bern/Stuttgart/Wien 1973.

MATHIES, H.: Aktuelle Rheumaprobleme. 1–3. Werk-Verlag Dr. Banaschewski, München-Gräfelfing.

MERTZ, D. P.: Gicht. Georg-Thieme-Verlag, Stuttgart.

MIEHLKE, K.: Die Rheumafibel. Springer Verlag, Berlin 1967.

MIEHLKE, K.: Rheuma und Nervensystem. Wissenschaftlicher Dienst ROCHE, Hoffmann-La Roche AG, Grenzach/Baden 1970.

MOLL, W.: Kompendium der Rheumatologie. 2. neubearb. Auflage, S. Karger Verlag, Basel 1972.

MOLL, W.: Klinische Rheumatologie. 2. Auflage, S. Karger Verlag, Basel 1967.

Müller, Harwirth, Fehr: Rheumatoid arthritis. Academic Press, London and New York 1971.
Mumenthaler, M. und Schliack, H.: Läsionen peripherer Nerven. 2. stark erw. Auflage, Georg-Thieme-Verlag, Stuttgart 1973.
Rütt, A.: Die Therapie der Koxarthrose. Georg-Thieme-Verlag, Stuttgart 1969.
Schoen, R.: Polyarthritis chronica progressiva. Der Rheumatismus, Band 41. Dr. Dietrich Steinkopff-Verlag, Darmstadt 1969.
Schoen, R., Böni, A. und Miehlke, K.: Klinik der rheumatischen Erkrankungen. Springer Verlag, Berlin 1970.
Torklus, D. von, und Gehle, W.: Die obere Halswirbelsäule. Georg-Thieme-Verlag, Stuttgart 1970.
Trostdorf, E. und Stender, H. S.: Wirbelsäule und Nervensystem. Georg-Thieme-Verlag, Stuttgart 1970.
Wagenhäuser, F. J.: Die Rheumamorbidität. Verlag Hans Huber, Bern/Stuttgart/Wien 1969.
Zinn, M.: Idiopathic Ischemic Necrosis of the Femoral Head in Adults. Georg-Thieme-Verlag, Stuttgart 1971.

INDEX

Achillobursitis 96, 258
Amyloidose 29, 101
Anlaufschmerz 167
Anti-DNA 112
Antimalariamittel 61
Antinukleäre Faktoren 40, 112, 120
Antirheumatika 55 ff
Antistreptolysin-O-Titer 134 ff
Aortitis bei Sp.a. 101
Arteriitis bei c.P. 29
Arteriitis temporalis 125, 272 ff
Arthritis gonorrhoica 82
– mutilans 20, 74
–, symptomatische 52
– urica 51
Arthropathia psoriatica 49, 73 ff, 103, 214
Arthropathie, neuropathische 54
–, paraneoplastische 52
Arthrose 163 ff
Aschoff'sches Knötchen 130
Atlanto-dental-Gelenk, Befall bei Sp.a. 96
–, Befall bei c.P. 16

Bambusstab 100
Basistherapeutika 55, 60 ff
Belastungsschmerz 167
Bengalrotfärbung 35
Blockierung der kleinen Wirbelgelenke 226
Bouchard-Arthrose 215
Brachialgia paraesthetica nocturna 241
Bragard 228
Bursitis calcarea 258
– praepatellaris 258
– subacromialis 258
– subdeltoideus 258
Bursopathien 258

Calciumhydroxylapatitkristalle 160
Calciumpyrophosphatdihydratkristalle 160
Caplan-Syndrom 31, 36
Caput-Ulnae-Syndrom 26
Carditis, rheumatoide 30
Cauda-Equina-Syndrom 228
Chondrocalcinose 159 ff
Chondrocostales Praecordialsyndrom 267
Chondropathia patellae 175
Chondrose 221
Chorea minor 129, 133
Chronische Polyarthritis 1 ff, 77, 103, 215 f
–, Basistherapie 60
–, Klassifikation (*Steinbrocker*) 2
–, medikamentöse Therapie 55
–, operative Therapie 70
–, physikalische Therapie 71
–, Stadieneinteilung 3

Colitis ulcerosa 52
Costoclaviculäres Syndrom 241
Coxa plana 186
– profunda 186
– vara 186
Coxarthrose 185 ff
Cricoarytenoidgelenke, Befall bei c.P. 8

Dauerschmerz 167
Dermatomyositis 51, 119 ff
Diazepam 232, 239, 271
Diskusprolaps 227
Diszitis 19
D-Penicillamintherapie bei c.P. 67
Dupuytren'sche Kontraktur 244, 256

Endokarditis lenta 130, 137
Endphasenschmerz 6, 168
Enteritis regionalis *Crohn* 52
Enthesopathie 19
Epikondylitis radialis humeri 255
Epikondylitis ulnaris humeri 255
Epiphysiolysis capitis femoris 186
Erythema anulare 129, 132
– marginatum 132
– nodosum 132

Faux-Profil-Aufnahme des Hüftgelenkes 201
Febris rheumatica 127
Felty-Syndrom 36
Femurkopfnekrose 8, 148, 187
Fersensporn 81, 85, 96
Fibrinoide Degeneration 107
Fibrositis-Syndrom 251
Filling-in 94
Fingerbodenabstand 89
Fingerendgelenksarthrose 211
Fingergrundgelenksarthrose 218
Fingermittelgelenksarthrose 215
Flêche 89
Frozen shoulder 265
Frühmorgendlicher Nachtschmerz 84

Gänsslen'sches Phänomen 4, 6
Ganglion 256
Gelenkbeteiligung bei Sp.a. 91
Gelenkflüssigkeit bei c.P. 41
Gelenkgeräusche 169, 177
Gelenkspaltverschmälerung 6
Gicht 139 ff, 216
–, diagnostische Kriterien 153
–, primäre 139
–, Prophylaxe und Therapie 154
–, sekundäre 139
–, Stadieneinteilung 141

Gichtgeschwür 146
Gichttophus 23, 146
Goldtherapie bei c.P. 62
Gonarthrose 174 ff
Goodpasture-Syndrom 125
Gracilis-Syndrom 253
Großzehengrundgelenksarthrose 219

Halswirbelsäule bei c.P. 16
Harnsäurebestimmung 141
Harnsäurestoffwechsel 140
Heberden'sche Knoten 23, 210 f
Hirtenstabform bei Coxa vara 186
Histokompatibilitätsantigen W 27 84
Hyaluronsäurezysten 23
Hyperabduktions-Syndrom 241
Hyperostotische Spondylose 243 ff
Hyperparathyreoidismus 240
Hypersensitivitätsangiitis 124
Hyperurikämie 141 f

Iliosakralarthritis bei Arthropathia psoriatica 75
– bei Gicht 148
– bei M. *Reiter* 81
– bei Sp.a. 87
Immunsuppressiva bei c.P. 69
Infektarthritis, metastatisch bakterielle 51
Insertionstendopathien 253
Interphalangealarthrose, distale 211
–, proximale 215
Iritis 81, 85, 101

Juvenile Kopfkappenlösung 186

Karpaltunnelsyndrom 29, 255, 257
Knopflochdeformität 26
Kollagenantikörper bei c.P. 40
Kollagenkrankheiten 107
Kollagenosen 107
Komplement bei c.P. 41
Kompressionssyndrome des Armplexus 241
–, periphere 257
Konjunktivitis bei M. *Reiter* 81

Lansbury-Index 3
Lasègue 227, 228
Latex-Tropfentest 39
Lesch-Nyhan-Syndrom 152
L.E.-Zelle 111, 120
Lipogranulomatose *Rothmann-Makai* 270
Lipomatosis dolorosa 270
– nodosa 270
Löfgren-Syndrom 55
Lumbalsyndrom 226
Lumboradikuläre Syndrome 227
Lupoide Hepatitis 111
Lupus erythematodes disseminatus 50, 108 ff

Matratzenphänomen 268
Medullakompression bei Sp.a. 101

Mesenchymoide Transformation 6
Mesenchymreaktion, unspezifische 44
Meniskusganglion 175
Mennell'scher Handgriff 86
Meralgia paraesthetica nocturna 257, 269
Metastasierende Malignome 240
Migrationsinhibitionstest 44
Morbus *Addison* 121
– *Baastrup* 223
– *Behçet* 54, 82
– *Boeck* 137
– *Cushing* 121
– *Derkum* 270
– *Forestier* 243 ff, 253
– *Paget* 240
– *Perthes* 186
– *Reiter* 73 ff, 77, 103
– *Scheuermann* 102, 232
– *Whipple* 52
Morgensteifigkeit 4, 5, 210
Morton'sche Metatarsalgie 257
Murexid-Probe 147
Muskelrheumatismus 270
Myopathie bei Corticoidtherapie 30
Myopathien, funktionelle 270
Myose 270
Myositis bei c.P. 30

Neuropathie, rheumatoide 29

Ochronose 162
Osteoarthropathie hypertrophiante *Pierre-Marie-Bamberger* 52
Osteochondrose 223
Osteochondrosis dissecans 175, 187
Osteomalazie 240
Osteoporose 240
Osteoporose, gelenknahe 6
Osteosis condensans 103
Ostitis cystoides *Jüngling* 55

Paget-V.-Schroetter-Syndrom 265
Panarteriitis nodosa 122
Pannikulose 268
Pannikulitis *Weber-Christian* 269
Parasyndesmophyt 76, 81
Parkbanklähmung 241
Peitschenhieb-Syndrom 241
Peloide 171
Pelvisspondylitis rheumatica 83
Pencil to cup Joint 75
Periarteriitis nodosa 50, 122 ff
Periarthropathia coxae 202, 266
Periarthropathia humeroscapularis 255, 259 ff
Periarthropathia humeroscapularis acuta 261
–, ankylosierende 262
–, einfache chronische 262
–, pseudoparetica 263
Periarthrosis genu 267
Pfropf-c.P. 33
Phleboarthrotischer Symptomenkomplex 165

Podagra 143, 220
Polyarteriitis nodosa 122 ff
Polyar-Test 39
Polyarthritis, chronische 1 ff
–, juvenile chronische 33
–, lupoide 32
–, maligne 32
–, mit atypischem Beginn 32
Polyarthritis rheumatica acuta 127 ff
Polyarthrose 209 ff
Polyarthrose der Fingergelenke 49
Polyarthrose, destruierende 215
Polymyalgia rheumatica 121, 272 ff
Polymyositis 119
Präarthrosen 186
Präarthrotische Deformität 164, 170, 174
Prä-Gicht 141
Primär chronische Polyarthritis 1 ff
Progredient chronische Polyarthritis 1 ff
Progrediente Muskeldystrophie 121
Protrusio acetabuli 186
Pseudo-Gicht 159
Pseudospondylolisthesis 223
Purpura rheumatica *Schoenlein-Henoch* 132

Radiosynoviorthese 70
Ragozyten 38, 41
Raynaud-Syndrom 114, 124
Reflexdystrophie 54, 266
Reiter-Syndrom 50, 81 ff
Retrolisthesis 223
Rheumafaktoren 37, 118
Rheumafaktoren (Synovialflüssigkeit) 41
Rheumaknoten 22, 129
Rheumatisches Fieber 51, 127 ff
Rheumatismus, extraartikulärer 251
–, palindromer 54
–, psychogener 271
Rheumatoide Arthritis 1 ff
Rheumaton-Test 39
Rhizarthrose 217
Riesenzellarteriitis 273
Rotatorenmanschette 259
Rüttelschmerz 227

Sarkoidose 55
Scalenus-anticus-Syndrom 265
Scalenus-medius-Syndrom 265
Schirmer-Test 35
Schlaflähmung 241
Schober, lumbaler 89
–, thorakaler 89
Schnellender Finger 256
Schulter-Hand-Syndrom 266
Schwanenhalsdeformität 26
Serumkrankheit 52
Shining corners bei Sp.a. 94
Sjögren-Syndrom 34, 115
Skalenussyndrom 241
Sklerodaktylie 115

Sklerodermie 50, 114 ff
Spondylarthritis ankylopoetica 83
– bei Arthropathia psoriatica 75
– bei c.P. 17
– bei juveniler c.P. 17
– bei Sp.a. 94
Spondylarthrose 221
Spondylitis 96, 240
Spondylitis ankylopoetica 50, 77, 83 ff, 244
–, Sonderformen 102
–, Stadieneinteilung 84
–, Therapie 103 ff
– und Colitis ulcerosa 103
Spondylodiszitis 19, 96
Spondylolisthesis 102, 240
Spondylolyse 240
Spondylosis hyperostotica 102, 148, 243 ff
Steinbrocker 3
Sternokostale Syndrome 267
Still-Syndrom 33
Styloiditis radii 218
Sudeck'sche Dystrophie 266
Synchondritis 8, 96
Synchondrosis sterni 267
Syndesmophytose 94
Synovialzellen 6
Synovialom 52

Takayashu-Syndrom 125
Tarsaltunnelsyndrom 257
Tendinopathien 256
Tendomyose 270
Tendopathien 253
Tendosynovitis 23
Tendovaginitiden 256
Tendovaginitis crepitans 256
– stenosans *de Quervain* 218, 256
Thibierge-Weißenbach-Syndrom 115, 162
Thorakalsyndrom 233
Thrombotisch-thrombozytopenische Purpura
    Moszkowicz 125
Thyreotoxikose 121
Tibiakantensyndrom 270
Tietze-Syndrom 267
Torticollis acuta 237
Tunnelaufnahme nach *Frik* 180

Übergangswirbel 102
Ulnardeviation 20
Uratnephropathie 149
Urethritis bei M. *Reiter* 81
Urikostatika 157
Urikosurika 156
Usuren bei c.P. 14

Valium 232, 239, 271
Valleix-Punkte 228

Waaler-Rose-Test 39
Wegener'sche Granulomatose 124

Weichteilrheumatismus 251 ff
Whiplash Injury 241
Wiberg-Formen der Patella 175
Wiberg-Zeichen 201
Wirbelsäulensyndrome 221 ff
Wurstfinger 73
Wurzelneurinome 240

Xerophthalmie 34

Zellulitis 268
Zerebraler Rheumatismus 129, 133
Zervikale Myelopathie 239
Zervikalsyndrome 234 ff, 255
Zitronenschalenphänomen 268

Fortbildungskurse für Rheumatologie, Band 5

Behandlungsprinzipien in der Rheumatologie

Herausgeber
G. Kaganas, Basel
W. Müller, Basel
F.J. Wagenhäuser, Zürich

X + 394 S., 110 Abb., 62 Tab., 1978
SFr./DM 59.—
ISBN 3—8055—2695—4

In den letzten Jahren wurden nicht nur in Diagnostik und Differenzierung der rheumatischen Erkrankungen, sondern auch in ihrer Therapie grosse Fortschritte erzielt. Durch Einführung neuer Pharmaka, dem Ausbau der physikalischen Therapie, besonders auf dem Sektor der Krankengymnastik und der Ergotherapie und durch die grossen Fortschritte der orthopädischen Chirurgie ist es gelungen, die Behandlung rheumatischer Erkrankungen wesentlich effizienter zu gestalten. Bei der grossen Bedeutung, die diese Affektionen in der ärztlichen Praxis einnehmen, sollten nicht nur die Spezialisten — Rheumatologen, Orthopäden und physikalische Mediziner — über ihre therapeutischen Möglichkeiten orientiert sein, sondern besonders auch der praktische Arzt. Hierzu möchte Band 5 der Fortbildungskurse beitragen, in dem sämtliche Behandlungsprinzipien rheumatischer Erkrankungen behandelt sind. Die Thematik ist in Pharmakotherapie, physikalische Behandlungsmethoden und orthopädische Massnahmen gegliedert und schliesslich kommen auch psychosomatische Aspekte und die Kurbehandlung zur Sprache. Im Rahmen der Pharmakotherapie wird nicht nur die systemische Behandlung mit nichtsteroidalen Antiphlogistika, Corticosteroiden, Muskelrelaxantien, Psychopharmaka und den sogenannten Basistherapeutika bei den entzündlichen und nichtentzündlichen rheumatischen Erkrankungen besprochen, sondern auch intraartikuläre Therapieformen und die Prinzipien der Lokalinfiltrationen. Bei den physikalischen Massnahmen kommen auch die Möglichkeiten des Sportes zu Wort. Die orthopädischen Behandlungen umfassen die verschiedensten operativen Möglichkeiten, daneben aber auch konservative Behandlungsmethoden. Insgesamt vermittelt das Buch dem praktisch tätigen Arzt einen Gesamtüberblick über die Möglichkeiten der modernen Rheumatherapie.

S. Karger
Basel · München · Paris · London
New York · Sydney

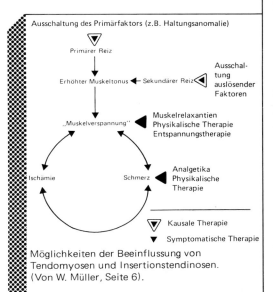

Möglichkeiten der Beeinflussung von Tendomyosen und Insertionstendinosen. (Von W. Müller, Seite 6).

Bestellungen richten Sie bitte an Ihre Buchhandlung, die nächste Karger-Aussenstelle oder direkt an den Verlag: S. Karger AG, Arnold-Böcklin-Strasse 25, CH-4011 Basel (Schweiz)

Fortbildungskurse für Rheumatologie, Band 4

Untersuchungsmethoden in der Rheumatologie

Herausgeber
G. Kaganas, Basel
W. Müller, Basel
F.J. Wagenhäuser, Zürich
VI + 214 S., 100 Abb., 49 Tab.,
4 Farbtafeln, 1976
SFr./DM 36.—
ISBN 3—8055—1706—8

Das Schwergewicht dieser Publikation liegt auf einer Schilderung der einfachen klinischen Untersuchungstechniken, wie sie in jeder Praxis angewandt werden können, während die technisch aufwendigen und komplizierten Methoden nur in ihren Prinzipien erörtert sind. Aus diesem Grunde sind die korrekte rheumatologische Anamnese, das ärztliche Gespräch mit dem Rheumapatienten und die allgemeine klinische Untersuchung besonders ausführlich beschrieben, desgleichen die einfache manuelle klinische Untersuchung des Bewegungsapparates. Ein Artikel befasst sich im speziellen mit den heute international anerkannten Messtechniken und Messmethoden, die nicht ohne weiteres als bekannt vorausgesetzt werden dürfen. Für die Abklärung rheumatischer Gelenkerkrankungen spielt die Untersuchung des Gelenkpunktates eine wichtige Rolle, die einfachsten Untersuchungstechniken, wie sie dargestellt werden, können ohne weiteres in jeder Praxis angewandt werden. Das Buch sollte jedem Arzt der in der Praxis mit Rheumapatienten konfrontiert wird, möglichst viele handliche Bausteine liefern, mit deren Hilfe er einfach und rasch das Trägergerüst einer sicheren Diagnose konstruieren kann, selbstverständlich unter Zuhilfenahme eines kritischen differentialdiagnostischen Gedankenspiels.

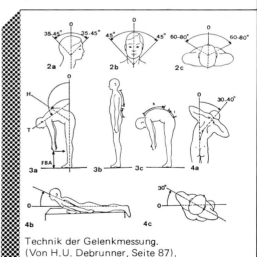

Technik der Gelenkmessung.
(Von H.U. Debrunner, Seite 87).

S. Karger
Basel · München · Paris · London
New York · Sydney

Bestellungen richten Sie bitte an Ihre Buchhandlung, die nächste Karger-Aussenstelle oder direkt an den Verlag: S. Karger AG, Arnold-Böcklin-Strasse 25, CH-4011 Basel (Schweiz)

Fortbildungskurse für Rheumatologie, Band 3

Pararheumatische Erkrankungen

Herausgeber: *G. Kaganas, W. Müller* (Basel) *und F. Wagenhäuser* (Zürich)
VI + 216 S., 113 Abb., 23 Tab., 1974
SFr./DM 39.—
ISBN 3—8055—1582—0

Verschiedene sogenannte „pararheumatische Erkrankungen", wie allergische Gelenkaffektionen, endokrine Arthropathien, könnten bei rechtzeitiger Diagnose einer kausalen Therapie zugeführt und damit dauerhaft gebessert werden. Doch sind diese Erkrankungen wenig bekannt und dies behindert die Frühdiagnose und Frühtherapie. Im 3. Band der „Fortbildungskurse für Rheumatologie" wird ein Überblick über die verschiedensten pararheumatischen Erkrankungen geboten. Anliegen dieses Bandes ist es, die Kenntnisse der pararheumatischen Erkrankungen zu vertiefen, dadurch Fehldiagnosen zu vermeiden und die Patienten einer raschen und zweckentsprechenden Therapie zuzuführen.

Inhalt
W. Müller, Basel: Übersicht über die pararheumatischen Erkrankungen — *F. Koller,* Basel: Zur Pathophysiologie und Klinik der Gicht — *F. Delbarre,* Paris: Behandlung der Gicht — *G.H. Fallet, I. Boussina und A. Micheli,* Genf: Die diffuse Gelenkchondrokalzinose — *W. Dihlmann,* Aachen: Das Blutergelenk — die Osteoarthropathie bei angeborenen Blutgerinnungsstörungen — *G. Kaganas,* Basel: Knochenerkrankungen als Ursache pararheumatischer Syndrome — *W. Bessler,* Winterthur: Radiologische Diagnostik neoplastischer Knochenerkrankungen — *E. Martin und C. Karagevrakis,* Genf: Artikuläre und paraartikuläre paraneoplastische Syndrome — *H.J. Albrecht,* Oberammergau: Artikuläre und paraartikuläre paraneoplastische Syndrome. Diskussionsbemerkung zum Vortrag von *E. Martin und C. Karagevrakis,* Genf — *H.E. Kaeser,* Basel: Metakarzinomatöse Myopathien und Neuropathien — *K. Wurm,* Höchenschwand im Schwarzwald: Die Arthritis bei Sarkoidose — *V.R. Ott,* Bad Nauheim: Die Reflexdystrophie — *W. Kriegel,* Kiel: Allergische Arthropathien — *R. Boos,* Ravensburg: Endokrine Arthropathien — *F.J. Wagenhäuser,* Zürich: Die neuropathischen Arthropathien.

S. Karger
Basel · München · Paris · London
New York · Sydney

Bestellungen richten Sie bitte an Ihre Buchhandlung, die nächste Karger-Aussenstelle oder direkt an den Verlag: S. Karger AG, Arnold-Böcklin-Strasse 25, CH-4011 Basel (Schweiz)

2., neu bearbeitete Auflage

Kompendium der Rheumatologie

Werner Moll
X + 294 S., 22 Abb., 18 Tab., 1972
SFr./DM 29.—
ISBN 3—8055—1351—8

„„...Der Zugang zum Fachwissen über die rheumatischen Erkrankungen ist nicht leicht. Die Lehr- und Handbücher der Medizin gehen nur ungenügend auf diese Krankheiten ein. — Das vorliegende Kompendium schliesst hier eine empfindliche Lücke. Es vermittelt in prägnanter Weise und auf knappem Raum konzentriert einen ungeheuren Wissensumfang über diese Krankheitsbilder. — Die diagnostische und differential-diagnostische Bedeutung einzelner Symptome wird vorbildlich herausgearbeitet."
Z. Präv.-Med.

Inhalt
Allgemeiner Teil
Begriffsbestimmung — Terminologie und Klassifizierung der Rheumaerkrankungen — Zur ‚Rheuma'-Pathogenese — Rheumadiagnostik — Prinzipien der Rheumatherapie — Sozialmedizin
Spezieller Teil
Febris rheumatica — Polyarthritis chronica — Sonderformen und Varianten der chronischen Polyarthritis — Infektarthritiden und postinfektiöse allergisch-hyperergische Arthritiden — Allergische Arthritiden — Pelvispondylitis ossificans — Kollagenkrankheiten (Kollagenosen) — Arthronosis (Arthrosis) — Vertebrale und vertebrogene Syndrome — Extraartikuläre Rheumaerkrankungen — Lokalisierte Formen des extraartikulären Rheumatismus — Polymyalgia rheumatica — Arthritis urica — Ochronose — Chondrocalcinosis articularis — Literatur — Sachregister

S. Karger
Basel · München · Paris · London
New York · Sydney

Bestellungen richten Sie bitte an Ihre Buchhandlung, die nächste Karger-Aussenstelle oder direkt an den Verlag: S. Karger AG, Arnold-Böcklin-Strasse 25, CH-4011 Basel (Schweiz)